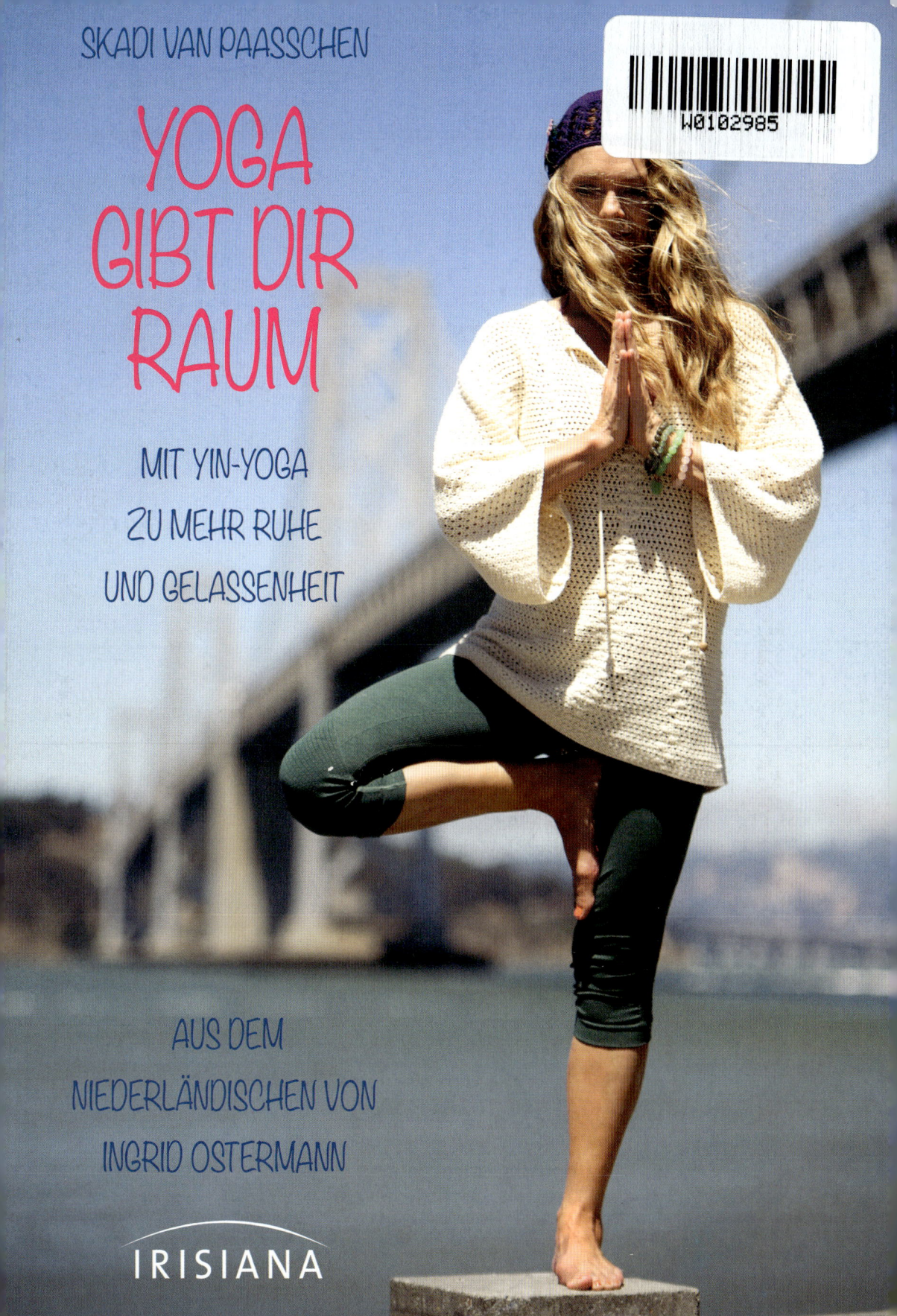

SKADI VAN PAASSCHEN

YOGA GIBT DIR RAUM

MIT YIN-YOGA
ZU MEHR RUHE
UND GELASSENHEIT

AUS DEM
NIEDERLÄNDISCHEN VON
INGRID OSTERMANN

IRISIANA

Impressum

© der deutschen Ausgabe 2016 by Irisiana Verlag, einem Unternehmen der Verlagsgruppe Random House GmbH, 81637 München

Die niederländische Originalausgabe erschien 2014 unter dem Titel **Yoga geeft ruimte**
© 2014 Kosmos Uitgevers, Utrecht, The Netherlands

Die Verwertung der Texte und Bilder, auch auszugsweise, ist ohne Zustimmung des Verlags urheberrechtswidrig und strafbar. Dies gilt auch für Vervielfältigungen, Übersetzungen, Mikroverfilmung und für die Verarbeitung mit elektronischen Systemen.

Die Verlagsgruppe Random House weist ausdrücklich darauf hin, dass im Text enthaltene externe Links vom Verlag nur bis zum Zeitpunkt der Buchveröffentlichung eingesehen werden konnten. Auf spätere Veränderungen hat der Verlag keinerlei Einfluss. Eine Haftung des Verlags für externe Links ist stets ausgeschlossen.

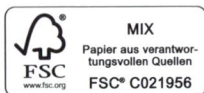

Verlagsgruppe Random House FSC®N001967

Fotografie: **Harold Pereira**
Layout: **Martien Holtzappel**
Bild Seite 34: **Fotalia/Peter Hermes Furian**
Übersetzung aus dem Niederländischen:
Dr. Ingrid Ostermann
Projektleitung: **Dr. Harald Kämmerer**
Lektorat und Korrektorat: **Susanne Schneider**
Satz: **Christian Martin Weiss**
Umschlaggestaltung: **Geviert – Büro für Kommunikationsdesign**

Druck & Bindung: **Alcione, Trento**

Printed in Italy

ISBN 978-3-424-15308-8

1. Auflage 2016

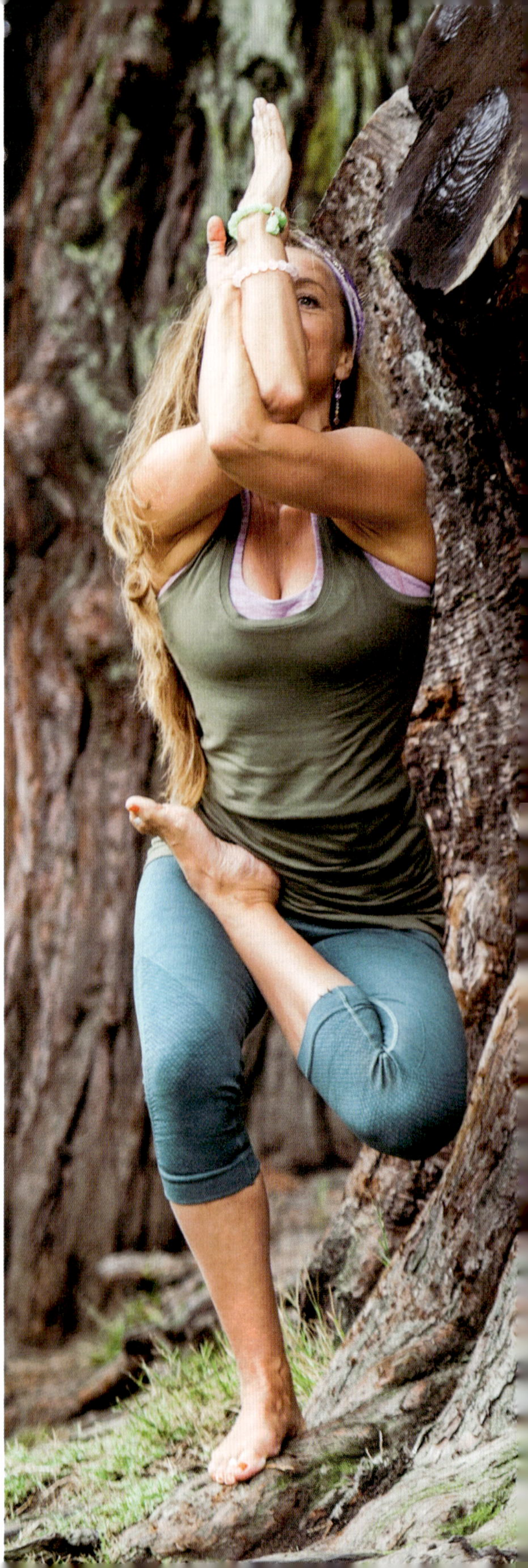

INHALT

Einleitung — 05

TEIL 1 MEINE PERSÖNLICHE GESCHICHTE — 06
Turnen auf hohem Niveau — 08
In Bewegung bleiben — 16
Von der Therapeutin zur Stuntfrau — 16
Yoga schuf Raum in meinem Leben — 24

TEIL 2 WAS IST YIN-YOGA? — 26
Das Bindegewebe - Matrix unseres Körpers — 28
Yin und Yang können nicht ohne einander — 30
Meridiane — 32
Die Meridiane genauer betrachtet — 34
Emotionen verstehen — 38
Meine Inspiration — 40
Mein persönliches Yin-Yoga — 42
Ayurveda und das Enneagramm — 45
Enneagramm — 46
Die verschiedenen Ayurveda-Typen — 48
Die verschiedenen Enneagramm-Typen — 50

TEIL 3 VORBEREITUNG DER ÜBUNGSSEQUENZEN — 56
Das sympathische und parasympathische Nervensystem — 59
Nimm dir Zeit für innere Einkehr — 60
Der Aufbau „meiner" Yin-Yoga-Sequenzen — 61
Einige Hinweise zur Ausführung der Übungen — 62

TEIL 4 DIE YIN-YOGA-SEQUENZEN — 64
Die Herz-Sequenz — 66
Die Kopf-Sequenz — 92
Die Körper-Sequenz — 116

Danksagung — 142
Register — 144

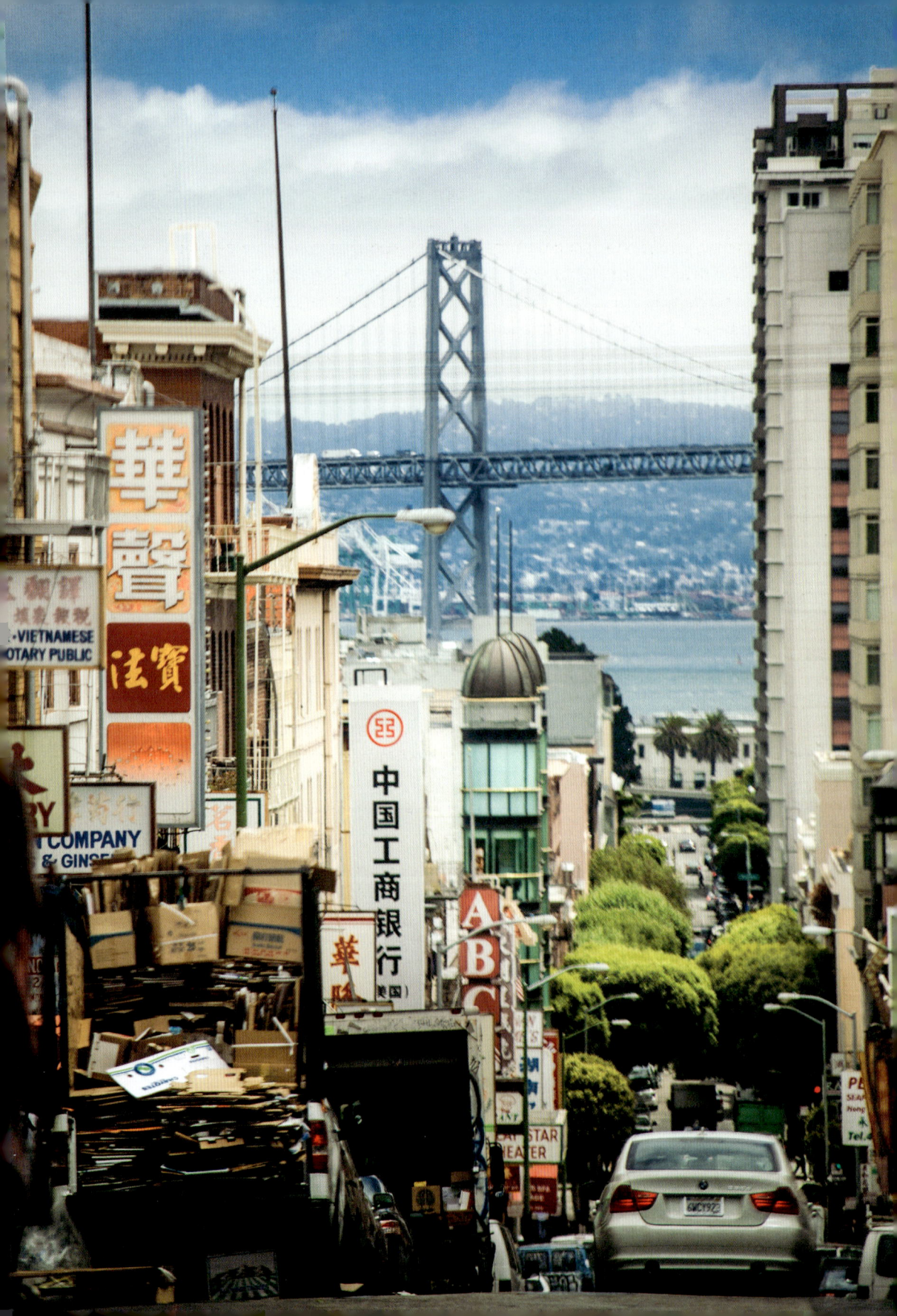

EINLEITUNG

YOGA IST EIN WERKZEUG ZUR ENTDECKUNG DEINER SELBST

Egal, ob du es schon kennst oder nicht: Yin-Yoga gibt dir Raum und neue Freiheit, nicht nur in deinem Körper, sondern auch in deinem Kopf und in deinem Herzen. Die Yin-Yoga-Positionen (Asanas) werden ungefähr drei bis fünf Minuten gehalten, das gibt dir Zeit, dich nach innen zu kehren. Auf diese Weise kannst du besser fühlen, was du in deinem Leben eigentlich möchtest und was dir guttut, ohne dass du dich dabei von anderen beeinflussen lässt oder versuchst, die Erwartungen anderer zu erfüllen.

WARUM DIESES BUCH?

Ich bin davon überzeugt, dass Yin-Yoga helfen kann, das Leben vieler Menschen einfacher, schöner und leichter zu machen. Yin-Yoga ist eine sehr angenehme Methode, um die Lebensqualität zu verbessern. Unabhängig davon, ob du täglich unter Schmerzen leidest oder nicht – vielleicht bist du krank oder du hast einen sitzenden Beruf und fühlst dich häufig steif –, mit diesem Buch will ich jedem helfen, geschmeidiger durchs Leben zu gehen. Ich vergleiche das Gefühl, das dir Yin-Yoga vermittelt, gerne mit dem Bild einer engen Jeans, die du am Ende eines langen Tages auszieht. Sobald du die Jeans abgelegt hast und dir eine weite, weiche Jogginghose anziehst, fühlst du dich wieder frei, vielleicht sogar befreit. Das ist das Gefühl, das dir Yin-Yoga vermittelt. Ich möchte allen die Möglichkeit geben, Yin-Yoga kennenzulernen. Ich habe in meinem Leben einige Unfälle erlitten und hatte mit etlichen Verletzungen zu kämpfen. Yin-Yoga hat mir sowohl körperlich als auch emotional sehr geholfen. Im Mittelpunkt dieses Buches stehen Yin-Yoga-Übungen, die es dir ermöglichen, Yin-Yoga ganz einfach zu Hause zu praktizieren.

Die Fotos wurden in San Francisco aufgenommen. Einige Fotos im ersten Teil des Buches zeigen kompliziertere Positionen, die einen besonderen Bezug zu meiner früheren Turnkarriere und meiner Lebensgeschichte haben. Bereits 2011 hatte ich mich für den Sommer 2014 zu einer zweiwöchigen Masterclass „Bhagavad Gita" von Paul Grilley in San Francisco angemeldet – Paul Grilley gibt diese Masterclass nur alle paar Jahre und seine Kurse sind immer extrem schnell ausgebucht. Dem Fotografen Harold Pereira und meinem Verleger gefiel die Idee, die Fotos in Kalifornien zu machen, besonders gut, schließlich hat Yin-Yoga dort seinen Ursprung. Damit lag es nahe, das Fotoshooting für dieses Buch in denselben Zeitraum wie die Masterclass zu legen.

Und schließlich möchte ich dir gern meinen persönlichen Lebensweg erzählen. Wer ich als Kind war, was ich mitgemacht habe und welche Schwierigkeiten ich überwinden musste; dies alles ist untrennbar mit meiner Liebe zu Yin-Yoga verbunden, sowie mit meiner Motivation, Yin-Yoga zu unterrichten und anderen seine positive Wirkung zu vermitteln. Ich hoffe, dass dich dieses Buch inspiriert auf deiner Suche nach dem, was dir guttut. Unabhängig davon, ob du gesund oder krank bist: Höre nie auf, dich zu bewegen, und berücksichtige dabei immer dein eigenes Niveau. Ich wünsche mir, dass dir Yin-Yoga genauso viel bringt, wie es mir gebracht hat, und dass es dir dabei hilft, dich letztendlich in deiner Haut wohler zu fühlen.

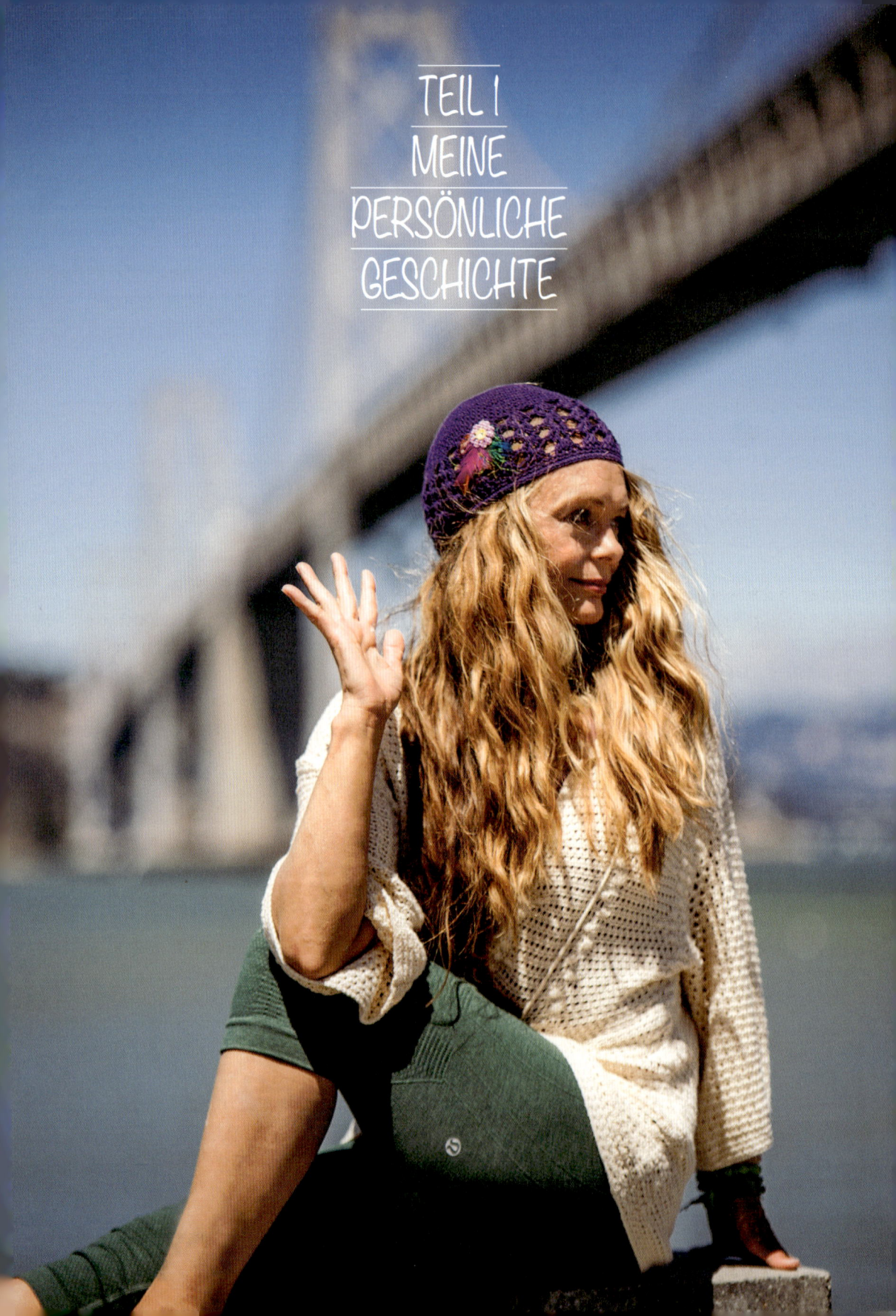

KINDHEIT

Ich konnte schon mit neun Monaten laufen und verfügte früh über eine gute Motorik, und das trotz des Umstandes, dass ich Abstände nicht gut einschätzen konnte (später stellte sich heraus, dass ich eine ziemlich starke Brille brauchte). Als ich noch sehr klein war, lief ich eigentlich mehr auf den Händen als auf den Füßen. Ich konnte mich komplett zusammenfalten und fand es großartig, mich in Koffern zu verstecken. Meine Sprachentwicklung hingegen verlief langsamer, ich fing erst mit etwa eineinhalb Jahren zu sprechen an. Geboren wurde ich in Bathmen, ein Dorf im ländlichen Gebiet der niederländischen Provinz Overijssel. Ich wuchs auf einem Bauernhof auf, war fast immer draußen, saß viel auf der Schaukel und kletterte pausenlos auf Bäume.

Später besuchte ich in Zutphen die Rudolf-Steiner-Schule (die auch als Freie Schule oder Waldorfschule bezeichnet wird). Das didaktische Konzept dieser Schulen beruht auf der anthroposophischen Lehre Rudolf Steiners. An diesen Schulen lernen die Kinder für jedes Fach auf ihrem individuellen Niveau, und ihre Leistungen werden auch danach bewertet. Rückwirkend betrachtet erwies sich dies als eine gute Wahl, denn es stellte sich heraus, dass ich aufgrund einer speziellen Form von Dyslexie Schwierigkeiten bei der Umsetzung von Gehörtem in Sprache habe. Auf einer anderen Schule hätte man mich vermutlich schon längst auf eine niedrigere Schulform verwiesen. Ich bin meiner Mutter daher sehr dankbar, dass sie mich und meinen Bruder auf die Waldorfschule geschickt hat. Dort wurden viele kreative Fächer unterrichtet, die mir besonders lagen. Trotzdem war die Schulzeit im Großen und Ganzen für mich keine schöne Zeit, nicht zuletzt deswegen, weil ich mich als Außenseiterin fühlte. Ich hatte häufig Kopfschmerzen und litt an Migräneanfällen; erst später wurde deutlich, dass ich weitsichtig war und eine Brille der Stärke +4 mit Zylinder und Achse brauchte. Die Mutter einer Schulfreundin tat meine Kopfschmerzen als Aufmerksamkeitshascherei ab, was dazu führte, dass ich mit der Vorstellung aufwuchs, dass es nicht in Ordnung ist, Schmerzen zu haben. Im Übrigen bekam ich erst viel zu spät eine Brille, weil ich absolut keine tragen wollte. Ich hatte Angst, dass man mich hänseln würde und ich fühlte mich doch sowieso schon als Außenseiterin. Um meine Fehlsichtigkeit (sie erwies sich als genetisch bedingt) so lange wie möglich zu verbergen, hatte ich alle Buchstaben des Sehtests auswendig gelernt. Mir war nicht klar, dass meine Migräneanfälle daher rührten, dass ich nicht die passende Brille trug. Mein Trick flog schließlich auf, als ich bei einem Sehtest die falsche Buchstabenkombination aufsagte. Als ich daraufhin schließlich eine Brille trug, habe ich nie wieder mit Migräneanfälle zu tun gehabt.

IN BEWEGUNG BLEIBEN

Für meine Abschlussarbeit auf der Waldorfschule wählte ich das Thema „Muskeln und Bewegung". Für die Ausarbeitung bekommt man ein Jahr Zeit, während der ich mich in die Anatomie des Menschen vertiefte, mir Wissen über die Muskelfunktionen aneignete und mich darüber informierte, welche Muskelerkrankungen es gibt. Während dieses Jahres machte ich auch ein Praktikum bei einem Physiotherapeuten in einem Krankenhaus. Bei der Abschlusspräsentation, die ich mit einer selbst entwickelten Choreografie begann vor einem Saal mit etwa 100 Menschen, zeigte sich recht schnell mein großes didaktisches Talent: Ich ließ den ganzen Saal chinesische Gesundheits- und Tai-Chi-Übungen machen. Der Mann einer Kollegin meiner Mutter, ein Professor, sagte schon damals, dass ich eine geborene Dozentin sei.

Das Fazit meiner Abschlussarbeit lautete: Wie krank man auch sein mag, man muss immer in Bewegung bleiben, so gut es eben geht. Wenn man stillsteht, wird die Entwicklung des Körpers und der Gesundheit auch stillstehen. Diese Erkenntnis wurde zum Leitsatz meines Lebens.

TURNEN AUF HOHEM NIVEAU

Als ich ungefähr elf Jahre alt war, begleitete ich eine Freundin zum Turnen. Ich durfte mitmachen und schien Talent zu haben. Schon kurz darauf wurde ich in die Turnauswahl aufgenommen. Ich nahm an den Vereinsmeisterschaften teil und landete völlig überraschend auf dem ersten Platz. Auch für mich war das Ergebnis unerwartet. So unerwartet, dass ich bei der Siegerehrung nicht einmal mehr in der Turnhalle war, sondern schon auf dem Weg nach Hause. Turnen war für mich ein riesiges Vergnügen. Ich liebte die Kapriolen, die Choreografie, die Übungen und das Training. In kürzester Zeit schaffte ich es in das niederländische Jugendnationalteam, turnte auf hohem, internationalem Niveau. Ich wurde sogar für das Training für die Weltmeisterschaft 1997 ausgewählt. Mein damaliger Turnlehrer betonte bei jedem Training, dass Konzentration das A und O sei, um die Übungen gut ausführen zu können. Darüber hinaus war das Visualisieren sehr wichtig; wir mussten unsere Übungen immer wieder im Kopf wiederholen. Mir hat diese Form des Trainings sehr viel gebracht.

Das Turntraining auf hohem Niveau sorgte dafür, dass Meditieren und Konzentrieren für mich zu Selbstverständlichkeiten wurden; beides hat auch bei der Ausführung von Yogaübungen große Bedeutung. Man kann Turnen auch mit einer Meditation in Bewegung vergleichen. Meditieren steht nämlich in engem Zusammenhang mit Konzentration: Aus Konzentration entsteht Meditation. Konzentration wiederum ist sehr wichtig beim Üben von sowohl Yin-Yoga als auch von Ashtanga Vinyasa Yoga, einer aktiven (Yang-)Form von Yoga, bei der das Zusammenspiel von Atmung und Bewegung im Mittelpunkt steht – welches ich ebenfalls täglich praktiziere. Ashtanga Vinyasa Yoga besteht aus acht Aspekten, hier in einer knappen Darstellung:

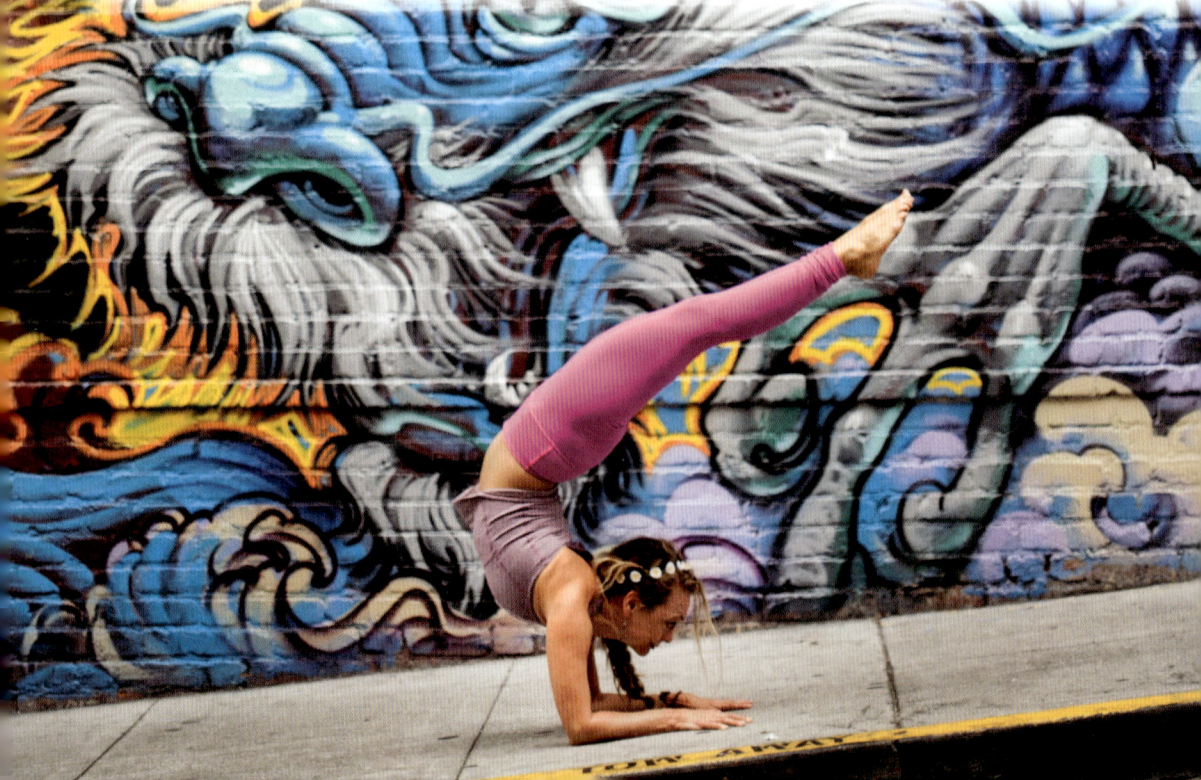

- Yama (moralischer Verhaltenskodex zur Selbstbeherrschung)
- Niyama (Reinheit und Lehre für das persönliche Leben)
- Asana (Vereinigung von Körper und Geist durch körperliche Aktivität)
- Pranayama (Beherrschung von Prana [Lebensenergie] durch die Atmung)
- Pratyahara (Beherrschung der Sinnesorgane)
- Dharana (Konzentration)
- Dhyana (Meditation)
- Samadhi (Kontemplation, die Stille des gedankenbefreiten Bewusstseins)

Die Übungen zu diesen Elementen sind in Übungssequenzen integriert, die in festgelegter Reihenfolge absolviert werden, sodass sich die Konzentration beim Praktizieren beinahe wie von selbst steigert. Auch die Yogahaltungen des Ashtanga Vinyasa Yoga kann man mit einer Meditation in Bewegung vergleichen.

Nachdem ich rund zwei Jahre hart trainiert hatte, wurde ich als Kandidatin für die Olympischen Spiele angeworben. Nun sollte ich mich in Papendal, dem niederländischen Zentrum für Leistungssport und Ausbildung, konzentriert und ganz dem Turnen widmen. Damals war ich 13 Jahre alt. Unglücklicherweise zog ich mir nun bei einem Sturz eine Verletzung des linken Handgelenks zu. Obwohl ich große Schmerzen hatte, meinte der Arzt, dass nichts gebrochen und es von daher auch nicht weiter tragisch sei. Man sagte mir trotz meiner großen Schmerzen ich solle mich nicht so anstellen. Ich turnte einfach mit der Verletzung weiter und wurde bei den niederländischen Meisterschaften sogar siebte in der höchsten Klasse (damals als Olympische Klasse bezeichnet).

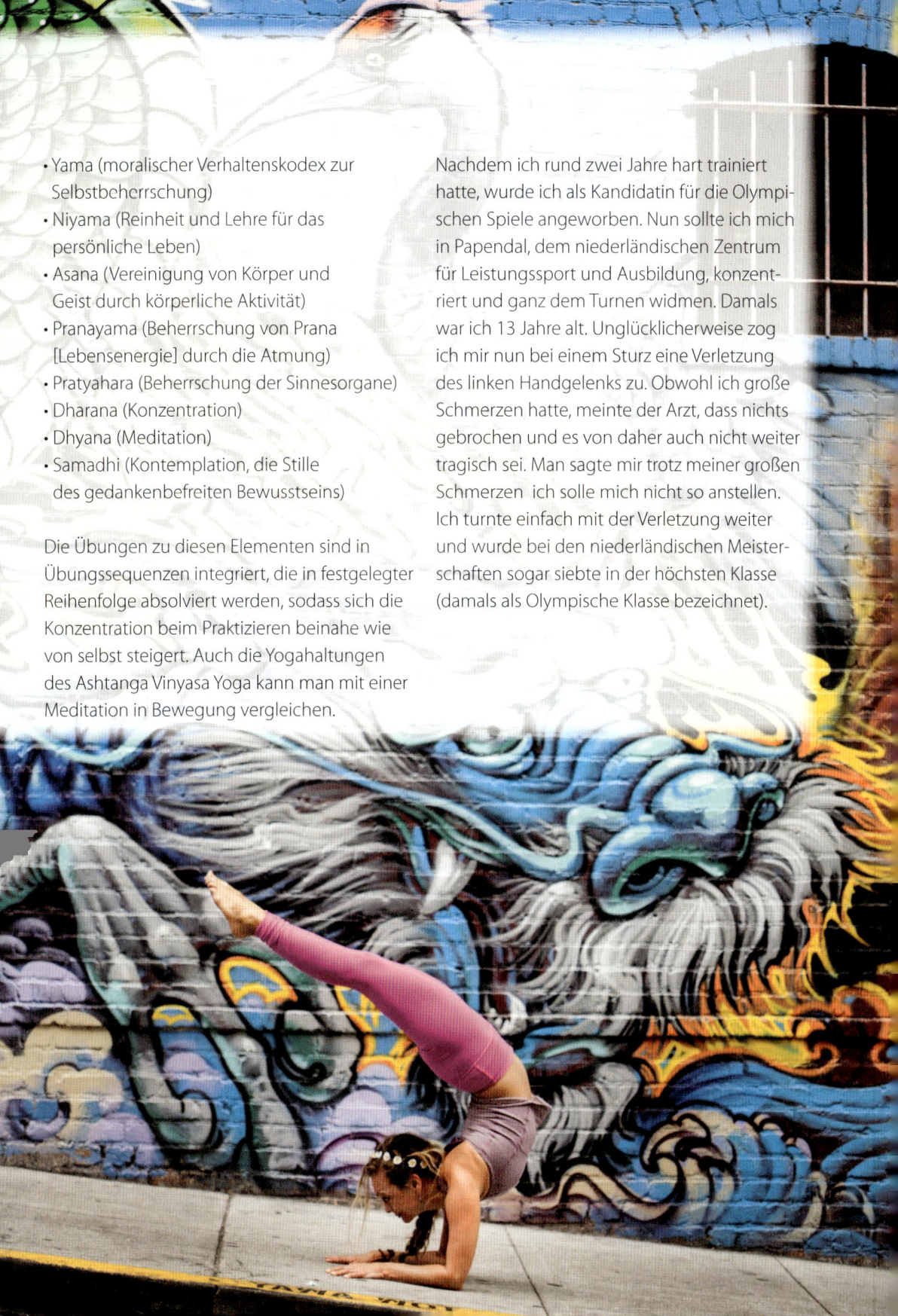

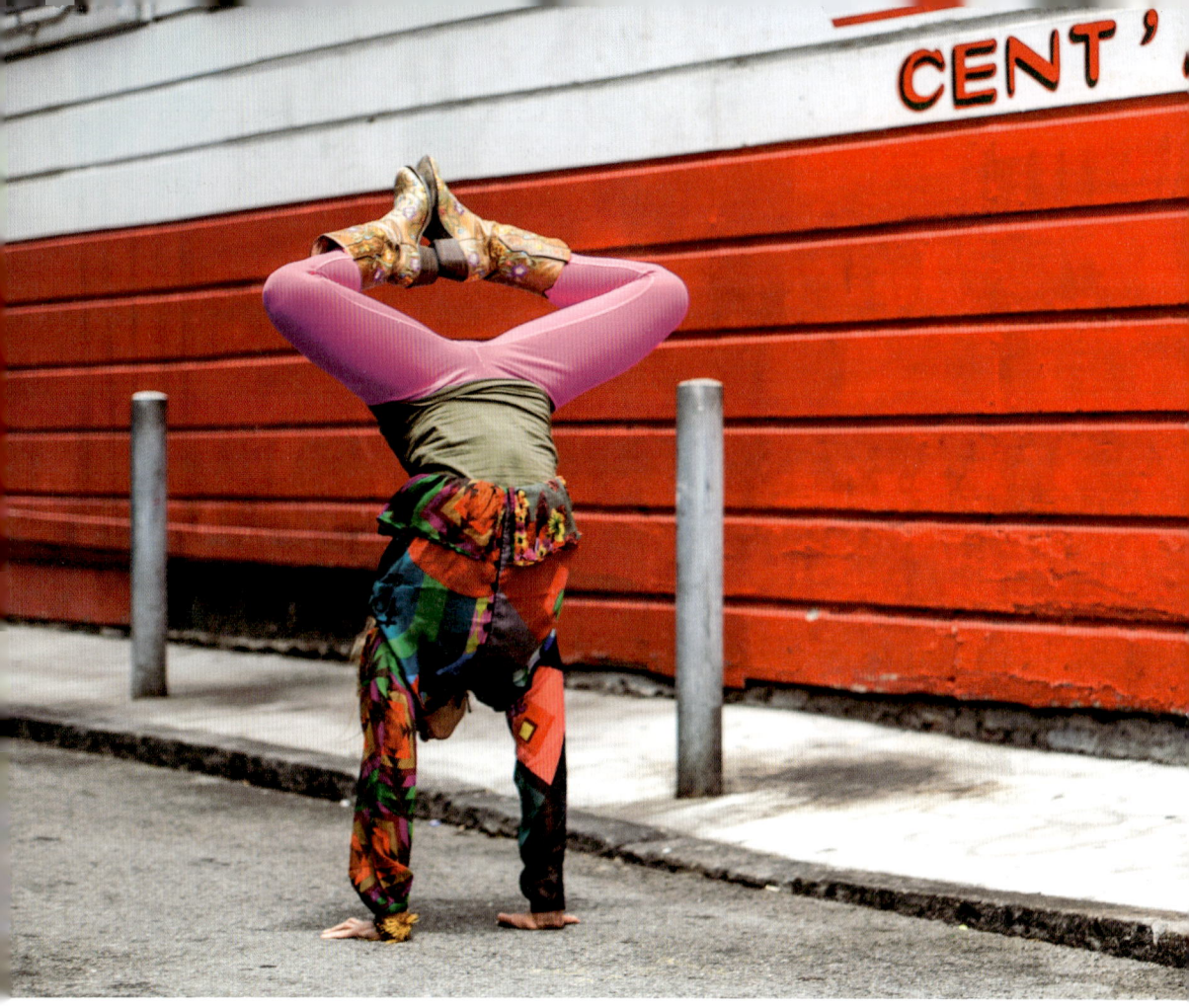

TROTZ SCHMERZEN EINFACH WEITERMACHEN

Ich bin mit der Vorstellung aufgewachsen, dass ich keine Schmerzen haben darf, sondern einfach weitermachen muss. Also tat ich das auch. Ich blieb die ganze Zeit in Bewegung. Letztendlich hat diese Einstellung jedoch auch dafür gesorgt, dass das Narbengewebe nahezu keine Chance bekam, die verletzten Bereiche durch Verklebungen in ihrer Beweglichkeit einzuschränken. Wenn man sich nämlich nicht bewegt – weil man beispielsweise einen Gips trägt oder weil man befürchtet, etwas überzubelasten oder Schmerzen auszulösen –, können die darüber- oder darunterliegenden Gelenke verkleben oder die Verletzung selbst zieht Verklebungen nach sich. Das kommt daher, dass sich jede Nacht eine dünne Schicht Bindegewebe, wie eine Art Spinnennetz, aus sogenannten FOG-Fasern bildet. (FOG = Fast Oxydative Glycolytic fibers, das heißt: schnelle oxidative/glykolytische Fasern) Wenn man sich also nicht bewegt und jede Nacht eine dünne Schicht hinzukommt, wird das Bindegewebe hart und steif. Die bekannteste Verletzungsart, bei der dieser Vorgang deutlich sichtbar wird, ist die sogenannte Frozen Shoulder, ein allgemeiner Fachbegriff für den Bewegungsverlust der Schulter.

Ich bin trotz aller Sportverletzungen noch sehr mobil, gelenkig und beweglich. Im Grunde war es aber eigentlich nicht richtig, dass ich einfach weitermachte. Schmerz ist ein ernst zu nehmendes Signal des Körpers. Es gibt an, dass etwas nicht in Ordnung ist. Man sollte auf jeden Fall darauf hören. Das habe ich jedoch erst viel später gelernt, als ich mit Yin-Yoga in Berührung kam.

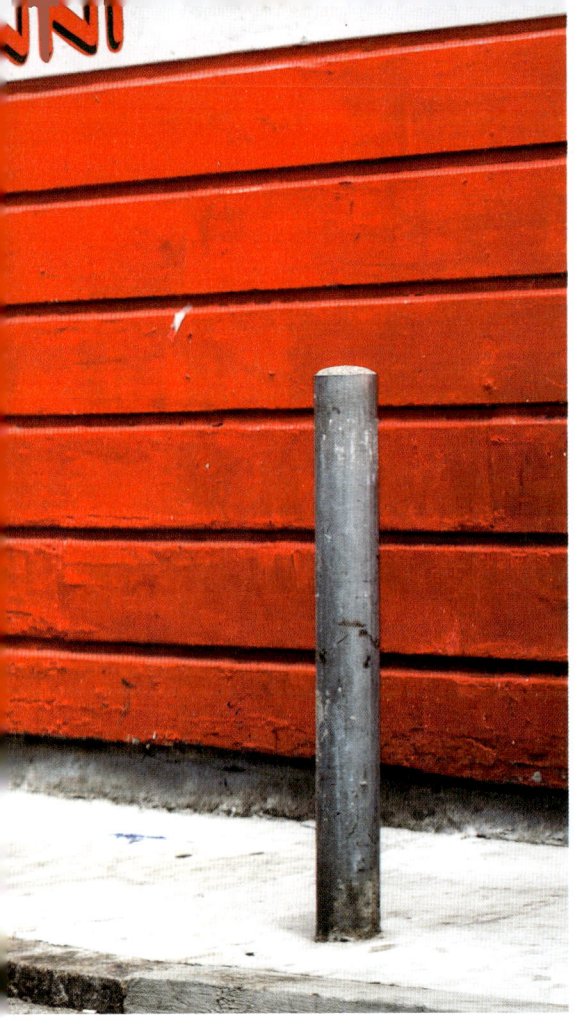

Zusätzlich zu den Operationen versuchte ich noch alles Mögliche, so kam zum Beispiel ein „Knochenwachstumsstimulator" zum Einsatz. Das ist ein Apparat, der auf dem Körperteil mit dem kranken Knochen platziert wird und mit elektromagnetischen Feldern das Knochenwachstum und die Heilung stimulieren soll (Magnetfeldtherapie). Jeden Tag musste ich morgens und abends 20 Minuten mit dem Apparat und den dazugehörenden enormen Batterien herumlaufen. Darüber hinaus musste ich eine andere, sehr eingreifende Operation über mich ergehen lassen, bei der ein Pin und ein Stückchen Knochen in meinem Handgelenk platziert wurden. Dies hatte zur Folge, dass mein Handgelenk an Beweglichkeit einbüßte. Bei der letzten Operation mit 18 wurde der der Pin wieder entfernt. Während der OP bewegte der Arzt mein Handgelenk, um eine bessere Beweglichkeit des Handgelenks zu erreichen. Beide Operationen wurden von Professor Dr. René Marti durchgeführt, ein Spezialist auf dem Gebiet von Hand- und Fußchirurgie, der beispielsweise auch Profifußballer wie Marco van Basten operiert hat.

EINE SPORTVERLETZUNG UND MEDIZINISCHE FEHLER MIT GROSSEN FOLGEN

Schließlich diagnostizierte ein Arzt, dass ich mir das Handgelenk damals sehr wohl gebrochen hatte. Ich musste operiert werden. Während der Operation stellte sich heraus, dass ein kleiner Knochen, das Kahnbein (Os scaphoideum), abgestorben war (man nennt das Nekrose), weil ich so lange ohne Behandlung weitergemacht hatte. Der kleine Knochen wurde entfernt und aus meinem Darmbein (Crista iliaca) wurde ein neuer Knochen modelliert. Ich musste allerdings immer wieder aufs Neue operiert werden, da es in meinem Körper insgesamt dreimal zu Abstoßungsreaktionen kam. Drei Sommer hintereinander hatte ich jeweils sechs Wochen lang einen Gips und musste regelmäßig zum Physiotherapeuten, um vor der nächsten Operation wieder fit zu sein.

Die Beweglichkeit meines Handgelenks machte Fortschritte, diese waren jedoch leider nicht so groß wie erhofft. Die unter- und oberhalb des Kahnbeins liegenden Gelenke blieben tatsächlich aufgrund des Bewegens während der Operation mobil, aber das Handgelenk selbst war noch immer verklebt. Dafür gibt es eine einfache Erklärung. Fortwährende und subtile Bewegungen haben nämlich sehr wohl einen positiven Effekt auf die Mobilität, eine relativ grobe und nur kurz dauernde Bewegung wie die des Arztes bei der Operation jedoch nicht. Erst als ich mit Yin-Yoga begann, verbesserte sich die Beweglichkeit meines Handgelenks spürbar, weil sich die Verklebungen endlich lösten. Mittlerweile kann ich sogar wieder mit Vergnügen auf meinen Händen stehen.

IN BEWEGUNG BLEIBEN

Ich turnte für mein Leben gern, Verletzung hin oder her, ich wollte unbedingt mit meinem Sport in Kontakt bleiben. Als Konsequenz meiner Verletzung trainierte ich also seit meinem 14. Lebensjahr junge Turnerinnen. Während der Aufwärmphase, die in der Regel etwa eine Stunde dauerte, ließ ich sie Dehn- und Kraftübungen ausführen. Inzwischen weiß ich, dass diese Übungen Yogaübungen sehr ähnelten. Darüber hinaus wählte ich für die Übungen auf dem Balken und den freien Teil passende Musik aus und stellte für meine Schülerinnen eine Choreografie zusammen. Ich fand es herrlich zu unterrichten und es war fantastisch zu sehen, wie die jungen Turnerinnen besser wurden.

ENDE DER TURNKARRIERE, ABER DAS LEBEN GEHT WEITER

Die ganze Zeit hatte ich gehofft, ins Nationalteam der Turner und Turnerinnen zurückkehren zu können, doch nach der letzten Operation mit 18 wurde deutlich, dass meine Karriere als Turnerin endgültig zu Ende war. Offensichtlich bin ich ziemlich pragmatisch veranlagt, denn ich ließ mich nie kleinkriegen. Natürlich war ich traurig und enttäuscht, dass ich nie mehr in der höchsten Klasse turnen würde. Aber auf der anderen Seite war mir ziemlich schnell klar, dass das eben nicht zu ändern war. Das Leben musste weitergehen. Die Haltung, das zu akzeptieren, was in meinem Leben geschah, hat mir in meinem ganzen weiteren Leben sehr viel gebracht. Welche Gegenschläge ich auch auf körperlichem Gebiet, in der Liebe oder im beruflichen Bereich habe hinnehmen müssen: Indem ich sie akzeptierte, konnte ich von ihnen lernen und mein Leben ohne negative Gefühle fortsetzen. Zunächst jedoch ging ich auch in diesem Zusammenhang über meine Grenzen hinweg und ließ andere förmlich über mich hinwegtrampeln. Das passierte zum Beispiel in Freundschaften, die auch deswegen nicht lange hielten. Im Leben geht es um Gleichgewicht, und das bedeutet auch, dass man ab und zu für sich selbst aufkommen und seine Grenzen im Beruf, in der Liebe oder in Freundschaftsbeziehungen (rechtzeitig) angeben muss. Die Yin-Yoga-Übungen haben mir dabei geholfen, meine eigenen Grenzen nicht nur wahrzunehmen, sondern auch zu verstehen, wo sie jeweils für die verschiedenen Lebensbereiche liegen. Mit dieser Erkenntnis konnte ich mein Gleichgewicht finden. Ich wünsche dir, dass auch du dieses Gleichgewicht für dich findest.

„GEHE ERST DANN ZU BETT, WENN DU JEDES GELENK EINMAL BEWEGT HAST"

Nach der Fachhochschulreife wollte ich Physiotherapeutin werden. Dieser Berufswunsch war für mich jedoch unerreichbar, da zur damaligen Zeit Körpermassage ein essenzieller Bestandteil sowohl der Ausbildung als auch der Berufspraxis war. Mit meinem steifen Handgelenk war das schlicht und ergreifend nicht möglich. Da ich jedoch so gelenkig und voller Energie war, meldete ich mich sowohl an der Sporthochschule als auch für die Fachhochschulstudiengänge Tanztherapie und Bewegungstherapie nach Mensendieck an. Wobei Letzterer in etwa mit einer Physiotherapieausbildung vergleichbar ist. An der Sporthochschule wurde ich nicht angenommen, für die beiden Studiengänge hingegen wurde ich zugelassen.

Ich entschied mich letztendlich für den Studiengang Bewegungstherapie nach Mensendieck. Eigentlich eine logische Entscheidung für jemanden wie mich, weil ich schon in jungen Jahren ein unbändiges Interesse hatte an Anatomie, Pathologie, Neurologie, Psychologie und generell an dem medizinischen Blickwinkel.

Ich fand es interessant, eine Anamnese zu erstellen oder anhand der Untersuchung des Körpers zu einer Diagnose zu kommen und darauf basierend einen Behandlungsplan aufzustellen. Während des Studiums konnte ich mich nun also, ergänzend zu der Fachkenntnis, die ich mir mit meiner Abschlussarbeit an der Waldorfschule erarbeitet hatte, weiter vertiefen in die Funktion der Muskeln, in Anatomie, Physiologie, Orthopädie, Pathologie, Psychologie und noch vieles mehr. Das Studium bereitete mir, trotz meiner Dyslexie, wenig Mühe. Ich schloss schon nach drei Jahren (das schafften nur 30 von 100 Studierenden) mit einer sehr guten Gesamtnote ab.

Während meines Studiums (1992 bis 1995) und später während meiner Berufspraxis als Bewegungstherapeutin nach Mensendieck trainierte ich weiterhin junge Turnerinnen. Der Turnverein hatte mich darum gebeten und so konnte ich neben meinem Studium auch etwas Geld verdienen. Ich absolvierte 1997 zu diesem Zweck einen Kurs für die Übungsleiterlizenz für Gymnastik des königlich-niederländischen Gymnastikverbands. Die Dozenten der Mensendieck-Ausbildung waren Gegner des intensiven Turnens. Sie waren der Meinung, dass Turnen schädlich für den Körper ist, weil man zum einen bis an seine Grenzen gehen muss und sich zum anderen für die Übungen eine extreme Beweglichkeit erarbeiten muss. Mehr als einmal hatte ich mit meinen Dozenten hierüber Diskussionen. Als ich Yoga kennenlernte, fühlte sich das für mich wie eine Befreiung an, weil intensive Dehnungen und extreme Beweglichkeit wieder erlaubt waren.

Ich habe viel von meinem Anatomiedozenten, Dr. Lucian Poliacu Prosé von der Freien Universität Amsterdam, gelernt, der im Rahmen des Studiengangs Mensendieck-Therapie unterrichtete. Er pflegte zu sagen: „Gehe erst dann zu Bett, wenn du jedes deiner Gelenke mindestens einmal bewegt hast." Dieser Leitsatz war und ist mir sehr wichtig, und i͟ lich jeden Tag. Auch ich in meinem Unterricht. Inz Aerobic- und Callanetics-St zwar noch nie zuvor gemacl studio brauchte dringend ein͟ Basierend auf meinen Kenntnis͟ Bewegungsapparat und meiner ͟ Turnen fasste ich den Entschluss, ͟ gründlich damit zu beschäftigen und es einfach zu tun.

BEWEGUNG STIMULIERT KÖRPER UND GEIST

So verging kein Tag, an dem es nicht um Bewegung ging. Ich ergriff jede Gelegenheit, die meinen Weg kreuzte, und liebte die Herausforderung: Nach den Aerobic-Stunden und nachdem ich meinen Abschluss als Mensendieck-Therapeutin gemacht hatte, gab ich Gruppenunterricht in medizinischer Aerobic und in Mensendieck-Therapie. Außerdem arbeitete ich an verschiedenen Krankenhäusern bei der Körpertherapie mit Ärzten zusammen. Ich behandelte unter anderem Patienten mit Gehirnblutung oder Schlaganfall, MS-Patienten (multiple Sklerose, eine Erkrankung des zentralen Nervensystems), Arthrosepatienten, Demenzkranke, Patienten mit Alzheimer, Parkinson, Fibromyalgie oder spastischen Erkrankungen.

Die therapeutische Arbeit in Krankenhäusern und Pflegeheimen machte mir am meisten Spaß. Ein Bestandteil der Therapie war das „Durchbewegen" der Gliedmaße der Patienten. Die Zielsetzung hierbei ist, die Beweglichkeit der bettlägerigen oder weniger mobilen Patienten zu erhalten, um so dem Pflegepersonal das Ankleiden der Patienten zu erleichtern. Das „Durchbewegen" auf dem Bett ähnelt dem sogenannten Assisted Yin-Yoga. Es handelt sich hierbei um ein von einer anderen Person unterstütztes passives Yin-Yoga, das ich von meinem späteren Yogalehrer Paul Grilley lernte und bei dem die maximalen Gelenkstellungen etwas länger festgehalten werden. Der einzige Unterschied ist, dass beim

... eines Patienten die Zeitspanne ... tens kürzer ist als die beim Assisted ...oga üblichen drei bis fünf Minuten.

Mir fiel auf, dass das Durchbewegen bei den Patienten mehr bewirkte, als „nur" ihre Beweglichkeit für das Pflegepersonal zu erhalten. Bei der Anwendung der sogenannten Halliwick-Methode sah ich, wie sich dementierende Patienten oder solche mit spastischen Erkrankungen vollständig entspannten und eine größere Bewegungsfreiheit bekamen. Die Halliwick-Methode zielt auf Muskelentspannung in warmem Wasser, wobei der Patient sich, unterstützt von bestimmten Techniken und Handgriffen, unter Begleitung durch das Wasser bewegt und dabei in verschiedenen Haltungen verharrt. Auf diese Weise wird das Gleichgewichtsgefühl stimuliert und verbessert, der Patient erreicht größere Stabilität. Es war ein wundervolles Erlebnis zu sehen, wie sich die Patienten im Wasser entspannten. Die Methode hat gleichzeitig auch einen positiven Effekt auf das geistige Wohlbefinden. Am Lächeln der Patienten war deutlich zu sehen, dass sie die Behandlung genossen.

Trotz alledem fand ich in meiner Arbeit als Therapeutin nach Mensendieck nicht die Erfüllung, die ich suchte. Die Therapieform erschien mir relativ statisch. Mir wurde bewusst, dass der Schwerpunkt der Therapie viel mehr auf Haltung und weniger auf Bewegung lag. Darüber hinaus fehlte mir der holistische Ansatz. Holistisch heißt in diesem Zusammenhang, dass die Eigenschaften eines Systems, in diesem Fall eines körperlichen – nicht durch die Aneinanderreihung der einzelnen Komponenten vollständig erklärt werden können. Kurz gesagt: Das Ganze ist mehr als die Summe seiner Teile. Die heutige Medizin scheint sich immer weiter von einer ganzheitlichen Betrachtungsweise zu entfernen, alles wird nur noch in Schubladen gesteckt. Für unterschiedliche Beschwerden muss man jeweils zu einem anderen Facharzt. Diese Tendenz nahm ich auch bei der Behandlung nach Mensendieck wahr. Beispielsweise wurde die Atmung immer weniger miteinbezogen, stattdessen wurden die Patienten zu einem Atemtherapeuten überwiesen. Mit einem derart fragmentierten Ansatz werden tiefer liegende Ursachen der Beschwerden häufig übersehen.

Darüber hinaus verspürte ich das Bedürfnis nach einer Herangehensweise, bei der nicht nur die Haltung und eine Verhaltensveränderung von Bedeutung sind, sondern die auch Raum lässt für Gefühle und Emotionen. Für mich war über das hinaus, was Bewegung mit einem körperlich macht, besonders auch der emotionale Effekt davon wichtig, und natürlich dass Bewegung sich auch auf die gesamte Lebensqualität auswirkt. Ich bin der Meinung, dass man, wenn man sich gut und bewusst bewegt, beinahe wie von selbst eine bessere Haltung bekommt, nicht nur körperlich, sondern auch emotional. Das allgemeine Wohlbefinden wird verbessert, man fühlt sich einfach wohler in seiner Haut, stärker und ausgeglichener. Bewegung wirkt sich positiv auf den Menschen aus. Von meinen Yogaschülern bekomme ich oft die Rückmeldung, dass sie sich schon nach kurzer Zeit durch die Yin-Yoga-Übungen besser fühlen.

Manchmal aber kann einem der eigene Kopf so sehr im Weg sein, dass sogar Bewegung unmöglich wird. Ein anschauliches Beispiel hierfür ist der Fall einer Frau, die ich im Krankenhaus behandelte. Von klein auf war sie an den Rollstuhl gefesselt und wurde ihr ganzes Leben von ihrer Familie versorgt und gepflegt. Als sie dement wurde, schien sie auf einmal wieder laufen zu können. Dieses Beispiel verdeutlicht nur zu gut, wie unser physischer Körper, unser Emotionalkörper (unsere Gefühle) und unser Mentalkörper (unser Denken) einander beeinflussen.

MENSENDIECK-THERAPIE

Die Bewegungs- und Atemtherapie nach Mensendieck verdankt ihren Namen ihrer Begründerin Bess Mensendieck, die zu Beginn des 20. Jahrhunderts ein Übungssystem entwickelte, das sich auf die Behandlung von Beschwerden richtete, die im Zusammenhang mit der Körperhaltung und dem Bewegungsapparat stehen. Bess Mensendieck war eine niederländische Ärztin, die sich in ihrer Freizeit als Bildhauerin betätigte, wodurch sie sich eingehend mit den menschlichen Körperhaltungen beschäftigte. Sie erkannte, dass viele Menschen sowohl eine verkehrte Haltung als auch verkehrte Bewegungsmuster haben und dadurch ihre Muskulatur nicht ausgewogen beanspruchen. Das wiederum führt, beispielsweise durch Blockaden, zu Beschwerden sowohl des Bewegungsapparates als auch der Psyche. Da Bess Mensendieck auch sehr gerne sang, gelangte sie zu der Überzeugung, dass die Atmung großen Einfluss auf die Haltung, die Bewegungsabläufe und die Psyche hat.

Später haben diverse Therapeuten ihr System weiterentwickelt. Mittlerweile wird die Therapie in vielen Krankenhäusern mit heilsamer Wirkung für die Patienten angewendet.

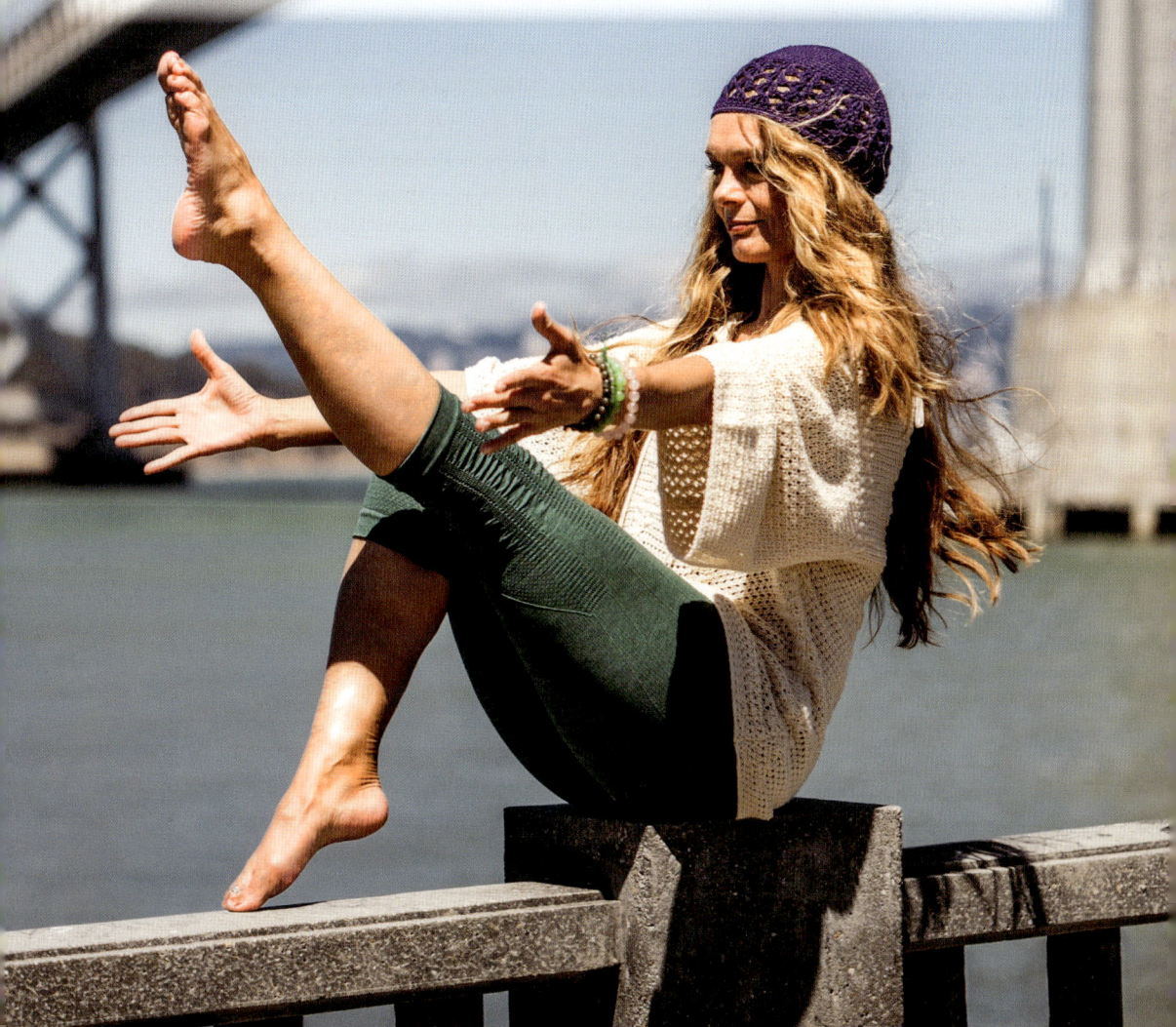

VON DER THERAPEUTIN ZUR STUNTFRAU

Aufgrund meiner zierlichen Figur und meiner Körpergröße von nur 1,52 Meter trat man 1998 mit der Frage an mich heran, ob ich als Lichtdouble und „Stand-In" sowie als Stuntdouble für die zwölf Jahre alte englische Schauspielerin Francesca Brown in *Do not disturb*, einem Film von Dick Maas, mitwirken wollte. Der Anruf des Castingagentur kam völlig überraschend, ich hatte mich vor geraumer Zeit auf die Ausschreibung einer Zeitschrift hin gemeldet, darauf jedoch nie eine Reaktion erhalten. Jetzt also doch. Lichtdouble beziehungsweise „Stand-In" hieß, dass zunächst ich anstelle von Francesca vor der Kamera stand und bestimmte Szenen spielte, damit die Beleuchter und Kameraleute die richtigen Einstellungen vornehmen konnten. Im Anschluss konnte die Schauspielerin ohne jeden Zeitverlust ihre Szene spielen.

Da Francesca mit ihren zwölf Jahren aufgrund der niederländischen Arbeitsschutzbestimmungen abends und nachts nicht arbeiten durfte, übernahm ich viele ihrer Szenen, einschließlich Perücke und Maske, damit ich ihr so ähnlich wie möglich sah. Auf diese Weise hatte ich viel Kontakt mit der Maskenbildnerin. So erfuhr diese auch, dass ich früher auf hohem Niveau geturnt hatte. Sie erzählte es Dick Maas, der mich daraufhin fragte, ob ich mir vorstellen könnte, auch Stunts zu machen. Es gab nämlich damals in den Niederlanden nur eine einzige Stuntfrau, und zwar eine mit großer Statur. Daher kam diese für die Stunts für Francesca nicht infrage. Einerseits reizte mich die Herausforderung, andererseits hatte ich auch genug von all den Verletzungen und Operationen, also zweifelte ich zunächst noch, ob ich es tun sollte. Letztendlich habe ich aber doch zugesagt.

Die meisten Stuntkoordinatoren sorgen dafür, dass die Stunts so sicher wie möglich ausgeführt werden können. Trotzdem grenzt es an Selbstquälerei, wenn man von einem 30 Meter hohen Gebäude auf ein vier Meter dickes Luftkissen von zehn mal zehn Metern springen soll. Das erfordert äußerste Konzentration. Man muss sich genau darüber im Klaren sein, wie man auf seinem Hintern landen muss, weil man sich sonst den Rücken oder die Rippen bricht. Die Konzentration und Körperbeherrschung dafür hatte ich beim Turnen gelernt, und heute begegne ich ihnen erneut in den Yogahaltungen (Asanas).

Einmal jedoch bei einem Stunt für einen Reklamespot einer bekannten Eistee-Marke war für die Sicherheit weniger gut gesorgt. Ich spielte eine alte Frau, die in einem Supermarkt grob umgestoßen wird. Wir mussten die Szene viele Male drehen. Meistens gelingt es, Stöße einigermaßen gut zu koordinieren und abzufangen, aber bei diesem Stunt war das schwierig, obwohl ich sogar einen Rückenschutz trug.

Normalerweise sorgt der Stuntkoordinator für die Sicherheit am Dreh, in diesem Fall aber war es ein unerfahrener Stuntkoordinator-Assistent. Ich fiel etwas zu häufig und vor allem zu hart mit dem Kopf auf den Betonboden. Als ich wegen der Schmerzen unterbrechen wollte, verlangte er, dass ich weitermachte, schließlich sei ich die Stuntfrau. Als ich dann abends mit einem Taxi wegen eines anderen Stunts nach Luxemburg fuhr, fühlte es sich an, als ob ich betrunken wäre. Im Nachhinein denke ich, dass ich mir eine ordentliche Gehirnerschütterung zugezogen hatte. Später stellte sich außerdem heraus, dass meine Nackenwirbel Schaden genommen hatten. Bei einer Röntgenaufnahme meines Nackens im Jahr 2013 wurde an meinem Nacken eine ernst zu nehmende Arthrose und eine zervikale Wirbelkanalstenose (Einengung des Wirbelkanals der Halswirbelsäule) diagnostiziert. Ich vermute, dass eine der Ursachen hierfür der unprofessionell vorbereitete Stunt war.

Trotz allem empfand ich die Arbeit als Stuntfrau als eine tolle Abwechslung. Ich ging davon aus, dass ich es nicht allzu lang machen würde und es sich zudem gut mit meiner Arbeit als Bewegungstherapeutin im Sport-Rehabilitationszentrum in Arnheim, wo ich seit 2000 arbeitete, kombinieren ließe. Letztendlich war es jedoch keine ideale Kombination: Während der Aufnahmen für den Kinderfilm *Tom & Thomas* arbeitete ich eine Woche lang rund um die Uhr tagsüber im Rehabilitationszentrum und nachts bei den Filmaufnahmen.

2002 hatte ich dann genug von meinem Dasein als Bewegungstherapeutin, in dem es sich nur noch um Vorschriften zu drehen schien. Ich fühlte mich wie ein Roboter. Also verabschiedete ich mich von meiner Anstellung als Mensendieck-Therapeutin. Meine Entscheidung wurde mir übrigens dadurch erleichtert, dass ich in Luxemburg für drei Monate an dem Film *George and the Dragon* mitwirken sollte. Der amerikanische Fantasyfilm mit Actioneinlagen, der in Deutschland unter dem Titel *George und das Ei des Drachen* herauskam, basiert auf der Geschichte des Heiligen Georgs, dem Drachentöter. Der Film war in der Hauptrolle mit James Purefoy und außerdem mit den Schauspielern und Schauspielerinnen Piper Perabo, Val Kilmer, Rollo Weeks, Michael Clarke Duncan und Patrick Swayze besetzt. Dnucan lachte die ganze Zeit darüber, dass ich so klein und er so groß war. Er erzählte mir, dass seine Mutter genauso klein war wie ich. Für Rollo Weeks übernahm ich die meisten Double-Einsätze. Ich ging häufig zusammen mit der Crew aus, wobei ich auch ziemlich viel mit Patrick Swayze getanzt habe. Die Kämpfe, die wir für den Film spielten, waren beinahe Tanz-Choreografien, die unser Stunt-Team selbst erarbeiten musste. Ich genoss das sehr. Dank der sorgfältig gewählten Kamerastandpunkte sahen die Filmszenen sehr realistisch aus. Sobald wir mit der Erarbeitung der Choreographie fertig waren, mussten wir sie den Schauspielern beibringen. So war das Unterrichten von Bewegungsabläufen auch hier ein essenzieller Teil meiner Arbeit.

VON DER STUNTFRAU ZUR YOGALEHRERIN

Nach meiner Arbeit für *George and the Dragon* ging ich mit dem Vorhaben, Europa zu bereisen, nach Barcelona. Dort traf ich zufällig eine frühere Mitschülerin, die mittlerweile dort wohnte. Wir überlegten uns, dass es eine schöne Idee wäre, einen Clowns Act auf der La Rambla aufzuführen. Das haben wir letztendlich drei Monate lang gemacht. Im Anschluss habe ich noch eine Weile in Valsenestre in der Schweiz gearbeitet.

Dort wurden Snowboard-Urlaube und Partys, unter anderem mit der international bekannten Amsterdamer DJane Isis, veranstaltet. Ich arbeitete abends als Bardame und tagsüber war ich mit meinem Snowboard auf der Piste zu finden.

Als ich 2003 in die Niederlande zurückkehrte, suchte ich mir eine Wohnung in Amsterdam. Ich hatte einen Teilzeitjob in der Gastronomie gefunden und arbeitete außerdem für eine Zeitarbeitsfirma. Nebenbei war ich auf der Suche nach Unterricht in Tae Bo, um mir für meine Filmarbeit Fertigkeiten in Kampfsporttechniken anzueignen. Ich bekam nämlich regelmäßig Angebote für Stunts auf diesem Gebiet und hatte bisher keinerlei Erfahrung im Kampfsport. Das Fitnesszentrum, das am nächsten zu meiner Wohnung lag, bot nur Kurse in Power Yoga an. Nachdem ich das einmal ausprobiert hatte, war es um mich geschehen. Und dabei hatte ich dann auch noch das riesige Glück, dass ich von Größen wie Katiza Satya Ivulic und Patrick Vermeulen unterrichtet wurde.

Von 1999 bis 2007 arbeite ich als Stuntfrau an diversen niederländischen und belgischen Filmproduktionen mit, die insbesondere junges Publikum ansprachen. Unter anderen doubelte ich Carice van Houten in der Verfilmung des Buchs *Minoes* von der bekannten niederländischen Kinderbuchautorin Annie M. G. Schmidt. Einige der Stunts, die ich für Carice ausführte, waren ziemlich gefährlich. Beispielsweise musste ich aus einem Baum herausspringen, indem ich von Ast zu Ast sprang. Der Tag war neblig und feucht, also war der Baum rutschig. Das war eine ziemlich kitzlige Angelegenheit, aber zum Glück ging alles gut. Alles in allem war es eine richtig tolle Zeit.

Darüber hinaus konnte ich dank meiner Übungsleiterlizenz in der nachschulischen Betreuung Gymnastik- und Bewegungsunterricht für Kinder anbieten. Die Kinder wollten gerne wissen, womit ich mich sonst beschäftigte, und waren neugierig, was Yoga ist, also habe ich sie hin und wieder einfach in Yoga unterrichtet. Wegen der Yogastunden, die ich nahm und einer Ausbildung, die ich bei Yoga Moves in Utrecht absolvierte, übte ich immer häufiger Yoga mit den Kindern. Das bewegte mich schließlich dazu, einen Kurs mit dem Schwerpunkt Yoga für Kinder bei Helen Purperhart in Almere zu belegen.

Gleich nach dem ersten Unterrichtswochenende meiner Ausbildung bei Yoga Moves im Jahr 2004 suchte die Yogaschule kurzfristig eine Vertretung für einen Lehrer, der nicht zum Unterricht erschienen war. Da ich die Ausbildung machte, wobei ich allerdings ja gerade erst begonnen hatte, fragte man mich, ob ich die Stunde übernehmen würde. Wir vereinbarten miteinander, weil ich ja noch in Ausbildung war, den Yogaschülern das Geld nach der Stunde zu erstatten. Am Ende der Stunde waren die Teilnehmer aber so begeistert, dass niemand sein Geld zurückwollte. Und ich bekam auf der Stelle eine feste Yogastunde zugeteilt. Etwas Ähnliches passierte wenig später noch einmal. Die Yogaschule suchte einen Ersatz für die Pilates-Stunde. Da sie wussten, dass ich auch Bewegungstherapeutin nach Mensendieck bin, fragten sie mich, ob ich die Stunde übernehmen und stattdessen Mensendieck-Übungen anbieten könnte. Darauf wollte ich mich wohl einlassen. Auch dieses Mal waren alle so sehr zufrieden, dass mir zusätzlich eine feste Pilates-Stunde angeboten wurde.

WEITERE VERLETZUNGEN

Obwohl es am Dreh bei der Ausführung von Stunts in der Regel sicher zugeht, habe ich mir in meiner Zeit als Stuntfrau erhebliche körperliche Schäden zugezogen. Da ich während der Jahre, in denen ich auf höchstem Niveau geturnt habe, und auch später als Stuntfrau nicht auf meinen Körper gehört habe, und aufgrund der Tatsache, dass bei der Arbeit von Stuntmännern und -frauen eben doch nicht immer der körperlichen Gesundheit Rechnung getragen wird, leide ich am ganzen Körper an Arthrose (Gelenkverschleiß) im fortgeschrittenen Stadium. Bei mir ist der Knorpelbelag verschwunden und die Gelenkknochen liegen frei. Arthrose entsteht unter anderem, wenn die Gelenke schweren Stößen ausgesetzt sind, in meinem Fall also beim Turnen und bei der Ausführung der Stunts. Darüber hinaus ist die Veranlagung erblich; in meiner Familie mütterlicherseits haben so ziemlich alle Arthrose.

Das gebrochene Handgelenk, das ich mir während meiner Laufbahn als Turnerin zugezogen hatte, war sicherlich die Verletzung, die den Verlauf meines bisherigen Lebens am meisten beeinflusst hat, aber leider nicht die einzige. Immer wieder verletzte ich mich beim Turnen, blieb aber trotzdem dabei. Zwar nicht mehr auf höchstem Niveau, aber ich nahm immerhin noch an Vereinsmeisterschaften teil.

Im Jahr 2000 hatte ich bei der Theatergesellschaft Dapper in Arnheim bei dem Theaterstück *Frau Holle* eine kleine Rolle, für die ich artistische Kunststückchen machen musste. Dabei rutschte ich so unglücklich aus, dass ich mich erneut am rechten Knie verletzte. Dieses Mal war das Kreuzband gerissen. Ich arbeitete damals in einem Sport-Rehabilitationszentrum, daher ließen mir die Ärzte die Wahl zwischen einer Operation oder einer Reha in dem Zentrum. Ich entschied mich für Letzteres. Ich hatte schließlich verinnerlicht, dass ich keine Schmerzen zulassen durfte. Ich wollte nicht wehleidig sein und entschloss mich daher, weiterzuarbeiten und nach der Arbeit Übungen zu machen. Meine Muskeln hielt ich mit Krafttraining in Bewegung und brachte sie in Form, damit sie die Funktion der Bänder übernehmen konnten. Kraft und Koordination sind sehr wichtig. Bis zum heutigen Tag muss ich meine Muskelkraft und meine Koordination regelmäßig trainieren, sonst wäre mir das, was ich heutzutage tue, nicht mehr möglich. Während dem Yoga, das ich schon eine Weile praktizierte, kam es immer häufiger zu einer Knieblockade, sodass ich die Übungen nicht fortsetzen konnte. Die Blockade ist ein Zeichen dafür, dass sich der Meniskus aus dem Gelenk stülpt und im Gelenkspalt verklemmt. Das Knie lässt sich dann nicht mehr bewegen. Man kann versuchen, den Meniskus wieder freizubekommen, indem man das Knie vorsichtig hin und her schüttelt. Wenn das gelingt, ist die Mobilität des Knies sofort wiederhergestellt. Es kann allerdings auch Flüssigkeit ins Kniegelenk kommen. Ich fand es beängstigend, dass es immer häufiger während meiner Unterrichtsstunden auftrat. Es erschien mir nicht praktikabel, mit einem Knie, das immer öfter blockierte, zu unterrichten. Ich entschloss mich dazu, eine Endoskopie durchführen zu lassen.

Auf Basis der endoskopischen Untersuchung lautete die Empfehlung, meinen Meniskus und das vordere Kreuzband entfernen zu lassen. Das Kreuzband hing laut meines Arztes, Dr. Cor van der Hart, ein Spezialist für Knieoperationen, der auch schon viele Fußballer behandelt hatte, nur noch lose rum. Er diagnostizierte bei mir auch die Arthrose im fortgeschrittenen Stadium. Bei der nun folgenden Knie-OP erhielt ich ein Kreuzband-Transplantat aus den Beugesehnen meines Oberschenkels, den sogenannten Hamstrings. Die anschließende Rehabilitationsphase dauerte ein Jahr, aber schon nach sieben Monaten war ich weitestgehend genesen, da ich den Heilungsprozess durch Meditative Visualisierung unterstützte. Beim Visualisieren ließ ich in Gedanken das Chi (Lebensenergie) zu meinem Knie strömen. Zusätzlich ließ ich mich akupunktieren, um die Heilung nach der Operation noch weiter zu fördern. Nebenbei bemerkt führte ich auch Yin-Yoga-Übungen aus, das tat ich aber vor allem, um meinen Oberkörper und meine Wirbelsäule beweglich zu halten.

Zwei Jahre später, während einer Ashtanga-Vinyasa-Yogastunde, ging wieder etwas schief. Der Yogalehrer führte bei mir ein sogenanntes Adjustment durch, eine Körperhaltungskorrektur,

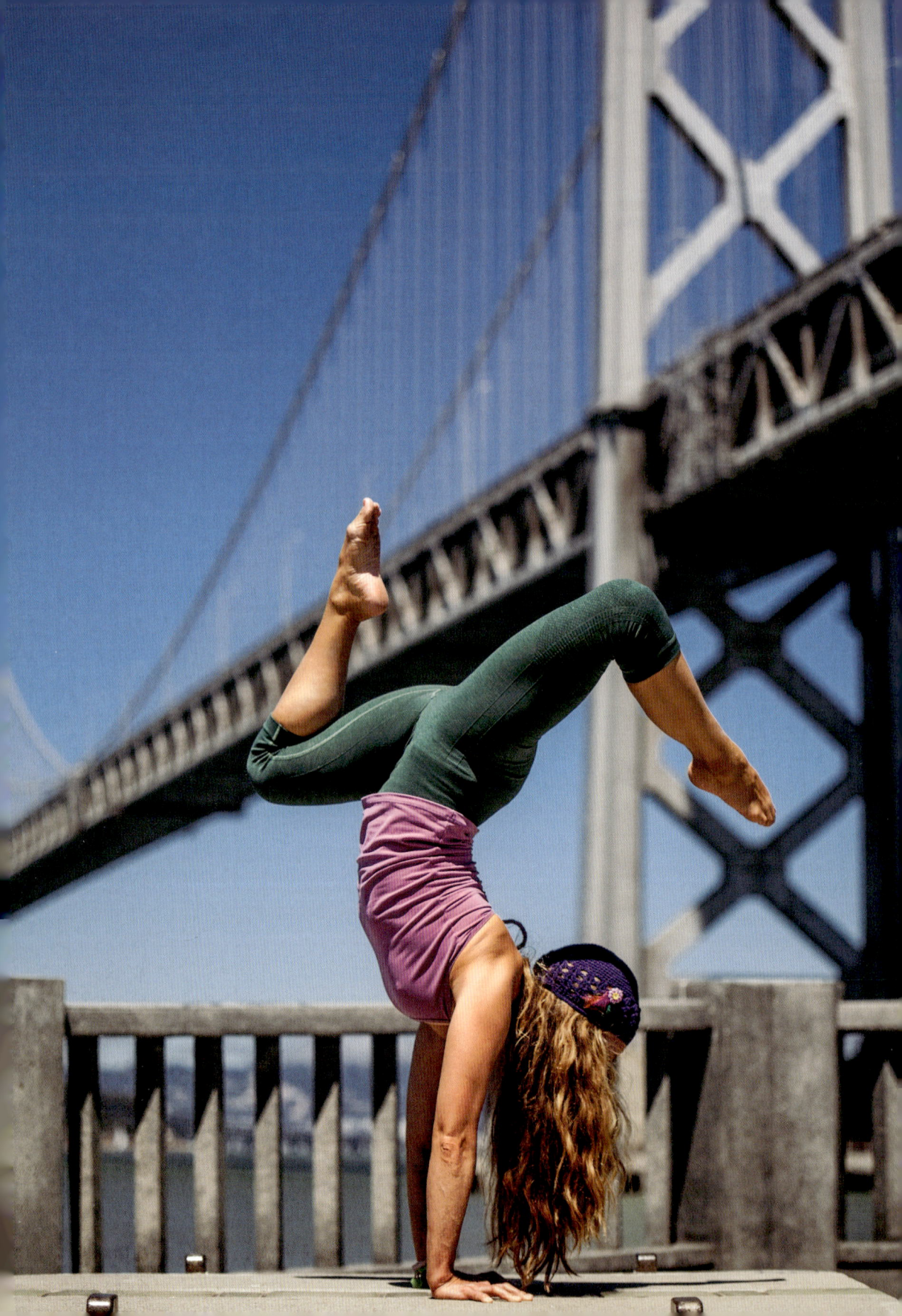

bei der der Körper in die perfekte Haltung gedrückt wird. Dabei riss jedoch mein neues Kreuzband. Mittlerweile hatte ich durch Yoga gelernt, dass mir mein Körper durch Verletzungen und Schmerzen zu erkennen gibt, dass ich nicht nur die Verantwortung für mich und meinen Körper übernehmen, sondern auch Schritte unternehmen muss. Ich vereinbarte daher einen Termin bei einem Orthopäden. Nachdem die Magnetresonanztomografie (MRT) gezeigt hatte, dass das Kreuzband komplett weg war, entschloss ich mich im Einvernehmen mit dem Arzt gegen eine erneute Operation. Die Arthrose war nämlich bereits so weit fortgeschritten, dass die Erfolgsaussichten der Operation zweifelhaft waren. Inzwischen kann ich nach Rücksprache mit dem Orthopäden sogar wieder schmerzfrei snowboarden. Ich bin jetzt langsamer unterwegs, nehme die Umgebung wahr und kann die Natur genießen. Ich kann vor allem deswegen wieder snowboarden, weil meine Körperkraft und Koordination mithilfe von Yoga und Radfahren im Stadtverkehr in einem ausgesprochen guten Zustand sind. Wie weiter oben erwähnt: Die Vorstellung, dass ich keine Schmerzen haben darf und weitermachen muss, war bestimmt kein guter Ausgangspunkt, hat aber letztendlich doch dafür gesorgt, dass ich beweglich geblieben bin und dass das Chi fließen konnte. Glück im Unglück sozusagen. Durch Yoga, insbesondere durch Yin-Yoga, habe ich gelernt, mich nach innen zu kehren. Ich weiß jetzt, dass ich nicht auf das hören sollte, was andere sagen oder von mir erwarten. Im Gegenteil, es ist viel wichtiger, dass man nicht nur lernt, den eigenen Körper wahrzunehmen und kennenzulernen, sondern darüber hinaus auch die eigenen Gefühle, Gemütszustände und Gedanken besser zu verstehen. Egal, zu welchem Arzt ich gehe, sie sind ohne Ausnahme überrascht, dass ich mit einer Arthrose, die etwa der einer 90-Jährigen entspricht, keinerlei Schmerzen habe. Nicht umsonst begleitet mich das Motto „Bleibe auf deinem persönlichen Niveau in Bewegung" schon mein ganzes Leben.

EINE WEITERE VERLETZUNG SORGT FÜR EIN MERKWÜRDIGES GLEICHGEWICHT

Kurz bevor ich Ende 2005 nach Indien aufbrechen wollte, um am Ashtanga Yoga Research Institute in Mysore bei Yogi Sri K. Pattabhi Jois Unterricht in Ashtanga Vinyasa Yoga zu nehmen, hatte ich einen Fahrradunfall in Amsterdam. Bei dem Unfall zog ich mir eine zweifache Fraktur des rechten Unterarms zu. Es stellte sich heraus, dass es ein komplizierter Bruch war, der eine langwierige Genesung erforderte. Das blieb natürlich nicht ohne Folgen für die Yogaklasse, die ich bei Sri K. Pattabhi Jois besuchen wollte. Glücklicherweise gestatte man mir trotzdem teilzunehmen. Ich durfte hinten in der Klasse mit Unterstützung von Jois' Tochter die Übungen mit einem Arm ausführen. Obwohl ich durch den gebrochenen Unterarm in meiner Bewegungsfreiheit beeinträchtigt war, fragte man mich, ob ich einen 100-stündigen Kurs in ayurvedischer Massage belegen mochte, da man noch Teilnehmer suchte. Ich durfte mit einem Arm mitmachen, weil ich durch meine Ausbildung zur Bewegungstherapeutin nach Mensendieck sowohl über entsprechende (anatomische) Kenntnisse verfügte als auch die Basistechniken der Massage gelernt hatte. Darüber hinaus belegte ich auf Spendenbasis bei dem Studenten Gabriel Azoulay Unterricht in Yin-Yoga, den er zu Hause gab. Er beabsichtigte, damit seinen einjährigen Aufenthalt und seine Ausbildung in Ashtanga Vinyasa Yoga zu finanzieren.

Alles mit links machen zu müssen, führte hin und wieder zu ziemlich abenteuerlichen Situationen. Der Einfachheit halber hatte ich mir in Amsterdam bei einem surinamischen Friseur eine Flechtfrisur machen lassen, Make-up konnte ich auch nicht auftragen. Als ich mir dann bei einer Bank mit Traveler Cheques Geld auszahlen lassen wollte, wurde ich nicht mit dem Foto in meinem Reisepass in Verbindung gebracht. Auf dem Foto trug ich mein schönes blondes Haar offen und war geschminkt. Darüber hinaus war meine

Unterschrift, die ich mit der linken Hand machte, undeutlich. Man wollte mir also kein Geld geben. Als ich erzählte, dass ich eine Yoga-klasse von Sri K. Pattabhi besuchte, dessen Schule gleich neben der Bank liegt, und im richtigen Moment auch noch ein Mitschüler hereinkam und mich voller Begeisterung beim Namen rief, wurde mir das Geld zum Glück doch noch ausgezahlt.

Und dann kam noch hinzu, dass essen mit der linken Hand in Indien als unrein gilt. Ich erhielt deswegen also viele Kommentare. Ich stellte fest, dass das Essen auch anders schmeckte. Später kam ich dahinter, dass ich mich einfach viel zu sehr auf das Erlernen der Technik des Essens mit links konzentriert hatte, als dass ich den Geschmack noch richtig hätte genießen können. Die Wirkung dieses simplen Prinzips sehe ich regelmäßig bei denjenigen meiner Schüler, die während der Yogaübungen viel zu sehr mit der Technik beschäftigt sind und die Essenz der Asanas gar nicht richtig wahrnehmen. Sie konzentrieren sich so stark auf die richtige Technik, dass sie dabei vergessen, die Übung zu genießen, und sich so selbst keine Gelegenheit geben, die unmittelbare Wirkung zu erfahren. Durch meinen gebrochenen Arm und die körperlichen Einschränkungen, die damit einhergingen, hatte sich meine Welt auf einmal sehr verändert: Alles, was ich in den Jahren zuvor mit rechts zu tun gewohnt war, musste ich während dieser Reise und in den Kursen nun mit links machen. Mein Körper war wieder im Gleichgewicht, wenn auch auf eine etwas merkwürdige Weise.

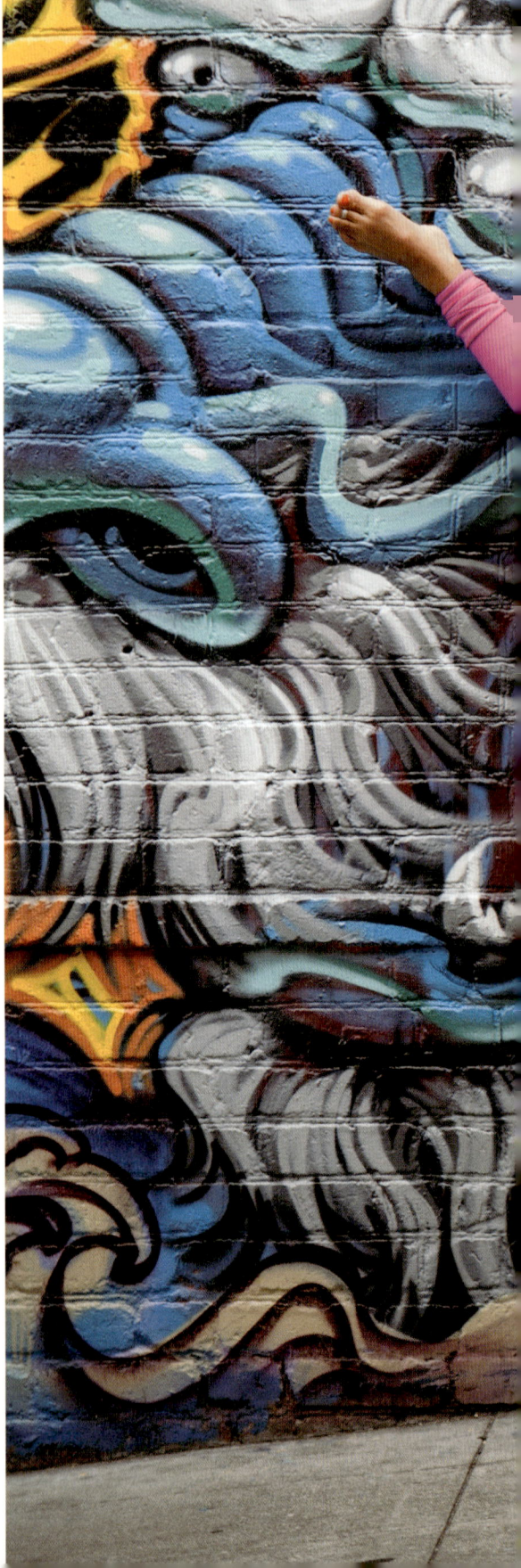

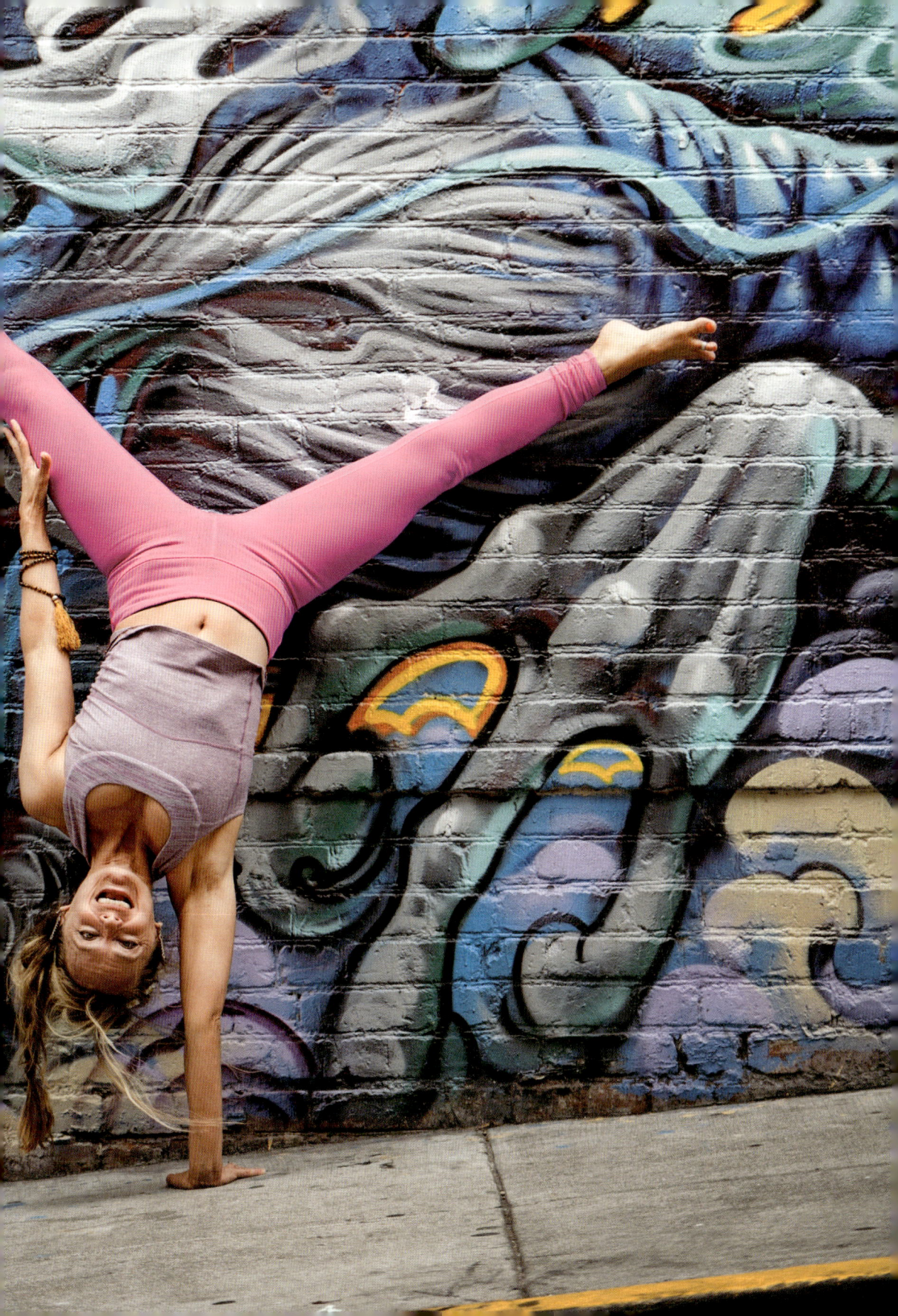

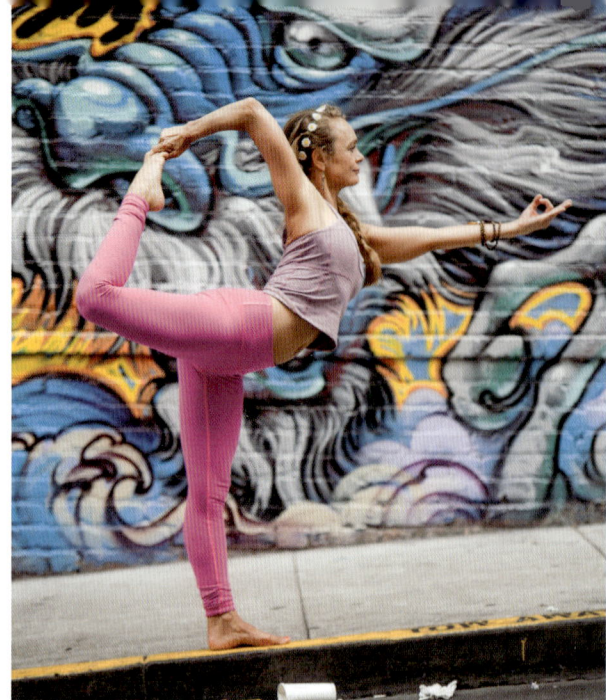

YOGA SCHUF RAUM IN MEINEM LEBEN

Meine eigene Yogapraxis umfasst neben Yin-Yoga auch Ashtanga Vinyasa Yoga, ein dynamischer Yogastil, bei dem die Asanas in Kombination mit der Beherrschung der Atmung im Fokus stehen. So halte ich meine Muskelkraft und meine Yang-Aktivität instand. Ich wechsle die Übungen ab: Drei bis vier Tage die Woche mache ich Ashtanga Vinyasa Yoga und die anderen drei bis vier Tage mache ich Yin-Yoga. Am liebsten praktiziere ich beides jeden Tag: morgens Ashtanga Vinyasa Yoga und abends Yin-Yoga, wegen Zeitmangels gelingt das aber bei Weitem nicht immer. An manchen Tagen mache ich am Morgen eine kombinierte Übungseinheit, das heißt Yin und Yang Yoga. Diese Yogaform unterrichte ich selbst regelmäßig. Darüber hinaus meditiere ich fast jeden Tag entweder zwölf oder 24 Minuten lang. Diese buddhistische Meditation heißt Shamatha (wörtliche Bedeutung in etwa: ruhiges Verweilen) eine Meditationsform, die Sarah Powers, eine meiner Yogalehrerinnen, häufig einsetzt. Shamatha hat das Ziel, das Konzentrationsvermögen zu steigern. Laut Sarah benötigt man 24 Minuten, um den eigenen Kopf vollkommen leer zu machen. Zwölf Minuten sind eine halbe Meditation, 24 eine ganze und danach verdoppelt man die Meditationszeit jeweils: 48 Minuten, dann 96 Minuten und so weiter. Meine Begegnung mit Yoga hat mir viel gebracht. Mithilfe von Yoga ist es mir gelungen, meinen Kopf zur Ruhe bringen. Es eröffnete mir neue Freiräume, die mir halfen, mich zu behaupten und zu mir selbst zu finden. Yoga ist etwas für das ganze Leben. Es ist dabei sehr wichtig, immer weiterzulernen. Eine einzelne Yogalehrerausbildung ist viel zu beschränkt, man muss sich als Lehrer unentwegt weiterentwickeln, auch um das persönliche Wachstum voranzubringen. Sich selbst ununterbrochen zu erforschen, das ist für mich ein wichtiger Ausgangspunkt.

Durch Yoga kam ich viel stärker mit meiner inneren Kraft in Kontakt. Früher war ich zwar ein lebendiges und bewegliches, aber schüchternes

Mädchen und ich erfuhr mich selbst häufig als Außenseiterin. Jetzt, als Yogalehrerin, bin ich in der Lage, die Weisheit, die ich durch das Leben erlangt habe, an andere weiterzugeben. Es ist schön zu erleben, dass ich meinen Schülern meine Erfahrungen und meine Einstellung zu physischer und emotionaler Gesundheit im Yoga vermitteln kann. Das erfüllt mich mit tiefer Dankbarkeit. Es war auch der entscheidende Ausgangspunkt, der zu diesem Buch geführt hat. Die Weisheit, die ich durch Yoga und insbesondere Yin-Yoga erhielt, ist der Grund dafür, dass das Fühlen in meinem Unterricht und daher auch in diesem Buch im Mittelpunkt steht. Wie ich schon weiter oben ausführte, ist es nicht wichtig, was andere über dich sagen oder von dir erwarten. Yin-Yoga kann dir dabei helfen, auf dein eigenes Gefühl zu vertrauen und auf deinen Körper zu hören. Auf diese Weise lernst du zwischen Wehwehchen und echtem Schmerz, emotionalem Schmerz, Schmerz durch Stress oder Spannung, krankheitsbedingtem Schmerz und weiteren Schmerzformen zu unterscheiden. Lenke deine Aufmerksamkeit auf den Schmerz, untersuche ihn und versuche, ihn zu beschreiben. Nur so erlangst du das notwendige Wissen und eine tiefere Einsicht in das, was in deinem Körper passiert.

Paul Grilley vergleicht seine Schüler häufig mit einem Pandabären und Black Knight (Schwarzer Ritter). Der Pandabär kommt nach seiner ersten Yogastunde erst nach einer ganzen Weile zurück und erzählt, dass er sich lange habe erholen müssen, aber jetzt sei er ja wieder da. Ganz im Gegensatz dazu Black Knight, der am nächsten Tag trotz seines enormen Muskelkaters schon wieder vor der Tür steht. Es ist ein simples Beispiel dafür, wie unterschiedlich Menschen Schmerz erfahren, und dass die Schmerzgrenze offenbar bei jedem woanders liegt. Darum ist es auch so wichtig, dass du offen und ehrlich versuchst herauszufinden, wie du selbst Schmerz erfährst.

Der Mensch betrachtet Schmerz häufig als etwas, das nicht sein darf. Wir sind daran gewöhnt, bei jeder Gelegenheit Schmerzmittel zu nehmen und den Schmerz dadurch eigentlich zu verleugnen. Das hat negative Auswirkungen auf den Genesungsprozess. Unser Chi (Lebensenergie) kann dann nicht in ausreichendem Maße zu dem ignorierten Schmerz fließen, wodurch er auch nicht nachlassen oder weggehen kann. Das Chi folgt unserer Aufmerksamkeit, und dort, wo Chi fließt, ist weniger oder sogar gar kein Schmerz. Indem du den Schmerz zulässt, dich darauf konzentrierst und nicht davor wegläufst, kann das Chi wieder fließen und die Heilung in Gang setzen. Selbstverständlich gibt es auch Fälle, in denen der Schmerz so stark ist, dass man Schmerzmittel nehmen muss.

Wenn du nach der Selbstbesinnung noch immer Schmerzen hast oder nicht weißt, was es sein könnte, und du dir Sorgen machst, gehe zu einem Arzt. Wenn man dich dort wieder nach Hause schicken sollte oder du dich nicht ernst genommen fühlst, dann suche so lange weiter, bis du jemanden findest, der dir zuhört und bereit ist, dich zu behandeln. Auch wenn nicht unmittelbar eine physische Ursache erkennbar ist: Schmerz ist immer ein Signal deines Körpers. Es kann sich um eine Störung deines Chis handeln, eventuell sind Nerven abgeklemmt oder es ist eine Blockade in deinem Körper, Kopf oder in deinen Gefühlen. Übernimm die Verantwortung für dich selbst und dein Wohlbefinden und begib dich auf die Suche nach der Ursache.

Lokah Samastah Sukhino Bhavantu
Om shanti shanti shanti
Om namasté

Frei übersetzt:
Mögen alle Wesen überall glücklich
und frei sein – in Frieden mit sich selbst,
in Frieden mit allem, was sie umgibt und
in Frieden mit dem ganzen Universum.

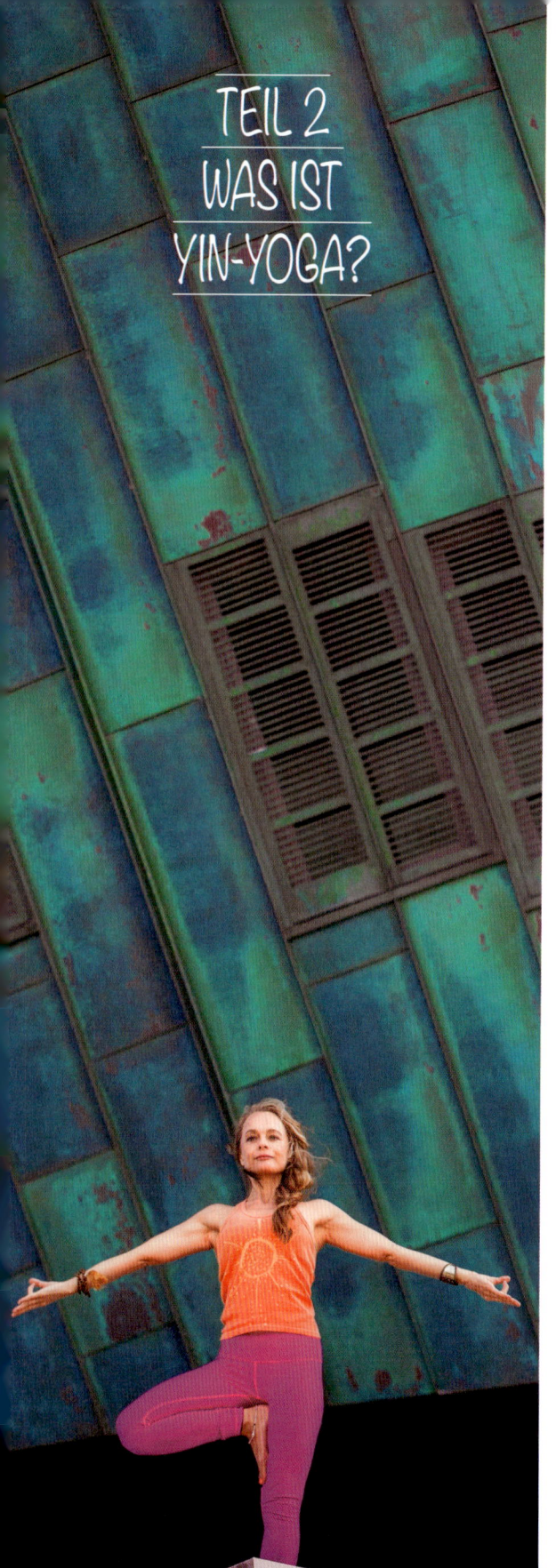

TEIL 2
WAS IST YIN-YOGA?

HINTERGRUND

Im altindischen Sanskrit bedeutet Yoga: Joch, Vereinigung, Einheit. Yoga ist eine hinduistische Philosophie, die Wege zur Beherrschung von Geist, Gemüt und Körper aufzeigt, um so die Vereinigung (Einheit) mit der kosmischen Energie zu erreichen. Es gibt viele verschiedene Möglichkeiten, diese Einheit zu erlangen. Für einige ist es beispielsweise die Hingabe zu Gott (Bhakti Yoga), während andere sie in den Wissenschaften beziehungsweise in der Erkenntnis (Jnana Yoga) suchen, einige finden sie, indem sie anderen selbstlos helfen (Karma Yoga, auch Karmamarga), und wieder andere praktizieren Yoga-Körperübungen (Hatha Yoga). Yoga ist also eine Methode, Einheit zu erlangen. Einheit mit dir selbst: physisch, emotional und geistig. Das schließt Einheit mit allem, was dich umgibt, und Einheit mit dem Universum mit ein.

In der westlichen Welt versteht man unter Yoga in der Regel Hatha Yoga: ein System von Körperübungen (Asanas), bei dem Entspannung und eine kontrollierte Atmung (Pranayama) zentral dafür stehen, um die Lebensenergie (Chi/Prana) im Körper, im Herzen und im Kopf fließen zu lassen. In der westlichen Welt betrachtet man (Hatha) Yoga als eine Methode, mit der wir unserem gehetzten Leben entkommen können. Man schätzt dabei insbesondere die heilende Wirkung des Yoga auf die Spannungen, denen wir durch unser tägliches Leben ausgesetzt sind. Hatha Yoga ist der Allgemeinbegriff für die körperorientierten Yogaformen. Yin-Yoga ist also auch eine Form von Hatha-Yoga. Andere physische Yogarichtungen sind zum Beispiel: Ashtanga Vinyasa Yoga (auch Power Yoga genannt), Iyengar Yoga, Bikram Yoga (auch als Hot Yoga bekannt) und Kundalini Yoga.

In den Yogastunden, die viele Menschen kennen, geht es vielfach um das Einnehmen und Halten von komplizierten Stellungen (Asanas). Für viele Menschen ist das ein Kampf, weil sie die Asanas perfekt ausführen möchten. Der Wunsch, alles richtig zu machen, führt dazu, dass sie sich dabei zu sehr auf die Technik konzentrieren. So bleiben sie mit ihrer Aufmerksamkeit vor allem in ihrem Kopf; ein Zustand, der unser tägliches Leben in der westlichen Welt nur allzu häufig bestimmt.

Im Yin-Yoga verharrt man zwischen drei und fünf Minuten in den jeweils eingenommenen Positionen, das sorgt nicht nur für mehr Raum in Gelenken und Bindegewebe, sondern auch für Freiräume im Kopf und im Herzen. Während der Yin-Yoga-Übungen bekommst du nämlich reichlich Gelegenheit, deine Gedanken und Gefühle zu betrachten und dich nach innen zu kehren (darüber weiter unten mehr). Es ist eigentlich eine Art von Meditation. Auf diese Weise entsteht also unmittelbar mehr Freiraum in allen Lebensbereichen.

WAS IST YIN-YOGA EIGENTLICH?

Wie weiter oben angedeutet, praktizieren die meisten Yogaübenden Haltungen (Asanas), die sich auf körperliche Aspekte richten und darauf abzielen, die Muskeln zu kräftigen und zu dehnen. Das bezeichnet man im Yoga auch als Yang. Die jeweiligen Positionen werden für einige Atemzüge gehalten. Die meisten Hatha-Yogarichtungen sind Yang-orientiert, genauso auch Sportarten wie Joggen, Schwimmen, Radfahren oder Wandern. Bei all diesen Aktivitäten geht es um Kräftigung, Dehnung und Stretching der Muskulatur, wobei Dynamik im Mittelpunkt steht. Selbstverständlich hat das eine positive Wirkung auf den allgemeinen Gesundheitszustand, denn Bewegung ist gesund. Dynamische, rhythmische und kräftigende Übungen regen die Durchblutung an, Kraft- und Koordinationsübungen verbessern die Haltung und wirken sich positiv auf den Bewegungsapparat und das Herz-Kreislauf-System aus.

Da unser tägliches Leben heutzutage jedoch bereits von vielen körperlichen Aktivitäten geprägt und sehr dynamisch ist, erscheint es durchaus sinnvoll, sich häufiger zu entspannen, still zu stehen, ruhige Übungen zu machen, uns auf uns selbst zu besinnen. Die Übungsfolgen einer Yin-Yoga-Stunde bestehen deshalb vor allem aus Positionen (Asanas), die für Entspannung sorgen, das Bindegewebe und die Gelenke auf eine schonende Weise dehnen oder milden Druck auf sie ausüben.

Bindegewebe hat eine andere Struktur und Funktion als unsere Muskulatur, daher ist es so wichtig, ihm eine andere Behandlung zukommen zu lassen. Muskeln kann man kräftig, schnell und abrupt bewegen, weil sie nun einmal sehr beweglich (Yang) und gut durchblutet sind. Bindegewebe hingegen ist weniger gut durchblutet und hat eine andere Struktur, wodurch es weniger beweglich beziehungsweise elastisch (Yin) ist. Die Haltungen (Asanas) werden langsam eingenommen und minimal drei bis fünf Minuten gehalten, dadurch werden das Bindegewebe und die Gelenke allmählich gedehnt und hydratisiert. Hierbei dehnen sich auch die Muskeln, die währenddessen aber entspannt bleiben. Denn Bindegewebe befindet sich überall in unserem Körper, also auch in und um die Muskeln, es sorgt für den Zusammenhalt unseres Körpers.

Wie ich schon zu Beginn geschrieben habe: Jeder kennt dieses Gefühl, wenn man eine enge Jeans auszieht und in etwas Komfortableres schlüpft. Dieses Gefühl der Befreiung, das man erfährt, gibt dir Yin-Yoga auch, und zwar in deinem Bindegewebe. Yin-Yoga hat einen stimulierenden Effekt auf die Durchströmung des Körpers und der Blutgefäße mit Chi (Lebensenergie) mittels der Meridiane (Energiebahnen). Und ein gutes Chi hat wiederum einen positiven Effekt auf die Gesundheit deiner Organe, auf dein Immunsystem und dein allgemeines Wohlbefinden.

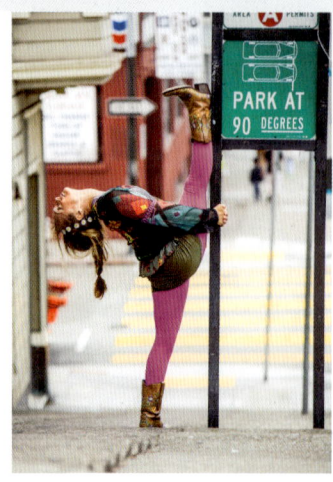

DAS BINDEGEWEBE – MATRIX UNSERES KÖRPERS

Das Bindegewebe in unserem Körper hat eine komplexe Struktur mit unterschiedlichen Zellstrukturen. Bindegewebe unterstützt, verbindet und gibt unserem Körper Struktur, außerdem schützt es unsere Organe. Das Bindegewebssystem bildet eine Struktur, die man sich als eine Art Matrix, als Gerüst, vorstellen kann. Alles in unserem Körper ist mit einer dünnen Schicht Bindegewebe überzogen.

Bindegewebe besteht aus zwei Komponenten beziehungsweise Elementen: einem amorphen Teil (die Grundsubstanz) sowie den Bindegewebsfasern. Die Fasern sind in der gelartigen Grundsubstanz eingelagert und setzen sich aus Kollagenfasern, retikulären sowie elastischen Fasern zusammen. Je nach Funktion des Organs oder Körperteils variiert die Zusammensetzung des umgebenden Bindegewebes; es kann eine „lockere" Zusammenstellung aufweisen (wie loser Sand) oder relativ fest sein wie zum Beispiel das Knochen- oder Knorpelgewebe (Stützgewebe). Darüber hinaus übernimmt das Bindegewebe zum Teil den Transport von Nähr-, Abfall- oder Signalstoffen. Die Häutchen (Fascia) des Bindegewebes vergleiche ich gern mit einem Frühstückstütchen. Mithilfe der Faszien, die wie eine dünne Plastiktüte zwischen und um unsere Muskeln, Sehnen und Knochen liegen, können unsere Körperteile geschmeidig und ohne unangenehme Reibung aneinander vorbeigleiten, werden unsere Organe auf ihrem Platz gehalten und können so ihre Funktion erfüllen. Ein solches Tütchen kann jedoch auch überbelastet werden oder austrocknen. Wenn dann Haarrisse auftreten, weist dieses Tütchen nur noch eine geringe Elastizität auf. Dies bedeutet für unseren Körper, dass das entsprechende Gelenk überbelastet wird, eine Schleimbeutelentzündung (Bursitis) ist die Folge. Zur Veranschaulichung kann man das Bindegewebe auch mit einer Orange vergleichen. Wenn man eine Orange platt drückt, trifft man zuerst auf das etwas spröde weiße Gewebe, das die Frucht umhüllt. Es ist mit den Kapseln und Sehnenplatten unseres Körpers vergleichbar. Wenn man nun unter das weiße Gewebe schaut, entdeckt man die Häutchen, die die einzelnen Segmente umgeben. Das Fruchtfleisch wiederum besteht aus vielen kleinen Bläschen, die ebenfalls von dünnen Häutchen umgeben sind. Genauso ist es auch in unserem Körper: Die Matrix unseres Bindegewebes wird immer feinmaschiger, je tiefer man in das Gewebe vordringt.

UNTERSCHIEDE IN DER STRUKTUR

Die Struktur des Bindegewebes ist übrigens bei jedem Menschen anders. Bei einigen ist es fest, bei anderen wiederum besonders weich, alle Abstufungen dazwischen sind möglich. Menschen, die in der Fachsprache der westlichen Medizin als hypermobil bezeichnet werden, haben häufig weiches beziehungsweise schwaches Bindegewebe. In diesem Fall können das Bindegewebe, die Gelenkbänder und die Sehnen ihre stützende Funktion nicht optimal erfüllen, wodurch die Gelenke überbeweglich und instabil sind. Dies äußerst sich in Gelenkschmerzen sowie in vollständigen Luxationen oder unvollständigen (auch als Subluxation bezeichnet) Luxationen, also dem Ausrenken oder Auskugeln von Gelenken. Außerdem werden die Gelenke häufig überbelastet. Es kommt jedoch auch vor, dass Menschen mit festem Bindegewebe ihre Knie, Ellenbogen oder andere Gelenke extrem überdehnen können. In diesem Fall liegt das allerdings an der Form und Struktur ihrer Knochen. Diese Menschen habe stabile Gelenke und haben deswegen in der Regel auch keine körperlichen Beschwerden, sondern sind einfach nur sehr gelenkig. In der westlichen Schulmedizin wird leider häufig nicht zwischen diesen beiden Typen der Hypermobilität unterschieden. Mich zum Beispiel bezeichnen Ärzte auch häufig als hypermobil, was jedoch nicht zutrifft; ich habe kein schwaches Bindegewebe. Meine „Hypermobilität" ist auf mein regelmäßiges und breit angelegtes Training zurückzuführen.

Jene Hypermobilität, deren Ursache ein schwaches Bindegewebe ist, führt immer wieder zu den oben erwähnten Luxationen, die häufig mit Schmerzen einhergehen. Die Luxation ist hierbei eine medizinisch definierte Form der sogenannten Dislokation, bei der das Gelenk, wenn die Muskelkraft und das Koordinationsvermögen nicht ausreichend entwickelt sind, aus seiner anatomisch richtigen Position „springt". Die Betroffenen sollten extreme Dehnungen meiden. Hypermobile Menschen (mit schwachem Bindegewebe) müssen beim Üben von Yin-Yoga besonders vorsichtig sein und sollten es bei einer leichten Dehnung belassen. Auf diese Weise kann die Hydration und damit auch das Chi dennoch stimuliert werden. Hypermobile Menschen sollten nach einer Luxation ihr Training oder ihre Rehabilitation am besten an Fitnessgeräten oder mit Fitnesszubehör aufnehmen, weil sie sich so in einem sogenannten geschlossenen System bewegen. Das heißt, sie können eigentlich nichts falsch machen, denn die Apparate bieten die richtige Unterstützung und eine negative Überkompensation ist nahezu ausgeschlossen.

Darüber hinaus ist es sehr wichtig, das Koordinationsvermögen und die Stabilität zu trainieren. Eine Möglichkeit hierfür bieten Yang Yoga-Übungen, die stehend ausgeführt werden, und solche, die den Gleichgewichtssinn trainieren, beispielsweise folgender Richtungen: Ashtanga Vinyasa Yoga, Iyengar Yoga und Bikram Yoga. Außerdem können (leichte) Yin-Yoga-Übungen ausgeführt werden, dabei sollten wie erwähnt intensive Dehnungen aber auf jeden Fall vermieden werden. Menschen mit sehr festem beziehungsweise dichtem Bindegewebe profitieren mehr von Yin-Yoga als Menschen mit schwachem beziehungsweise lockerem Bindegewebe. Denn Yin-Yoga sorgt dafür, dass das Bindegewebe durch die intensiven, tiefen Dehnungen etwas elastischer wird.

YIN UND YANG KÖNNEN NICHT OHNE EINANDER

Weiter oben habe ich schon einmal Yang-Aktivitäten in Kombination mit Yin-Yoga angesprochen. Wenn man das allgemein bekannte Yin-Yang-Symbol betrachtet, sieht man eine Art weißen Tropfen mit einem schwarzen Punkt und einen schwarzen Tropfen mit einem weißen Punkt. Außerdem scheinen die beiden Tropfen im dem Kreis innig miteinander verschlungen zu sein. Die schwarze Hälfte des Kreises symbolisiert das Yin-Chi. Es steht für Dunkelheit, für Dinge, die weniger gut zu sehen sind. Für Dinge, die sich nicht an der Oberfläche befinden, sondern verborgen sind. Die weiße Hälfte des Kreises symbolisiert Yang. Das ist die hellere, sichtbare und etwas leichtere Seite des Lebens.

YIN = verborgen, dunkel, kalt, unbeweglich, abwärts, Erde, Ruhe, Tiefgang, weiblich

YANG = sichtbar, hell, heiß, beweglich, aufwärts, Himmel, Begeisterung, Oberflächlichkeit, männlich

Der Kreis symbolisiert sowohl den Lebenszyklus als auch die Einheit, über die ich zu Beginn dieses Kapitels gesprochen habe. Es scheint, als ob die schwarze und die weiße Seite Gegenpole seien. Aber die geschwunge Linie zwischen beiden veranschaulicht gerade, dass Schwarz und Weiß untrennbar miteinander verbunden sind. Sarah Powers fasst es in ihrem Buch *Insight Yoga* sehr schön in Worte:

„Yin und Yang sind wie zwei Flüsse, die immer wieder zusammenkommen, sich unaufhörlich in das andere verwandeln und zum anderen werden. Nie ist das eine ohne das andere, wie der jeweils andersfarbige Punkt in der Mitte der beiden Hälfte veranschaulicht. Alle Existenzzustände sind vorübergehende Manifestationen einer Mischung von Yin- und Yang-Energie."

„Yin und Yang beziehen sich aufeinander, sie sind nicht voneinander getrennt, keine in Stein gemeißelten Wahrheiten, die in einem Vakuum existieren. Da sie der gleichen Quelle entspringen, dominiert abwechselnd mal das eine oder das andere, wobei sie miteinander in einem ständigen Dialog stehen, um ein natürliches Gleichgewicht ihrer entgegengesetzten Energien zu finden."

Yin und Yang, Dunkelheit und Licht; das ist das Leben. In meinen Yogaklassen vermittle ich dies mit den folgenden Worten: „Sieh das Licht in der Dunkelheit und erkenne das Dunkle im Licht." Was ich damit sagen möchte: Wenn du dich in einer hellen Phase befindest, sei dir immer auch der Dunkelheit bewusst. Genieße das Licht, aber hänge dein Herz nicht zu sehr daran, sodass du – wenn du in eine dunklere Phase kommst – darauf vorbereitet bist und nicht unangenehm überrascht wirst. Andersherum gilt es natürlich genauso: Wenn du durch eine dunkle Zeit gehst, vergiss nie diesen Lichtpunkt, der immer da ist. Alles ist relativ. Yin kann nicht ohne Yang und andersherum. Wir brauchen beide.

WARUM ALSO EIN BUCH NUR ÜBER YIN-YOGA?

Wenn dem aber so ist, warum habe ich dann ein Buch nur über Yin-Yoga und nicht über Yin-Yang-Yoga geschrieben? Tja, um ehrlich zu sein: Ich habe sogar einen Moment darüber nachgedacht. Aus verschiedenen Gründen finde ich es aber wichtig, dass sich dieses Buch ausschließlich

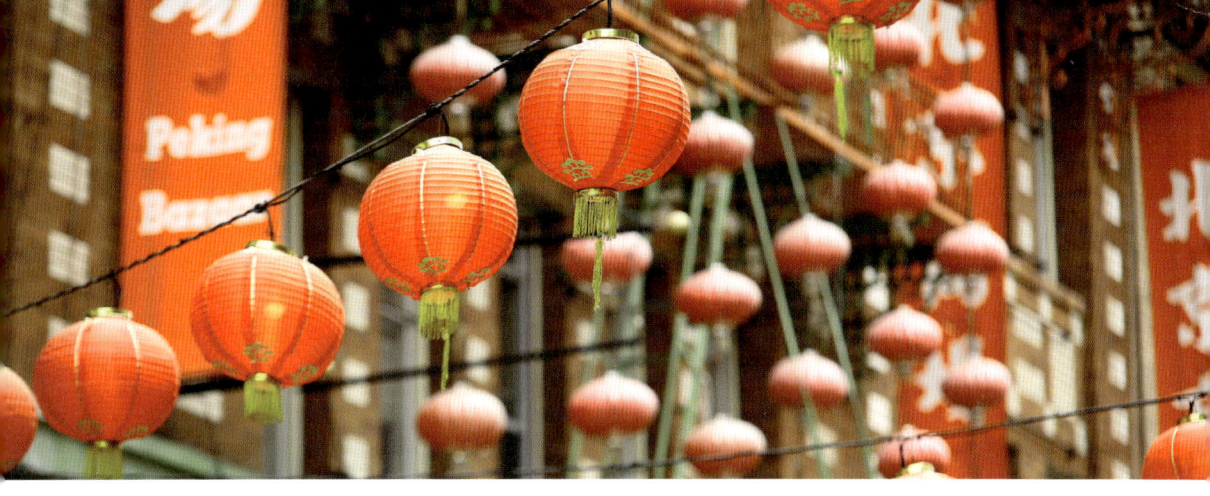

Yin-Yoga widmet. Denn ein sehr großer Teil unseres Lebens wird ja schon von Yang-Aktivitäten eingenommen. Auch unsere Arbeit ist Yang-orientiert: Beinahe alles, was wir tun, ist rational bestimmt und wird von unserem Kopf gesteuert. Das heißt: Wir setzen unser Denkvermögen dafür ein. Darüber hinaus sind wir fast ununterbrochen mit elektrischen Apparaten, unseren Tablets und Smartphones online und in den sozialen Netzwerken unterwegs, wir sehen viel fern und hören Musik. Außerdem betreiben wir oft sogar intensiv Sport. Das alles ist Yang.

Da Yin und Yang nicht ohne einander können, ist es für unsere Gesundheit unverzichtbar, ein Gleichgewicht zwischen den beiden zu finden. Und weil in unserem Leben schon viel Yang vorkommt, kann es in den meisten Fällen nur von Vorteil sein, etwas mehr Yin in ihm zu integrieren. Hierfür stehen uns verschiedene Möglichkeiten zur Verfügung. Beispielsweise können wir die Stille in der Natur suchen, regelmäßig meditieren und/oder Yin-Yoga praktizieren. So bringen wir uns wieder ins Gleichgewicht. Und das hat positive Auswirkungen auf alle Bereiche unseres Lebens (unser Denken und Handeln) sowie auf die Menschen, die uns umgeben.

LEBENSENERGIE

Ich habe die Lebensenergie bereits einige Male erwähnt und du hast vermutlich auch schon von ihr gehört. Im Chinesischen heißt sie Chi, in Japan bezeichnet man sie mit Qi, im Sanskrit mit Prana und die Tibetaner nennen sie Long. All diese Namen bezeichnen ein und dasselbe: Lebensenergie. Chi wird als die Verbindung zwischen der Seele, dem „Mind" (Kopf) und dem Körper gesehen. Es ist die Verbindung zwischen Yin (Erde) und Yang (Himmel). Wenn sie zusammenkommen, kann das Chi, die Lebensenergie, frei fließen. Das Chi wird durch das Öffnen der wichtigsten Energiekanäle oder -bahnen, den sogenannten Meridianen, stimuliert. Chi unterstützt uns bei unserem körperlichen und mentalen Genesungsprozess. Je mehr unsere Lebensenergie stimuliert wird, desto mehr Chi bekommen wir, vergleichbar einer Aufwärtsspirale. Chi ist in allen lebenden Organismen vorhanden, eigentlich überall – auch in der Luft.

Paul Grilley veranschaulicht dieses Prinzip immer mit folgendem schönen Beispiel: „Wir laufen barfuß, aber wir müssen nie neue Füße kaufen. Wir laufen in Schuhen, aber weil sie verschleißen, müssen wir sie regelmäßig gegen neue ersetzen." Damit möchte er das Folgende zum Ausdruck bringen: Unser Körper kann sich anpassen und regenerieren, weil unser Chi fließt. Es sorgt dafür, dass unsere Füße nicht verschleißen und sich stattdessen Hornhaut bildet.

MERIDIANE

Die chinesische Heilkunde und Akupunktur, die im Westen als traditionelle chinesische Medizin (TCM) bezeichnet wird, basiert auf der Arbeit mit sogenannten Meridianen. Es handelt sich hierbei um Energiebahnen in unserem Körper. In unserem Körper befinden sich viele dieser Leitbahnen, einige von ihnen sind wichtiger als andere. Da die chinesische Heilkunde – der Name sagt es ja bereits – auf den Gesundheitsaspekt gerichtet ist, konzentrieren sich die Chinesen auf die zwölf wichtigsten Meridiane, die in direkter Verbindung mit den Organen stehen. Diese sind nämlich für einen gesunden Körper und Geist verantwortlich. Die zwölf Hauptmeridiane bilden wiederum sechs Meridianpaare, sogenannte Funktions- oder Yin-Yang-Paare:

- Blasen- und Nierenmeridian
- Leber- und Gallenblasenmeridian
- Herz- und Dünndarmmeridian
- Lungen- und Dickdarmmeridian
- Magen- und Milzmeridian
- Herz-Kreislauf- (auch Perikard-, das heißt Herzbeutel) und Dreifacher-Erwärmer-Meridian (auch Triple Burner, Triple Warmer oder San Jiao)

Im indischen Ayurveda steht die Gesundheit ebenfalls im Mittelpunkt (mehr über Ayurveda im nächsten Kapitel). Beim Yoga hingegen, das seinen Ursprung ebenfalls in Indien hat, steht die Einheit, die Verbindung mit dem Göttlichen beziehungsweise dem Kosmos an einem zentralen Punkt. Neben einigen Energielinien und Druckpunkten (auch Marmapunkte genannt) nehmen im Ayurveda drei zentrale Linien in und entlang der Wirbelsäule eine wichtige Position ein: die zentrale Energielinie (Sushumna) und die beiden danebenliegenden und einander immer wieder kreuzenden Linien Ida und Pingala. In Tibet nennt man das Sushumna „Uma", während die taoistischen Strömungen von „Chong Mai" und „Du Mai" sprechen. Ida und Pingala kann man mit dem Komplex von Blasen- und Nieren-Meridian vergleichen. In alten indischen Schriften werden die Überkreuzungen von Ida und Pingala (Blasen-Nieren-Meridian) mit den sieben Chakren (Chakra bedeutet wörtlich „Rad" oder „Kreis") in Verbindung gebracht. Wenn die ersten sechs Chakren geöffnet sind und sich in einer Linie befinden, öffnet dies das siebte Chakra – vergleichbar der Öffnung eines Zahlenschlosses. So wird die Verbindung mit dem Göttlichen, dem Universum hergestellt. In diesem Buch werde ich jedoch nicht weiter auf die Chakren eingehen.

Beim Yin-Yoga wird auf dieselben Energielinien eingewirkt wie in der traditionellen chinesischen Medizin und im Ayurveda, allerdings in den tieferen Bindegewebsschichten (Faszien). Diese Bahnen liegen tiefer und sind auch breiter. Da ich Menschen gerne dabei unterstützen möchte, ihr Wohlbefinden zu steigern – das ist schließlich auch das Ziel von Yin-Yoga – und zu verstehen, was sie tun und welche Wirkung das haben wird, beziehe ich mich in meinem Unterricht sowohl auf die chinesischen als auch auf die indischen Meridiane. Einige der Begriffe wirst du vielleicht von anderen Yogastilen kennen. Außerdem kann man davon ausgehen, dass sich im Yin-Yoga sowohl Einflüsse aus China als auch aus Indien finden lassen: Das Wissen über die Meridiane stammt aus China, während die Übungen auf dem Hatha Yoga aus Indien basieren. Darüber hinaus hat sich

Paul Grilley für seine Yin-Yoga-Übungsfolge, wie wir sie heutzutage kennen, von den Kung-Fu-Übungen (ebenfalls aus China) von Paulie Zink (hierüber mehr im nächsten Kapitel) inspirieren lassen. Kung-Fu und Yoga haben viele Gemeinsamkeiten. Wenn man sich Kung-Fu ansieht, kann man viele Yogahaltungen wiedererkennen. Eine Blockade des Energieflusses in den Meridianen kann die Ursache von emotionalen und/oder physischen Problemen sein. Die Energie fließt dann entweder in die falsche Richtung oder es fließt zu wenig beziehungsweise zu viel Chi. Zur Auflösung dieser Blockaden und um das Chi wieder in die richtige Richtung und im benötigten Umfang fließen zu lassen, werden in der traditionellen chinesischen Medizin unter anderem Nadeln (Akupunktur) und Druck (Akupressur) an bestimmten Punkten des Körpers, die jeweils in Verbindung stehen mit dem beziehungsweise den entsprechenden Meridian(en), eingesetzt.

Die Positionen im Yin-Yoga konzentrieren sich auf das Dehnen des Bindegewebes, und zwar dort, wo sich die tiefer gelegenen, breiteren Bahnen befinden. Damit wird erreicht, dass das Wasser in unserem Körper (unser Körper besteht zu ungefähr 70 bis 80 Prozent aus Wasser) auch dort hingelangt, wo der Hydrationsgrad in der Regel niedrig ist. Der japanische Wissenschaftler und Yogi Hiroshi Motoyama entdeckte, dass die Energiebahnen (Meridiane) Wasserbahnen sind, die entlang der Ränder des Bindegewebes verlaufen, weil die Hyaluronsäure (ein wichtiger Bestandteil des Bindegewebes, siehe Seite [Verweis/37]) die Wassermoleküle anzieht. Er entdeckte außerdem, dass das Chi durch diese Wasserbahnen fließt (der amerikanische Wissenschaftler James Oschman spielte hierbei ebenfalls eine wichtige Rolle). Bei der Dehnung des Bindegewebes wird die Qualität der Wasserbahnen erhöht, Blockaden werden aufgelöst und das Chi kann wieder frei fließen. Daher fühlen sich viele Schüler nach der Yogastunde auch viel energiegeladener.

DIE MERIDIANE UND UNSERE ORGANE

Die Meridiane haben unter anderem direkten Einfluss auf unsere Organe, weil sie tiefer liegen und unmittelbar mit ihnen verbunden sind. Da Yin-Yoga auf die Meridiane wirkt, hat es also auch einen positiven Effekt auf unsere Organe. Die Namen der Meridiane verweisen entsprechend auch auf die Organe, auf die sie wirken. Im Übrigen werden die Namen, mit denen ich in diesem Buch die Meridiane bezeichne, vor allem in der westlichen Welt benutzt. In China und anderen asiatischen Ländern werden andere Bezeichnungen verwendet.

In den Kapiteln, in denen die einzelnen Yin Yoga-Sequenzen beschrieben werden, verweise ich jeweils auf die Meridiane, die im Zentrum der Übung stehen, und auf welche Organe sie somit eine heilende Wirkung haben. Ich beschreibe im folgenden Infokasten und bei den Übungen vor allem den jeweiligen Dehnungsbereich, nicht aber den Verlauf der Meridiane im Detail, das würde zu weit führen. Dasselbe gilt für die Beschreibung der Verästelungen, die die meisten Meridiane aufweisen. Ich stelle diese Verästelungen nur dann dar, wenn man sie beim Dehnen auch tatsächlich fühlen kann. Hinzu kommt, dass die Energiebahnen und ihr genauer Verlauf immer wieder unterschiedlich beschrieben werden. In diesem Buch habe ich mich an den Beschreibungen, die Bernie Clark verwendet, orientiert.

DIE MERIDIANE GENAUER BETRACHTET

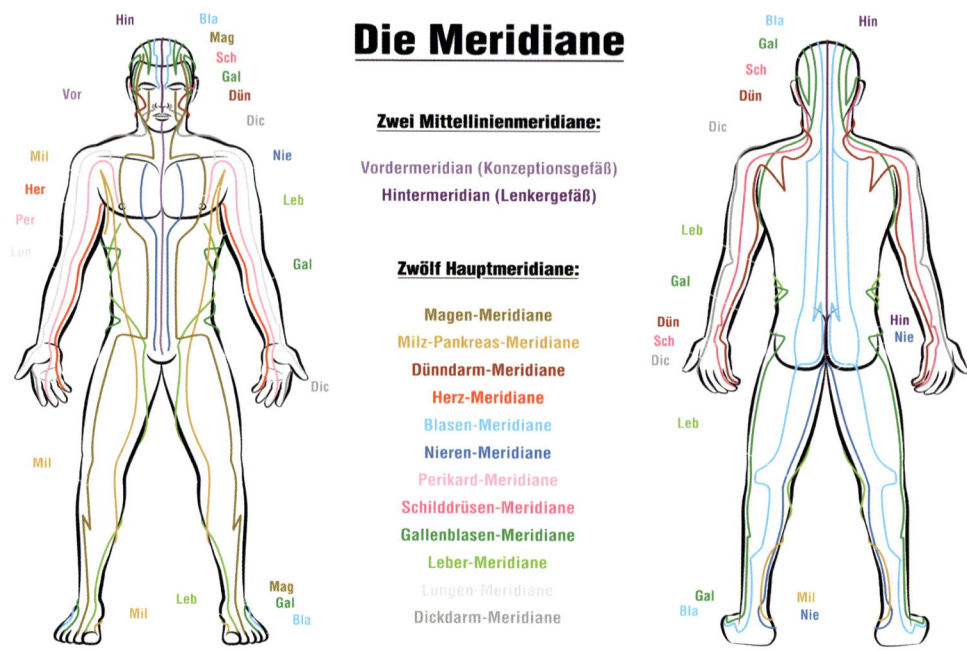

Jeder Meridian beziehungsweise jede Energiebahn existiert in unserem Körper zweimal; sie bilden jeweils ein Paar, wie Zwillingsbruder und -schwester oder wie Yin und Yang. Dieses Paar ist in Form einer Ellipse konstant miteinander verbunden.

Die Yin-Bahnen verlaufen im Prinzip von unten (Erde) nach oben (Himmel), entlang der Vorderseite und der Innenseite unseres Körpers, und die Yang-Bahnen von oben (Himmel) nach unten (Erde), entlang der Rückseite und der Außenseite unseres Körpers (solange nicht anders angegeben).

In diesem Infokasten habe ich auch jeweils die den Energiebahnen zugeordneten fünf Elemente beschrieben. Zum besseren Verständnis haben diese Elemente einige spezifische Indikatoren, unter anderem Farben, (Yin- und Yang-)Organe, Körpergewebe, Sinnesorgane sowie positive und negative Emotionen.

SUSHUMNA (REN MAI = Konzeptionsgefäß, DU MAI = Lenkergefäß), UMA (TIBET) ODER CHONG MAI = Durchdringungsgefäß oder DU MAI (TAOISTISCHE STRÖMUNGEN))

Sushumna ist die zentrale Energielinie, sie befindet sich in der Wirbelsäule. Sie ist die Mutter aller Energiebahnen und steht mit allen sieben Chakren entlang der Wirbelsäule in Verbindung. In den Chakren werden sowohl die richtige Dosierung als auch die Abgabe der Energie in die entsprechenden Energiebahnen geregelt.

BLASEN- UND NIERENMERIDIAN (IDA UND PINGALA)

Dehnungsbereich:

Blasenmeridian (Körperrückseite): verläuft von den Augenwinkeln über die Stirn und den Scheitel, links und rechts weiter entlang der Wirbelsäule, durch das Iliosakralgelenk (ISG), die Sitzknochen (die Stelle, an der die sogenannten Hamstrings, die hinteren

Oberschenkelmuskeln, anschließen) zu den Wadenmuskeln, entlang der Außenseite der Fußgelenke und der Außenränder der Füße, und endet in den kleinen Zehen

Nierenmeridian (Körpervorderseite): verläuft von den kleinen Zehen über die Mitte der Fußsohlen und die Innenseite der Beine nach oben in Richtung Schambein, setzt sich dann über den Magen und die Brust fort zum Hals und endet schließlich in der Zungenwurzel

Element: Wasser
Yin-Organ (kompakt): Nieren (von unten nach oben)
Yang-Organ (Volumen): Blase (von oben nach unten)
Farbe: Blau und Schwarz
Sinnesorgan: Ohren
Körpergewebe: Knochen, Zähne, Gelenke
Positive Emotionen: sanft, biegsam, entschlossen, selbstsicher, mutig
Negative Emotionen: Angst, Panik, sich Sorgen machen, den Kopf voll haben, zweifeln, unersättlich, zaghaft

LEBER- UND GALLENBLASENMERIDIAN

Dehnungsbereich:
Lebermeridian (Körperinnenseite): verläuft von den großen Zehen entlang der Innenseite der Beine hoch zu den Leisten, über den Rumpf und durch den Hals, und endet in den Augen
Gallenblasenmeridian (Körperaußenseite): verläuft seitlich am Gesicht nach unten, über den Nacken und die Schulterspitzen, und dann in einer Zickzacklinie entlang der Flanken über die Hüften weiter nach unten, entlang der Beinaußenseite bis in die jeweils vierte Zehe („Ringfingerzehe")

Element: Holz
Yin-Organ (kompakt): Leber (von unten nach oben)
Yang-Organ (Volumen): Gallenblase (von oben nach unten)
Farbe: Grün
Sinnesorgan: Augen
Körpergewebe: Sehnen, Muskeln
Positive Emotionen: freundlich, ideenreich, Selbstbehauptungsvermögen, humorvoll
Negative Emotionen: Wut, Ungeduld, Groll, Reizbarkeit, Frustration, Zynismus

HERZ- KREISLAUF- (PERIKARD-) UND DREIFACHER-ERWÄRMER-MERIDIAN

Der Perikard-Meridian ist der Meridian des Herzbeutels, ein zähes, undurchsichtiges, hautartiges Säckchen, welches das Herz umschließt. Der Herzbeutel ist unerlässlich für die Herzfunktionen und hält das Herz an der richtigen Stelle im Brustkorb. Der Dreifache Erwärmer existiert in der westlichen Physiologie nicht. Er bildet das Organ-Energiezentrum und ist für den Transport von allerlei Flüssigkeiten in unserem Körper verantwortlich. Außerdem sorgt er für die Produktion und Zirkulation des Chi. Es handelt sich also nicht um ein Organ im klassischen Sinne, sondern vielmehr um ein System, das die Organenergie und -aktivität reguliert. Es besteht aus drei Erwärmern (heaters oder burners), die mit den drei wichtigsten Körperhöhlen in Verbindung stehen: der Brusthöhle, der Bauchhöhle und der Beckenhöhle. Ein alter chinesischer Text besagt, dass der obere Erwärmer die Aufnahme unseres Organismus regelt, der mittlere Erwärmer für die Umwandlung verantwortlich ist und der untere Erwärmer für die Ausscheidung sorgt.

Dehnungsbereich:
Perikard-Meridian (Körpervorderseite): verläuft von der Brust zu den Mittelfingern
Dreifacher-Erwärmer (Körperrückseite): verläuft von den Ringfingern bis zu den Schulterspitzen
Emotionen: Diese Energiebahnen sind bezüglich der Emotionen am ehesten mit dem Leber- und Gallenblasenmeridian zu vergleichen.

HERZ- UND DÜNNDARMMERIDIAN

Dehnungsbereich:
Herzmeridian (Körpervorderseite): verläuft von den Achseln über die Innenseite der Arme bis in die kleinen Finger
Dünndarmmeridian (Körperrückseite): verläuft von der Außenseite der kleinen Finger entlang der Arme zu dem Gebiet oberhalb der Schulterblätter (Schultergürtel)
Element: Feuer
Yin-Organ (kompakt): Herz (von innen nach außen)
Yang-Organ (Volumen): Dünndarm (von außen nach innen)
Farbe: Rot
Sinnesorgan: Zunge
Körpergewebe: Blutgefäße
Positive Emotionen: Freude, Begeisterungsfähigkeit, liebevoll, bedingungslose Liebe, ehrlich
Negative Emotionen: Hysterie, übermäßige Erregung, geistige Unruhe, Eifersucht, verbittert, Hass, Neid, grausam

LUNGEN- UND DICKDARMMERIDIAN

Dehnungsbereich:
Lungenmeridian (Körpervorderseite): verläuft von der Lunge zu den Schlüsselbeinen, entlang der Vorderseite der Schulterspitzen über die Innenseite der Arme bis zu den Daumen
Dickdarmmeridian(Körperrückseite): verläuft von den Mittelfingern über die Außenseite der Arme zu den Schulterspitzen in Richtung Hals.
Element: Metall
Yin-Organ (kompakt): Lunge (von innen nach außen)
Yang-Organ (Volumen): Dickdarm (von außen nach innen)
Farbe: Weiß
Sinnesorgan: Nase
Körpergewebe: Haut
Positive Emotionen: tapfer, optimistisch
Negative Emotionen: traurig, kummervoll, depressiv, trübselig

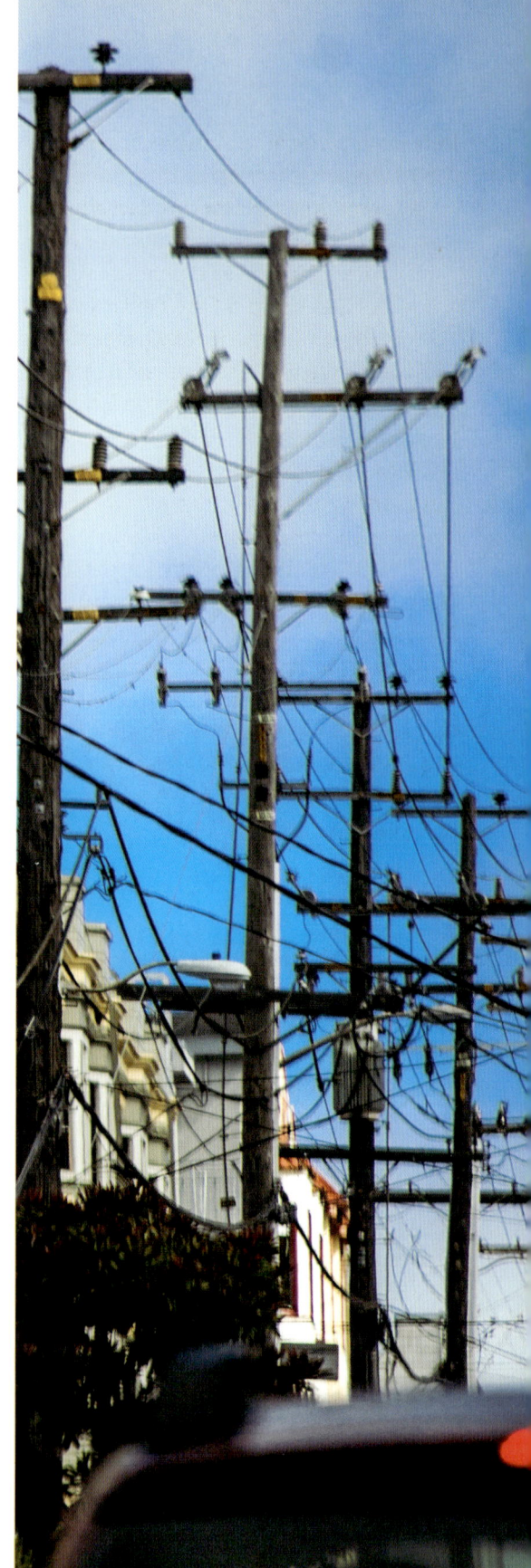

MAGEN- UND MILZMERIDIAN

Dehnungsbereich: die gesamte Vorderseite unseres Körpers

Magenmeridian (Körpervorderseite, etwas nach außen): verläuft von der Vorderseite des Kopfes über das Gesicht nach unten, etwas seitlich entlang der Brust, knapp an den Brustwarzen vorbei nach unten, durch den Magen zur Leistenbeuge, entlang der äußeren Vorderseite (lateral) der Beine bis ganz nach unten zu den großen Zehen

Milzmeridian (Körpervorderseite, etwas zur Mitte): verläuft von den großen Zehen nach oben, über die innere Vorderseite (medial) der Beine zu den Leisten, von dort über den Rumpf bis in die Achseln

Element: Erde
Yin-Organ (kompakt): Milz
Yang-Organ (Volumen): Magen
Farbe: Gelb/Gold
Sinnesorgan: Mund
Körpergewebe: Blut und Muskeln
Positive Emotionen: sympathisch, sportlich, offen, zufrieden
Negative Emotionen: überbesorgt, schwermütig, grüblerisch, neigt zu Selbstmitleid, neurotisch

ELEMENTE UND FARBEN

In der traditionellen chinesischen Medizin wird mit fünf Elementen gearbeitet (auch als Wu Xing bezeichnet), um alle Naturerscheinungen, beispielsweise Krankheit und Gesundheit, zu kategorisieren:

- Holz
- Feuer
- Erde
- Metall
- Wasser

Holz symbolisiert Neuanfang, Geburt und Entwicklung. Feuer steht für Hochphasen, in denen wir Besonderes leisten.

Feuer braucht Holz als Brennstoff. In den Holz-Feuer-Phasen nimmt die Energie zu. Die **Erde**, als stabilisierende Kraft, bildet den Mittelpunkt und symbolisiert die Phase des Übergangs. In der Metall-Wasser-Phase hingegen geht die Energie zurück.

Metall symbolisiert Weiterentwicklung in Reinform, das heißt, es sind Dinge verloren gegangen und man beschränkt sich auf das Wesentliche, den Kern. In dieser Phase erntet, lernt und differenziert man.

Wasser symbolisiert das Leben, den Tod und die Ewigkeit. Es ist der höchste Punkt des Entwicklungsprozesses und die Vollendung. Dann ist Besinnung nötig; es stellt den Auftakt zur Erneuerung dar. Wasser steht für Ruhe, Passivität und Regeneration.

Obwohl in diesem Infokasten die dazugehörigen Emotionen schon aufgeführt sind, erkläre ich im Weiteren die Gefühle noch einmal ausführlicher, die während des Übens der Yin-Yoga-Haltungen auftreten können.

HYALURONSÄURE

Die Hyaluronsäure ist Bestandteil aller Bindegewebsformen und kommt in erhöhter Konzentration in gelartigem Bindegewebe vor. Darüber hinaus hat sie eine besondere Funktion: An den Rändern des Bindegewebes zieht sie Wasser an. Man kann diese Wirkung mit der einer Windel oder Binde vergleichen. Die Feuchtigkeit wird angezogen und dann gebunden. Durch diese Eigenschaft entstehen die sogenannten Wasserbahnen oder Nadis (Sanskrit für „Flussbett"), auch Meridiane genannt. Mehr über Meridiane später in diesem Kapitel. Hyaluronsäure sorgt dafür, dass unser Körper kein nasser Sack ist, sondern eine schöne kompakte Form hat.

EMOTIONEN VERSTEHEN

Der Infokasten hat uns bereits mehr Einblick darüber verschafft, was in unserem Körper während der Übungen passiert. In den Beschreibungen der Meridiane werden positive und negative Emotionen genannt. Da die einzelnen Positionen lang gehalten werden, kann es sein, dass du während der Übungen negative Emotionen erfährst, beispielsweise Wut, Irritation, Angst oder Trauer. Emotionen sind nach der traditionellen chinesischen Medizin jedoch nur ein Zeichen von Chi, das heißt von Lebensenergie. Sie sind daher weder gut noch schlecht. Daher ist es auch weniger wichtig, welche Emotionen du bei dir wahrnimmst. Es ist durchaus hilfreich, dies während der Yin-Übungen im Hinterkopf zu haben. Während der Übungen geht es gerade darum, dass du die Emotionen zulässt, dass sie da sein dürfen.

Durch die Wiederholung dieser Übungen über einen längeren Zeitraum lernen wir, unsere Emotionen zu erkennen und sie zu akzeptieren. Ein gesteigertes Bewusstsein für deine Gefühle und Emotionen hilft dir dabei, in deinem Alltag weniger impulsiv zu handeln oder dich weniger impulsiv zu äußern. Es hilft dir außerdem dabei, schneller jene Situationen zu erkennen, in denen du zulässt, dass andere über deine Grenzen hinweggehen; und es hilft dir in solchen Momenten, mehr Klarheit darüber zu finden, was du möchtest und was nicht, sodass du dich besser behaupten kannst.

Du brauchst nicht zu befürchten, dass die Übungen die Emotionen verschlimmern oder stärker in den Mittelpunkt rücken. Im Gegenteil, indem du trotz der Emotionen einfach „ruhig bleibst", wirst du offener und die Angst vor heftigen Emotionen verschwindet, weil du besser verstehst, was die Emotionen auslöst. Indem du die jeweilige Emotion betrachtest, merkst du, dass du nicht die Emotion „bist". Du bist im Hier und Jetzt – nicht in der Vergangenheit und nicht in der Zukunft. Dadurch, dass du ruhig bleibst und nicht automatisch emotionsgesteuert handelst, veränderst du die Verknüpfungen im Neuronennetzwerk deines Hirns (also dein Gedächtnis). Mit diesem Prozess ist es auf lange Sicht möglich, die Art und Weise deiner Reaktionen zu verändern (in etwa vergleichbar mit dem Update eines Smartphones); du reagierst nicht mehr emotionsgesteuert, sondern von deiner Kraft ausgehend. Sei dir bewusst, dass, egal was passiert, dass jede Emotion auch wieder vorübergeht.

Wenn die Emotionen dich zu überwältigen drohen, kannst du dich immer auf die fünf Punkte von Respekt und Dankbarkeit besinnen, mit denen ich alle meine Stunden beginne. Die ersten drei sind die wichtigsten und daher besonders hilfreich.

Ich bin dankbar und habe Respekt vor …

1. **… dem Ort**, an dem ich mich jetzt befinde, der Stelle meiner Muskeln, Knochen und meines Bindegewebes in meinem Körper. Ich bin jetzt hier auf dieser Yogamatte.
2. **… der Zeit:** Ich habe mir Zeit genommen für diese Übungen, ich habe Zeit für mich selbst, ich lebe in diesem Augenblick, also nicht in der Vergangenheit und auch nicht in der Zukunft.
3. **… mir selbst:** wie ich bin, in allem. Ich bleibe ich selbst und verirre mich nicht in meinen Emotionen.
4. **… allem, was mich umgibt:** Menschen, Tiere, Materie. Ich behandele alles und jeden genauso, wie ich selbst behandelt werden möchte.
5. **… Wissen und Weisheit** die jahrhundertelang weitergegeben wurden, und von denen ich noch immer lernen kann, mich gut zu fühlen, ein besserer Mensch zu sein und an einer besseren Welt mitzuwirken

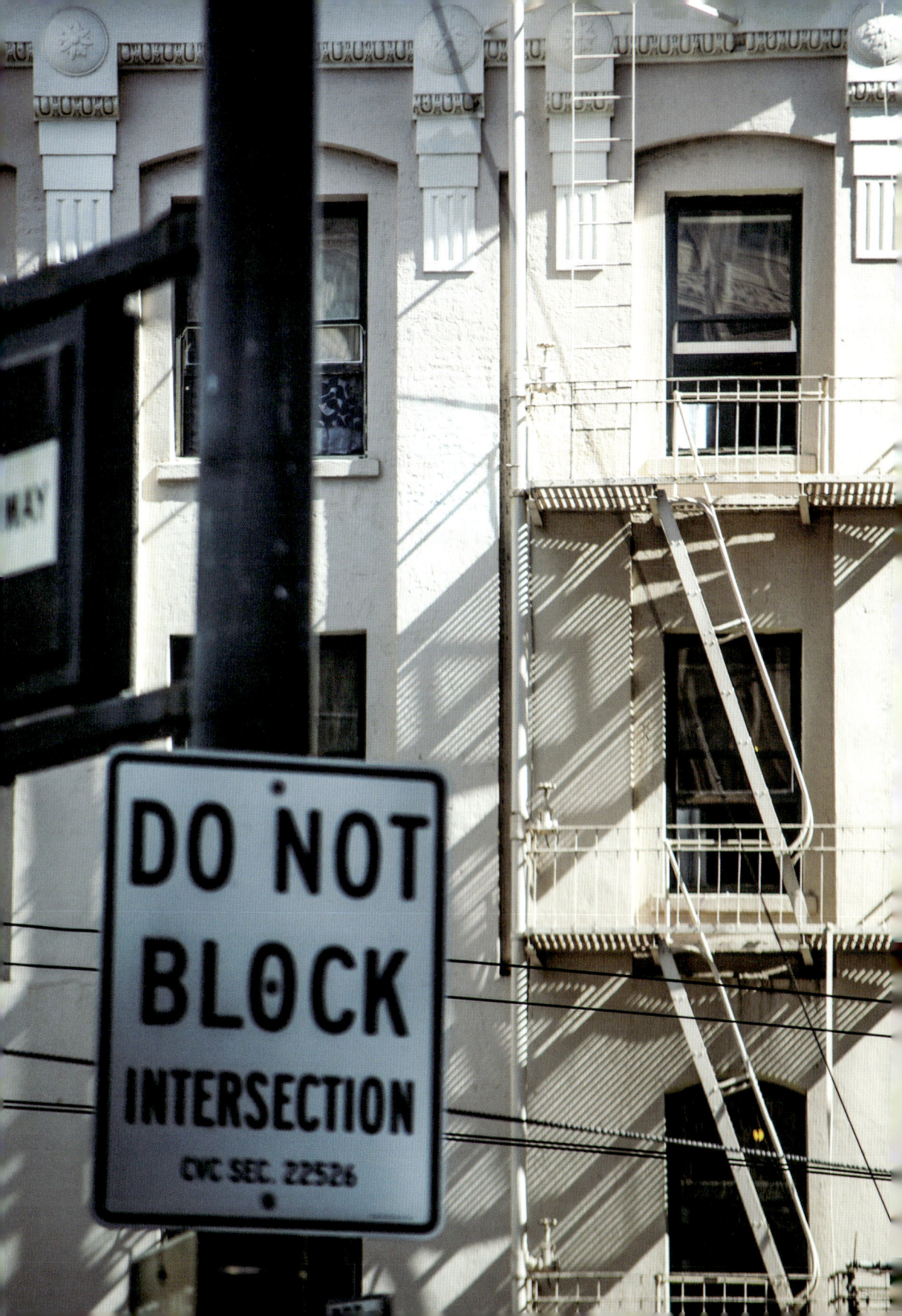

MEINE INSPIRATION

Sarah Powers und Paul Grilley aus den USA sind die Yogalehrer, denen ich den größten Teil meines Wissens über Yin-Yoga zu verdanken habe. Sie sind inspirierende Vorbilder für mich und ich empfinde für beide tiefen Respekt. Aus tiefer Überzeugung leben und durchleben sie das, was sie ihren Schülern vermitteln. Sie praktizieren Yin-Yoga kontinuierlich und entwickeln es dabei ständig weiter. Obwohl bereits in der *Hatha Yoga Pradipika* (eine uralte klassische Sanskrit-Schrift) eine Form des Hatha Yogas beschrieben wurde, bei der die Asanas länger gehalten wurden, können Paul Grilley (nach Paulie Zink) und ebenso Sarah Powers als die Begründer des Yin-Yogas betrachtet werden. Sie führten Yin-Yoga in der westlichen Welt ein und entwickelten es zu seiner heutigen Form.

Eine weitere wichtige Inspiration für Paul und Sarah, und auch für mich, ist das Werk des Japaners Dr. Hiroshi Motoyama, ein Philosoph, Psychologe, Wissenschaftler und Yogalehrer und darüber hinaus mit der Fähigkeit des Hellsehens und Hellfühlens begabt.

Und zu guter Letzt habe ich auch viel Inspiration und Wissen aus dem Buch von Bernie Clark (einem Schüler von Paul und Sarah) – *Yinsights: A Journey Into the Philosophy & Practice of Yin-Yoga*, erhalten.

PAUL GRILLEY

Paul war der Erste, der mittels einer Kombination von Asanas aus dem Hatha Yoga, Kung-Fu-Techniken (von Paulie Zink) und der Philosophie über die Meridiane (von Dr. Hiroshi Motoyama) eine neue Sequenz von Asanas entwickelte. Genauer gesagt veränderte er die Art und Weise, wie die Asanas ausgeführt werden. Paul hat sich intensiv mit der Anatomie des menschlichen Körpers beschäftigt und vertritt bezüglich unseres Skeletts eine klare Auffassung: Jeder Mensch hat – wenn auch nur subtil – ein anderes Knochengerüst. Ich teile diese Ansicht. Aufgrund meines Studiums und meiner Arbeit als Therapeutin nach Mensendieck kann ich seine Betrachtungsweise nur unterstützen. Mit seiner Auffassung verrennt sich Paul auch nicht in das Erreichen der perfekten Yogaposition, was ich als sehr angenehm und wichtig empfinde. Aufgrund der individuellen menschlichen Knochenstruktur führt jeder Mensch die Asanas auch auf seine eigene Weise aus.

Darüber hinaus ist Paul ein begnadeter Redner mit viel Humor. Durch seine angenehm bodenständige Erzählweise gelingt es ihm, sein Wissen und die östliche Weisheit so zu vermitteln, dass wirklich jeder und jede – sogar wir mit unserem westlichen Denksystem – sie verstehen kann. Wann immer es mir möglich ist, besuche ich die Teachertrainings und Masterclasses von Paul und seiner Ehefrau Suzee Grilley.

SARAH POWERS

Sarah war zunächst eine Schülerin von Paul. Durch Einflüsse aus ihrer Ausbildung zur Psychologin und aus dem Buddhismus, den sie aktiv praktiziert, fand sie ihren eigenen Weg zum (Yin) Yoga. Aufgrund ihrer Berufserfahrung als transpersonale Psychologin, ihrer auf dem Buddhismus beruhenden Kenntnis und Weisheit sowie ihrer Erfahrung mit Meditationstechniken spielen Emotionen und Gefühle eine besonders wichtige Rolle in ihrem Unterricht. Alles, was ich in meiner Arbeit als Mensendieck-Therapeutin vermisste, habe ich bei Sarah gefunden. Die Emotionen, die beim langen Verharren in den Asanas im Yin-Yoga nach oben kommen (können), dürfen da sein. Sarah begleitet ihre Schüler hierbei auf eine sehr angenehme Weise. Ich bin davon überzeugt, dass viele physische Beschwerden in der Psyche begründet sind und andersherum. Durch eine physische Blockade (die den Fluss des Chi behindert) können schließlich auch negative Emotionen getriggert werden.

Sarahs Herangehensweise im Yin-Yoga führt zu einer ganzheitlichen Form von Yoga: indem wir die Positionen länger festhalten, können wir leichter „aus unserem Kopf" kommen und „in unseren Körper" wechseln. Wir können uns besser unseres Körpers und unserer Gefühle bewusst werden, was uns dabei hilft, nicht ausschließlich rational zu handeln. Und zu guter Letzt: Sarah ist eine Frau, vor der ich tiefen Respekt habe, wegen ihrer vertieften Kenntnis und ihrer großen Empathie für die Menschen und die ganze Welt.

HIROSHI MOTOYAMA

Dr. Hiroshi Motoyama ist am California Institute for Human Science in Encinitas tätig. Er ist ein ganz besonderer Mann, schon allein wegen seines persönlichen Hintergrunds (seine Mutter war eine fortgeschrittene Yogini; ihre Yogalehrerin nahm den jungen Hiroshi unter ihre Fittiche), aber auch wegen seiner Gabe Energiefelder sehen und blockierte Energie wieder zum Fließen bringen zu können, sowie aufgrund seiner wissenschaftlichen Leistungen. Für mich ist er vor allem ein großer Experte auf dem Gebiet von Energiebahnen und Chakras. Er entdeckte die Wasserbahnen in unserem Körper, durch die unsere Energie fließt (die Wasserbahnen entstehen, weil die Hyaluronsäure in unserem Bindegewebe Wasser anzieht und bindet – siehe Seite 33. Er kann besser als irgendjemand sonst die östlichen Weisheiten uns aus dem Westen nahebringen. Mit großer Beharrlichkeit versucht er, diese auch wissenschaftlich zu belegen. Er erarbeitete viele wissenschaftliche Studien – und tut dies bis heute – um zu beweisen, dass es mehr gibt als das, was wir mit dem bloßen Auge wahrnehmen können. Er forscht zur heilenden Kraft des Chi auf unseren Körper und entwickelte mehrere Geräte, mit denen man das Chi und die Chakras auslesen kann.

BERNIE CLARK

Bernie Clark nahm in der Vergangenheit an einem Teachertraining über Yin und Vinyasa Yoga sowie Buddhist Mindfullness Meditation von Paul Grilley und Sarah Powers teil. Beide waren sehr beeindruckt von seiner Abschlussarbeit, die er im Rahmen dieser Ausbildung verfasste. Er vertritt eine nuancierte Auffassung über die Funktion des Bindegewebes, die nicht nur voll und ganz von Paul und Sarah geteilt wird, sondern auch von Wissenschaftlern, die in diesem Bereich forschen. Seiner Auffassung nach hat das Bindegewebe neben seiner Schutzfunktion für unsere Organe und seiner unterstützenden und verbindenden Funktion, wodurch es unserem Körper nicht nur Stabilität sondern auch Flexibilität verleiht, noch eine weitere sehr wichtige Funktion.

In seinem Buch *Yinsights* erläutert Bernie Clark, wie das Bindegewebe zur Genesung unseres Körpers nach einer Verletzung, zum Beispiel eines Knochenbruchs, beiträgt. Er beschreibt das Bindegewebe als …

„biologisches Gewebe, das zum Binden geeignet ist und andere Gewebe unterstützt und schützt. Das Bindegewebe befindet sich außerhalb der Zelle, was bedeutet, dass das Gewebe nicht aus Zellen besteht, sondern dass es das Material um die Zellen herum und zwischen ihnen ist. Gerade weil es kein Zellgewebe ist, empfinden viele Menschen das Bindegewebe als nicht lebendig. Wie wir jedoch sehen werden, ist das Bindegewebe alles andere als unlebendig. Es spricht auf Impulse von außen an, reagiert und erhält so die Gesundheit des Körpers. Es ist gerade das Bindegewebe, das die Struktur des Körpers erschafft und aufrechterhält."

Mein Unterricht basiert auf dem Wissen und der Weisheit, die mir diese wundervollen Menschen mitgegeben und vermittelt haben.

MEIN PERSÖNLICHES YIN-YOGA

Wie ich bereits erwähnte: Yin-Yoga ist nicht gleichbedeutend mit einem Dogma. Jeder Yogalehrer und jede Yogalehrerin entwickelt seinen oder ihren eigenen Stil und bringt seine oder ihre persönlichen Lebenserfahrungen und Schwerpunkte in die Art und Weise des Unterrichtens ein. In meinen Yogastunden wirst du vor allem die Einflüsse meiner Yogalehrer Sarah Powers und Paul Grilley wahrnehmen.

Die Emotionen, die Energiebahnen (Meridiane) und die Lebensenergie (Chi) unseres Körpers stehen im Mittelpunkt. Darüber hinaus sind die Lehren, die mich mein Leben lehrte, eine wahre Quelle der Inspiration.

Außerdem beziehe ich meine Erfahrung als Bewegungstherapeutin nach Mensendieck ein. Für meine Unterrichtsmethode nutze ich bis heute die sechs Schritte des Modells zur Verhaltensänderung aus der Mensendieck-Therapie:

1. OFFEN SEIN Der Schüler/die Schülerin ist offen für eine regelmäßige Teilnahme am Unterricht.

2. VERSTEHEN Ich erkläre in meinen Stunden immer, was geschieht und warum wir bestimmte Übungen machen; auf diese Weise kann jeder, unabhängig vom jeweiligen Niveau, verstehen, was passiert.

3. KÖNNEN Sollte es dir schwerfallen, eine Übung auf die reguläre Weise auszuführen, verwende eine Unterstützung, beispielsweise einen Yogablock, ein kleines Kissen, eine Decke oder ein aufgerolltes Handtuch.

4. MACHEN Damit du dich weiterentwickeln kannst, und um deine Gesundheit und deinen Körper zu stimulieren, ist es wichtig, dass du die Stunden regelmäßig besuchst und darüber hinaus zu Hause übst.

5. AUTOMATISMUS/GEWÖHNUNG Wenn du die Stunden regelmäßig besuchst und regelmäßig meditierst, verinnerlichst du die Übungen wie das tägliche Zähneputzen: Es wird eine Gewohnheit, du tust Es ohne dabei nachzudenken; es ist eine Selbstverständlichkeit geworden.

6. ANWENDEN Wende das Gelernte in deinem Alltag an, probiere aus, ob du die Ruhe und den Raum, den Yin-Yoga dir gibt, in allem, was du tust, festhalten kannst.

Dieses Mantra (rechts), das häufig im Ashtanga Vinyasa Yoga verwendet wird, besagt ungefähr das Folgende: Habe Vertrauen und Respekt vor dem Wissen und der Lehrmethode deines Lehrers. Es hilft dir, den Weg zu einem besseren Leben zu finden.

Frei übersetzt:

Om
Ich verneige mich vor den Lotus-Füßen des höchsten Lehrers,
der in der Glückseligkeit reinsten Seins erwacht ist.
Er ist der Arzt im Dschungel und bringt vollständige Zufriedenheit,
weil er in der Lage ist, die giftigen Kräuter des Samsara,
also das Gift der Unwissenheit und Konditionierung zu überwinden.
Ich verneige mich mit Respekt und Dankbarkeit vor Patanjali.
Om

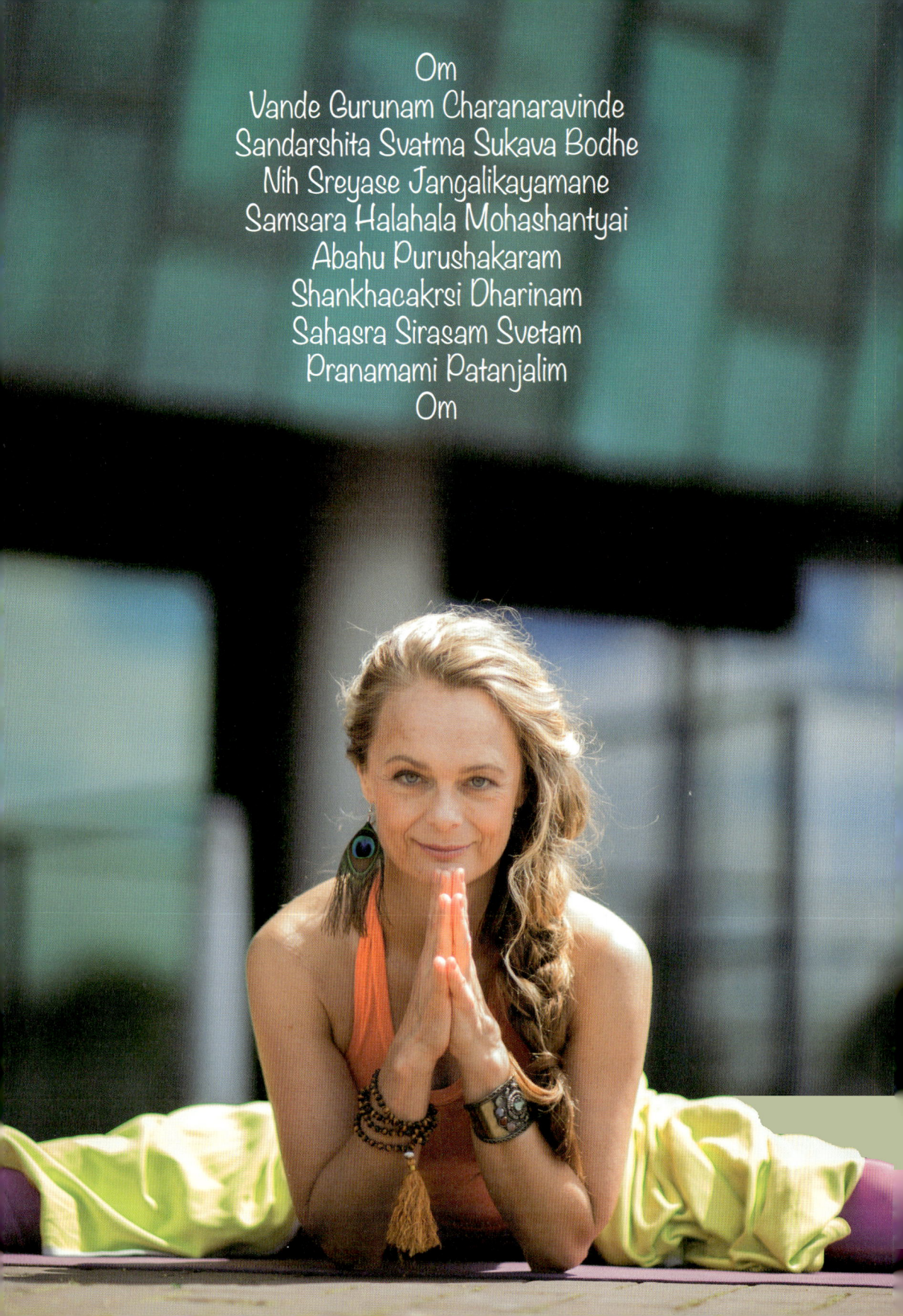

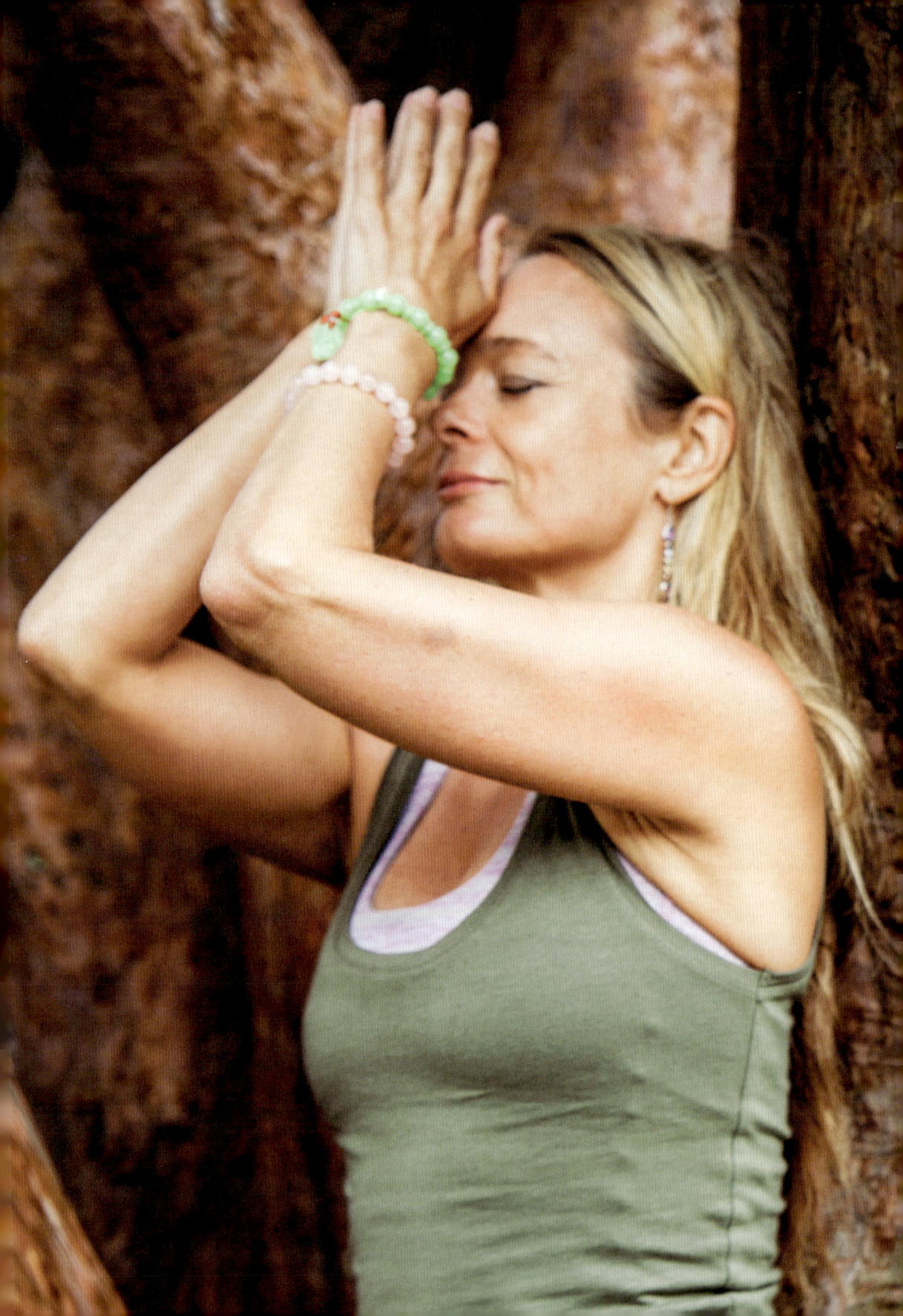

AYURVEDA UND DAS ENNEAGRAMM

Es zeigte sich, dass das Wissen, das ich mir im Laufe der Jahre angeeignet hatte, Querverbindungen oder auch Überschneidungen mit einigen anderen Weisheitslehren aufwies, unter anderem mit Ayurveda, einer jahrtausendealten indischen Gesundheitslehre. In den Jahren 2005 und 2006 besuchte ich in Indien einen ayurvedischen Massagekurs, und in den darauffolgenden Jahren habe ich mich ausführlich zu diesem Thema mithilfe von Büchern weitergebildet.

Die ayurvedische Lehre geht davon aus, dass jeder Mensch von Geburt an mit einer einzigartigen Kombination der fünf Elemente (Erde, Wasser, Feuer, Luft und Äther) und den drei bio-energetischen Kräften (Vata, Pitta und Kapha), die auch Doshas oder Tridoshas genannt werden, ausgestattet ist. *Dosha* ist Sanskrit und bedeutet in etwa „das, was sich verändert". Der individuelle Energiehaushalt eines jeden Menschen beinhaltet alle drei Doshas, lediglich das Verhältnis der drei zueinander ist jeweils unterschiedlich.

Wenn sich das Verhältnis der Doshas in unserem Körper in einem harmonischen Gleichgewicht befindet, fühlen wir uns gut und haben wir genügend Lebensenergie (Chi). Wenn sich dieses Verhältnis verändert, beispielsweise durch Stress, ungesunde Ernährung oder durch zu wenig oder gar keine Bewegung, geraten wir in ein Ungleichgewicht. Wir werden dann müde, krank oder depressiv, bekommen Beschwerden und unsere Lebensenergie schwindet. Wir geraten in eine Abwärtsspirale. In der ayurvedischen Lehre steht die Wiederherstellung dieses harmonischen Gleichgewichts mithilfe von Ernährung, Nahrungsergänzung, Atmung, Meditation, Pranayama und Bewegung im Rahmen einer Yogapraxis, also dem Üben von Asanas, im Mittelpunkt. Auch Yin-Yoga konzentriert sich auf die Auflösung von Blockaden und damit auf die Wiederherstellung des Gleichgewichts in Körper, Geist und Emotionen sowie allgemein in deinem Leben, indem das Fließen des Chi durch die Energiebahnen (Meridiane) angeregt wird.

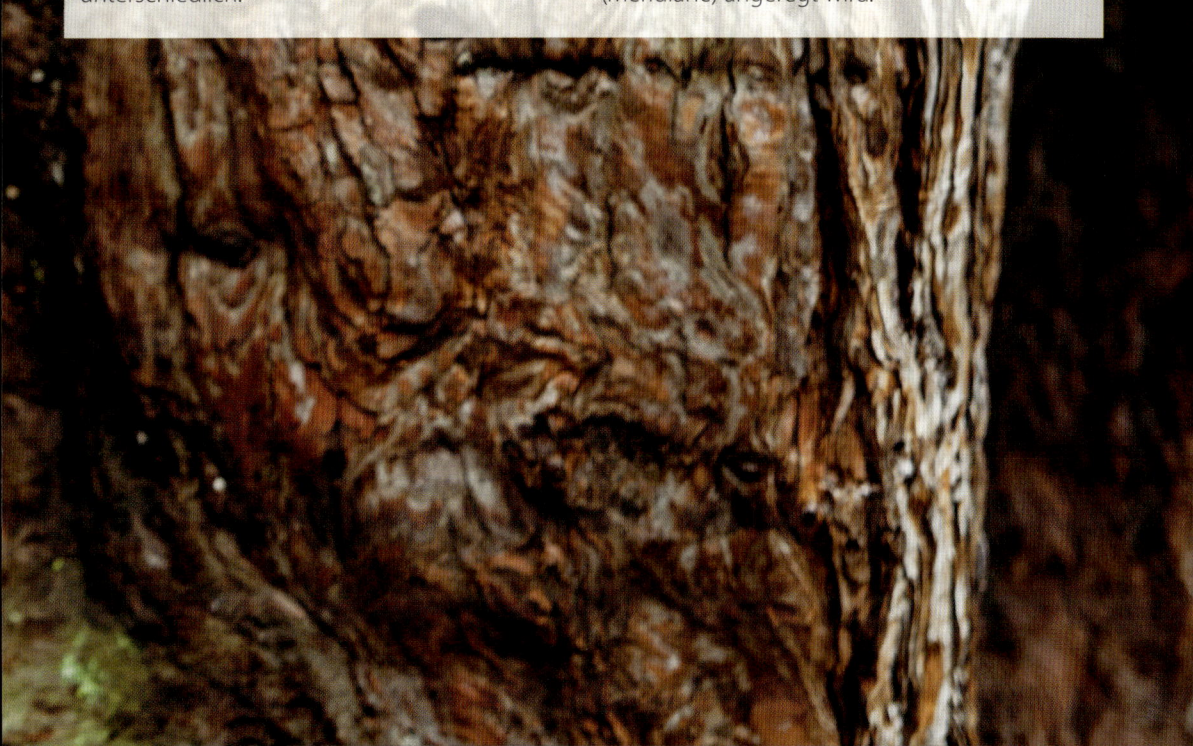

ENNEAGRAMM

Im Jahr 2011 begegnete ich Carmen Kali Ornelas von Yossum (Yoga – Silence – Self – Understanding – Meditation), einem Achtsamkeitszentrum. Sie besuchte meine Yogastunden bei David Lloyd Leisure (einem Fitness- und Gesundheitszentrum in Amsterdam), ich wusste damals jedoch nicht, womit sie sich beschäftigt. Sie gibt weltweit Retreats zum Enneagramm und zu Meditation. Als sie ein solches Retreat in den Niederlanden organisieren wollte, suchte sie dafür eine Yogalehrerin. Sie rief Katiza Satya Ivulic an, über die ich einst mit Yoga in Berührung gekommen war. Katiza nannte unter anderem meinen Namen, den Carmen wegen ihrer Yogastunden bei mir natürlich sofort wiedererkannte. Sie rief mich an und wir machten gemeinsam ein Retreat. Unser Unterricht und unser Wissen ergänzten sich so gut, dass wir beschlossen, öfter miteinander zu arbeiten. Mittlerweile sind wir damit befasst, ein großes Retreat-Zentrum in Italien aufzubauen.

Carmen hat mir das Enneagramm nahegebracht. Außerhalb meiner eigenen Yogastunden und ayurvedischen Massagen habe ich während dieser Retreats ihre Teachings besucht. So habe ich viel über das Enneagramm gelernt und dabei die Nähe zur ayurvedischen Lehre festgestellt. Darüber hinaus entdeckte ich Überschneidungen vom Enneagramm zu meinen persönlichen Ansichten über den Körper und zu den Auswirkungen von (unter anderem) Bewegung auf unseren physischen Körper, unseren Emotionalkörper (unsere Gefühle) und unseren Mentalkörper (unser Denken).

Beim Enneagramm wird, genau wie in der ayurvedischen Lehre, zwischen verschiedenen Persönlichkeitstypen unterschieden. Das Enneagramm hilft uns, diese einzelnen Typen zu verstehen. Hiervon ausgehend, können wir das Gleichgewicht zwischen deren jeweiligen Eigenschaften, die uns individuell prägen, (wieder)finden, das Chi durch unseren Körper fließen lassen und uns selbst besser verstehen.

ENNEAGRAMM UND AYURVEDA IN MEINEM YIN-YOGA-UNTERRICHT

Ich bin keine Expertin für das Enneagramm oder für Ayurveda, für mich ist die Verbindung zwischen Yin-Yoga und diesen beiden Lehren jedoch offensichtlich. Daher wirst du in meinen Yogastunden immer Verweise zum Enneagramm und zu Ayurveda finden. Das gilt auch für die Übungssequenzen in diesem Buch. Ich hoffe, dass ich dir auf diese Weise dabei helfen kann, Erkenntnisse über dich selbst und dein Leben zu gewinnen.

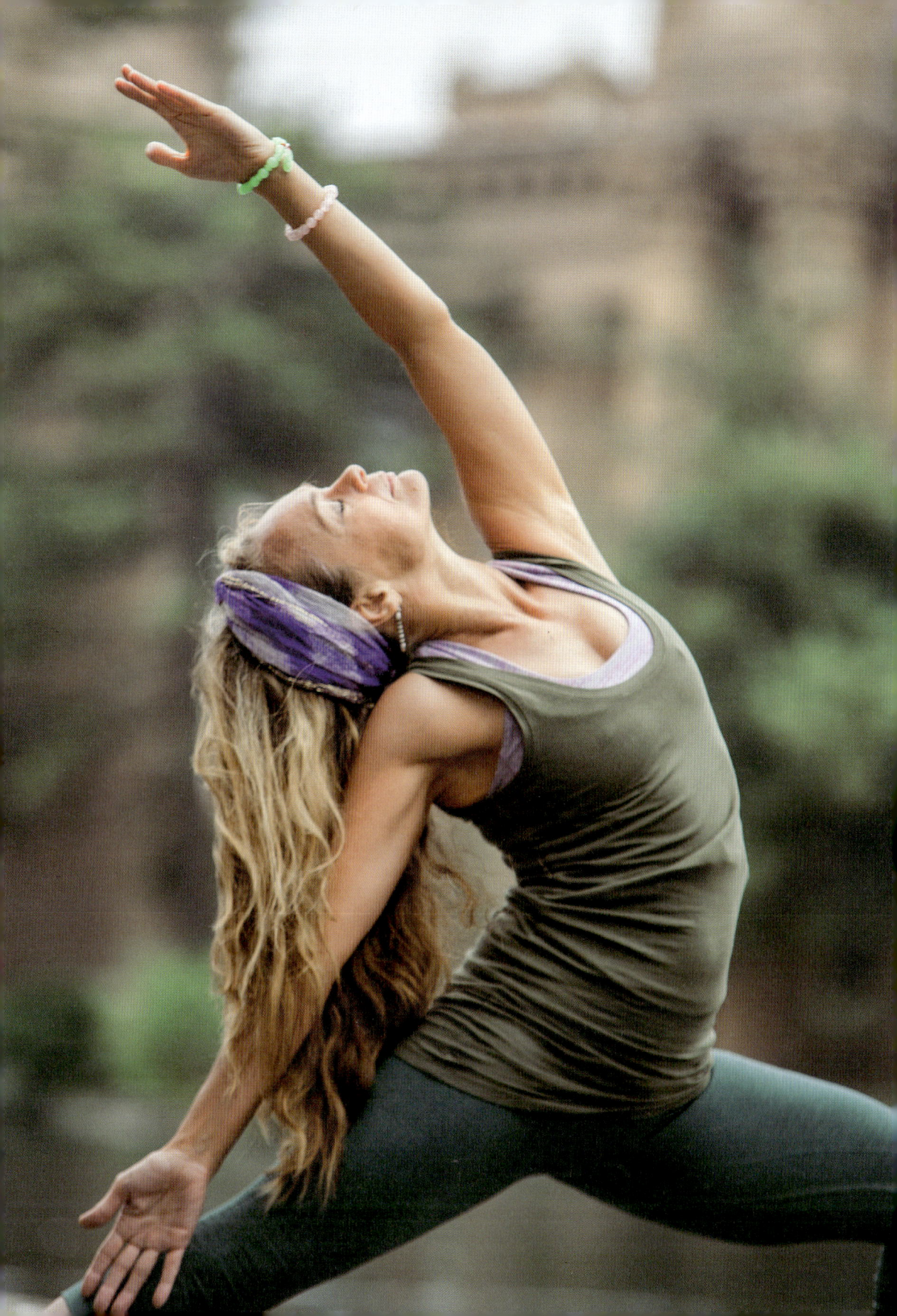

DIE VERSCHIEDENEN AYURVEDA-TYPEN

Bei deiner Geburt steht im Prinzip bereits fest, welcher Typ du bist. Das wird im Ayurveda auch Prakriti (Geburtskonstitution) genannt. Du bist entweder ein Vata-, Pitta- oder Kapha-Typ. Grundlage deines Ichs ist einer dieser drei Konstitutionstypen, gleichzeitig sind die anderen Typen (Doshas) ebenfalls in dir vorhanden, jedoch weniger ausgeprägt. Das Verhältnis der Doshas zueinander ist bei jedem Menschen anders. Bestimmte Ereignisse in unserem Leben können das Gleichgewicht zwischen den Doshas beeinflussen, wodurch sich das Energiegleichgewicht verändert. Die Bezeichnung hierfür ist Vikriti (erworbene Konstitution).

Weiter unten findest du allgemeine Hintergrundinformationen zu den verschiedenen Ayurveda-Typen. Wenn du wissen möchtest, welcher Typ du bist, konsultiere einen erfahrenen ayurvedischen Arzt oder mache einen Test auf einer der vielen Websites über Ayurveda.

VATA BEDEUTET WIND UND STEHT FÜR IMPULSIVITÄT

Das Vata-Dosha ist das primäre Dosha, es ist unsere biologische Kraft. Die ihm zugeordneten Sinnesorgane sind die Ohren und die Haut, die motorischen Organe oder Körperteile sind das Sprachzentrum und die Hände. In unserem Inneren regelt Vata das sinnliche, emotionale und mentale Gleichgewicht. Es stimuliert unser mentales Anpassungsvermögen und unsere geistige Auffassungsgabe. Vata verleiht uns positive Eigenschaften wie Kreativität, Begeisterungsfähigkeit, Schnelligkeit, Geschicklichkeit und Reaktionsvermögen, mit denen wir die Ziele in unserem Leben erreichen können. Physisch befindet sich Vata vor allem in der Wirbelsäule. Es unterstützt uns bei der Verdauung unserer Nahrung, insbesondere bei der Energieverwertung. Wenn Vata gestört ist, können mentale Beschwerden sowie Verdauungsprobleme, häufig in Kombination mit einem niedrigen Energieniveau und einer Schwächung aller Körpergewebe, auftreten.

PITTA BEDEUTET DIE KRAFT DER VERDAUUNG ODER DES KOCHENS UND STEHT FÜR DIE KRAFT DES FEUERS

Das Pitta-Dosha sorgt für Reifung und Wachstum. Ihm sind als Sinnesorgane die Augen zugeordnet und als motorisches Körperteil die Füße. In unserem Körper produziert Pitta die Säure im Dünndarm. Es gibt uns positive Energie und die Wärme des Blutes. Pitta lässt sich vor allem in öligen und sauren Ausscheidungen finden. Pitta ist für alle Stoffwechselprozesse im Körper verantwortlich, von der einzelnen Zelle bis zum Verdauungsapparat. Pitta regelt auch die Verwertung auf der mental-spirituellen Ebene. Es hilft uns bei der Verarbeitung von Eindrücken, Emotionen und Ideen, sodass wir zwischen Wahrheit und Unwahrheit unterscheiden können. Pitta-Eigenschaften sind Intelligenz, Mut und Vitalität. Ohne diese Eigenschaften sind wir unentschlossen und fehlt es uns an Motivation, um unsere Ziele zu erreichen. Physisch befindet sich Pitta im Dünndarm und im Magen, im Schweiß, in den Talgdrüsen, im Blut und im Lymphgewebe. Merkliche Anzeichen für ein gestörtes Pitta können neben (übermäßigem) Schwitzen auch eine Lymphgefäßentzündung sein, die wiederum weitere Entzündungen und Infektionen hervorrufen kann.

KAPHA BEDEUTET SCHLEIM, DASJENIGE, DAS DINGE ANEINANDER HAFTEN LÄSST, ES STEHT FÜR DIE KRAFT DER STRUKTUR

Kapha ist die physische Hülle von Pitta und Vata: Energie und Wärme. Kapha lässt sich als Wasser in unserer Haut und unseren Schleimhäuten finden. Die ihm zugeordneten Sinnesorgane sind der Geruchssinn, die Nase und die Zunge; die motorischen Organe oder Körperteile sind die Harnröhre, die Geschlechtsteile und die Ausscheidungsorgane. In unserem Körper findet sich Kapha vor allem in der oberen Körperhälfte, dort, wo Schleim produziert wird: in der Brust, der Halspartie und dem Kopf, sowie im mittleren Körperbereich, dort, wo sich Fett ansammelt: in der Bauchspeicheldrüse, den Flanken und im Magen. Außerdem befindet es sich im Lymph- und Fettgewebe.

Durch Kapha verfügen wir über Emotionen und Gefühle. Es stattet uns mit der Fähigkeit zu Liebe und Fürsorge, zu Zuwendung und Glauben aus. Diese Fähigkeiten benötigen wir für unsere innere Harmonie und um uns mit anderen verbinden zu können. Kapha verleiht uns außerdem die Fähigkeit, das, was wir durch unsere Bemühungen erreicht haben, festzuhalten. Anschauliche Beispiele hierfür sind die Fettreserven in unserem Körper, die wir erst dann in Anspruch nehmen, wenn wir sie brauchen (Nahrungsknappheit), die Treue zu einem Partner oder unser Durchhaltevermögen. Physisch findet sich Kapha im Magen, also dort, wo Schleim produziert wird. Außerdem fließt es in den Lungen und im Lymphsystem. Kapha wird vom Plasma hergestellt, dem wichtigsten Kapha-Gewebe in unserem Körper. Es sorgt für die Hydration und Nährstoffversorgung aller Gewebearten. Wenn Kapha gestört ist, lässt sich das häufig an einer übermäßigen Schleimproduktion ablesen. Es verursacht Übergewicht, Ödeme, Lungenerkrankungen, geschwollene Drüsen und Ähnliches.

DAS VERHÄLTNIS ZWISCHEN DEN DREI DOSHAS

Trotz seiner wichtigen Rolle als primäres Dosha ist Vata untrennbar mit dem Pitta- und dem Kapha-Dosha verbunden. Ein ausgewogenes Vata-Gleichgewicht steht und fällt mit dem richtigen Maß an Pitta und Kapha. Dennoch sollten wir insbesondere das Vata-Dosha gut pflegen, da es unsere biologische Kraft darstellt.

Pitta braucht Vata, um seine Kraft nicht einzubüßen und um sich weiter bewegen zu können. Außerdem ist Pitta auf die Unterstützung von Kapha angewiesen. Kapha wiederum braucht Vata als Stimulanz und für Bewegung, Pitta benötigt es insbesondere für Wärme.

DIE VERSCHIEDENEN ENNEAGRAMM-TYPEN

Das Enneagramm ist ein jahrhundertealtes Persönlichkeitsmodell. Obwohl es widersprüchliche Quellen über die Entstehung des Enneagramms und seine zeitliche Einordnung gibt, betrachte ich es als die Urform der Psychologie. Es bezieht sich auf das bewusste und unbewusste Verhalten. Mithilfe des Enneagramms kannst du dir darüber klar werden, warum du in bestimmten Situationen so reagierst, wie du reagierst, und warum du so denkst, wie du denkst.

Das Enneagramm unterscheidet neun verschiedene Persönlichkeitstypen, die ich im Folgenden in großen Zügen beschreibe. Wichtig dabei ist: Es gibt kein Gut oder Böse. Jeder Typ hat einzigartige Qualitäten, aber auch spezifische Einschränkungen. Jede Persönlichkeit, Frau oder Mann, ist eine Mischung aller neun Typen. Einer der Grundtypen stellt jedoch den Ausgangspunkt deiner Persönlichkeit dar. Das Verhältnis der anderen Typen zueinander kann sich im Laufe deines Lebens verändern, dein Grundtyp aber bleibt immer derselbe. Die kontinuierliche Veränderung hat zur Folge, dass nicht immer alle Typbeschreibungen gleichermaßen zutreffen.

1. Der Reformer/ Der Perfektionist

Eigenschaften: prinzipientreu, idealistisch, ethisch, gewissenhaft, hat ein starkes Gefühl für Gut und Böse, pädagogisch, ist auf Kreuzzug, immer auf der Suche nach Verbesserung, befürchtet jedoch, Fehler zu machen, gut organisiert, ordentlich, wählerisch, legt hohe Maßstäbe an, kann dabei schnell kritisch und perfektionistisch werden, hat Probleme mit unterdrückter Wut und Ungeduld, weise, fordernd, realistisch, nobel, eine moralische Instanz

Reformer sind häufig Lehrer, Polizisten, Pfarrer/Priester oder Politiker.

2. Der Helfer

Eigenschaften: fürsorglich, persönlich engagiert, empathisch, ehrlich, warm, freundlich, großzügig, selbstaufopfernd, zuvorkommend, will es jedermann recht machen, sentimental, sucht die Nähe anderer, seine Handlungen sind oft vom Wunsch motiviert, gebraucht zu werden, es bereitet ihm Mühe, gut für sich selbst zu sorgen und für seine Interessen aufzukommen, selbstlos, altruistisch, bedingungslose Liebe für sich selbst und andere

Der Helfer ist häufig im sozialen und medizinischen Bereich tätig.

3. Der Macher

Eigenschaften: anpassungsfähig, erfolgsorientiert, selbstsicher, anziehend, charmant, ehrgeizig, kompetent, energievoll, legt Wert auf Image, ist auf persönlichen Vorteil aus, Workaholic, liebt den Wettstreit, kann sich selbst akzeptieren, authentisch, Vorbild

Macher sind häufig Sportler, Schauspieler, Verkäufer, Manager, oder üben Berufe im Mediensektor aus.

4. Der Individualist

Eigenschaften: romantisch, introvertiert, selbstbewusst, sensibel, emotional, ehrlich, zugewandt, launisch, in sich gekehrt wegen des Gefühls, verletzlich und unvollkommen zu sein, Geringschätzung für sich selbst, fühlt sich nicht für das durchschnittliche Leben gemacht, selbstgenügsam, selbstmitleidig, inspiriert, sehr kreativ, Fähigkeit, sich selbst zu erneuern und aus Erfahrungen zu lernen

Individualisten haben häufig Berufe im künstlerischen Bereich wie Schriftsteller, Künstler oder Musiker.

5. Der Forscher (Beobachter/Denker)

Eigenschaften: intensiv, ist ein Denker, aufmerksam, neugierig, kann sich gut konzentrieren und vollständig auf komplexe Ideen oder die Entwicklung von Fertigkeiten richten, unabhängig, innovativ, kann völlig in Gedanken oder Gedankenkonstrukten aufgehen, abgelenkt, angespannt, neigt zu Isolierung, Verschrobenheit oder Nihilismus, sucht aus Angst Sicherheit, visionärer Pionier, seiner Zeit voraus, hat einen neuen Blick auf die Welt

Forscher sind häufig im IT-Sektor beschäftigt oder Internetexperten, Professoren, Forscher, Inspektoren, Techniker, Bibliothekare, Mönche beziehungsweise Nonnen.

6. Der Loyale

Eigenschaften: zugewandt, sucht Sicherheit, zuverlässig, hart arbeitend, verantwortungsvoll, defensiv, ausweichend, sehr ängstlich, häufig gestresst und darüber jammernd, vorsichtig, unentschlossen, reaktiv, rebellisch, herausfordernd, neigt zu Schüchternheit und Misstrauen, sucht fortwährend nach Bestätigung

Loyale Typen üben häufig Berufe aus, die mit Rechtsvorschriften, Gesetzen und Verordnungen zu tun haben, wie beispielsweise Richter, Staatsanwälte, Rechtsanwälte, Detektive, militärisches Personal und Polizeibeamte.

7. Der Begeisterte (Optimist)

Eigenschaften: geschäftig, produktiv, optimistisch, vielseitig, spontan, spielerisch, munter, praktisch veranlagt, undiszipliniert, langatmig, verzettelt sich, immerzu auf der Suche nach neuen und aufregenden Erfahrungen, dabei schnell abgelenkt oder erschöpft (um seine Angst loszuwerden, ignoriert der Begeisterte nämlich seine Angst. Da die Angst dadurch jedoch nicht weggeht und Angst außerdem seine Grundemotion darstellt, erweist sich dies als ein Teufelskreis), neigt zu Oberflächlichkeit, impulsiv, setzt seine Talente für idealistische Ziele ein, ausgelassen, dankbar, zufrieden

Der begeisterte Typ übt am liebsten mehrere Berufe gleichzeitig aus, dabei sucht er sich freie, ungebundene Tätigkeiten aus.

8. Der Herausforderer

Eigenschaften: kräftig, dominant, selbstbewusst, stark, selbstsicher, beschützend, erfinderisch, entschlussfreudig, stolz, herrschsüchtig, will seine Umgebung kontrollieren, dabei kann er konfrontierend und einschüchternd sein, hat Schwierigkeiten, mit anderen in echten Kontakt zu kommen, verfügt über Selbstbeherrschung, dabei setzt er seine Kraft für die Verbesserung des Lebens anderer ein, ist tapfer, großmütig, manchmal von historischer Größe

Herausforderer haben häufig leitende Funktionen, wie Manager, Geschäftsführer und Direktoren.

9. Der Friedensstifter

Eigenschaften: bequem, maßvoll, akzeptierend, arglos, emotional stabil, freundlich, herzlich, versöhnlich, unterstützend, kommt mit jedermann aus, geht Konflikten aus dem Weg, selbstzufrieden, spielt Konflikte, die ihn selbst betreffen, herunter, neigt zu Passivität und Sturheit, unbezähmbar, verbindend, heilend, im positiven Sinn grenzüberschreitend

Friedensstifter üben häufig Berufe aus, in denen wenig Eigeninitiative erforderlich ist und in denen wenig Stress oder Konflikte auftreten.

Typen 8, 9 und 1
Ihr Handeln basiert auf der Emotion Zorn.

Typen 2, 3 und 4
Ihr Handeln basiert auf Scham und dem Wunsch nach Anerkennung.

Typen 5, 6 und 7
Ihr Handeln basiert auf Angst und dem Wunsch nach Unterstützung.

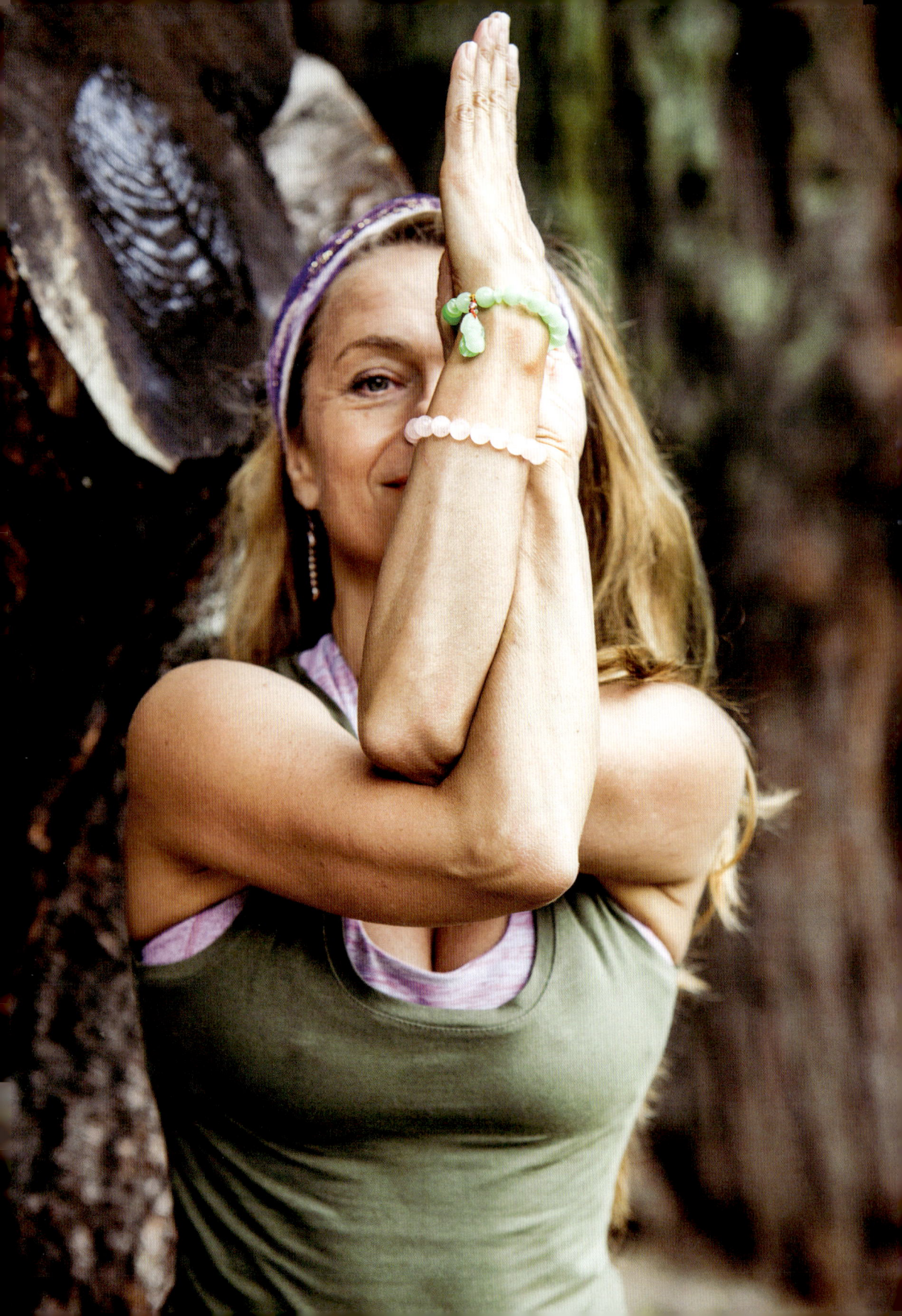

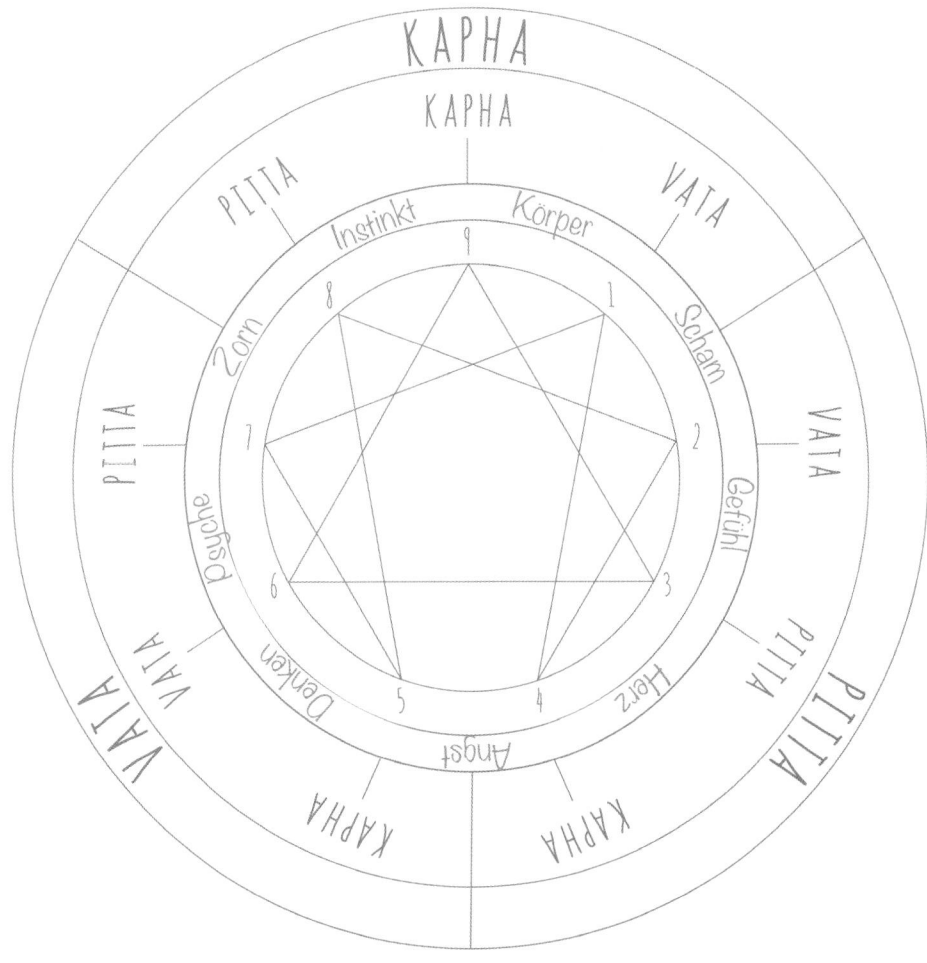

Das Enneagramm-Symbol setzt sich aus drei Elementen zusammen: einem Kreis mit einem eingeschriebenen Dreieck und einer sechseckigen Figur. Zusammen bilden diese eine geometrische neuneckige Figur, eine Art mehrzackigen Stern. Die Linien zwischen den neun Zacken innerhalb des Kreises haben zueinander alle den gleichen Abstand. Das griechische Wort für „neun" ist ennea. Der Kreis symbolisiert die Gesamtheit eines Menschen und wie sich seine Identität, die aus dem Dreieck resultiert, im Laufe seines Lebens entwickelt (das Sechseck). Jede der Spitzen hat eine Nummer, die Zählung beginnt rechts oben mit Nummer 1 und endet oben in der Mitte mit Nummer 9. Die Nummern stehen für die Persönlichkeitstypen, die auf den vorhergehenden Seiten beschrieben sind. Da es für mich zwischen dem Enneagramm und Ayurveda viele Überschneidungen gibt, sind in diese Abbildung des Enneagramm-Symbols die drei Doshas integriert.

Wenn du erfahren möchtest, welcher Typ du bist, konsultiere einen Enneagrammexperten.

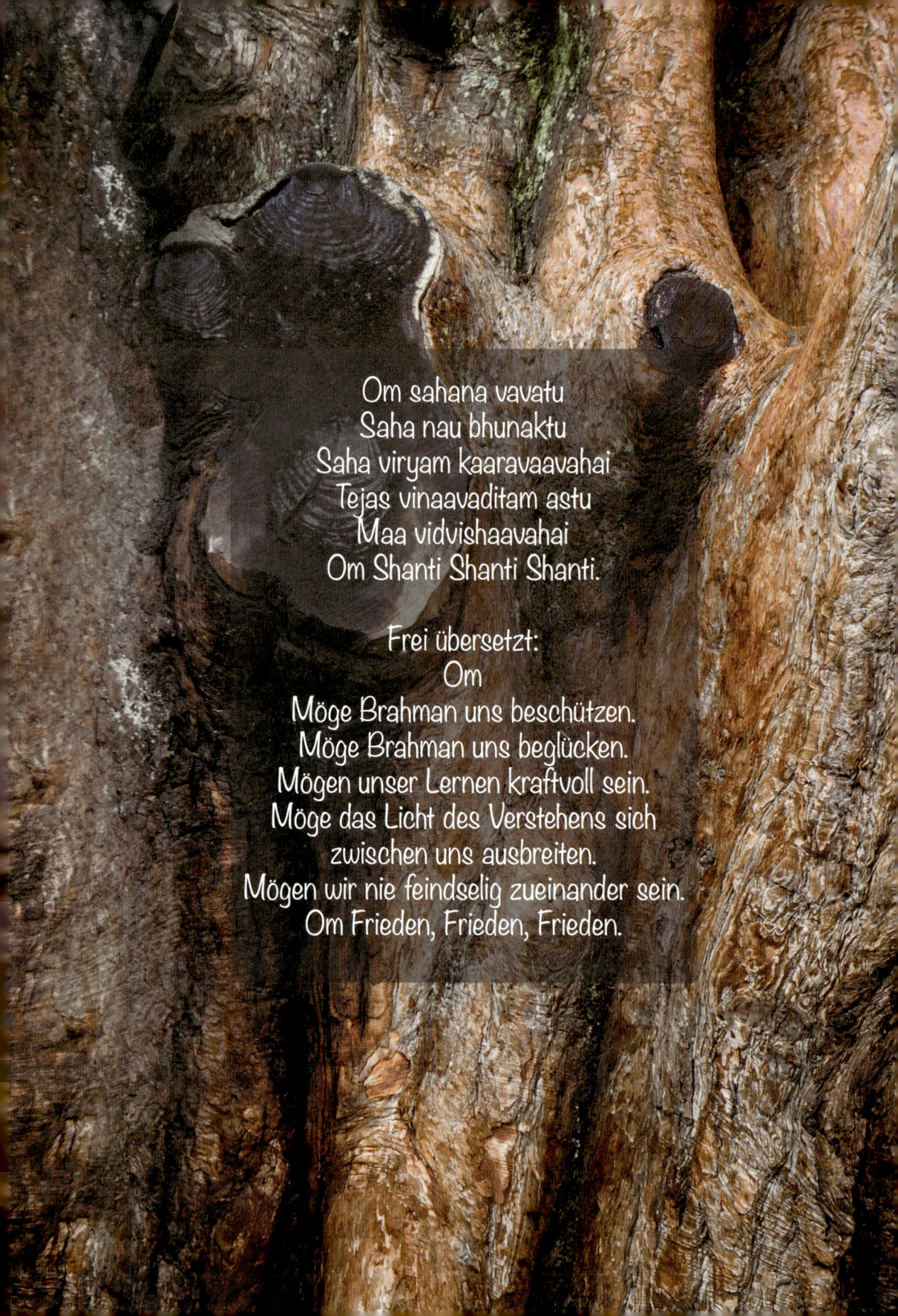

Om sahana vavatu
Saha nau bhunaktu
Saha viryam kaaravaavahai
Tejas vinaavaditam astu
Maa vidvishaavahai
Om Shanti Shanti Shanti.

Frei übersetzt:
Om
Möge Brahman uns beschützen.
Möge Brahman uns beglücken.
Mögen unser Lernen kraftvoll sein.
Möge das Licht des Verstehens sich
zwischen uns ausbreiten.
Mögen wir nie feindselig zueinander sein.
Om Frieden, Frieden, Frieden.

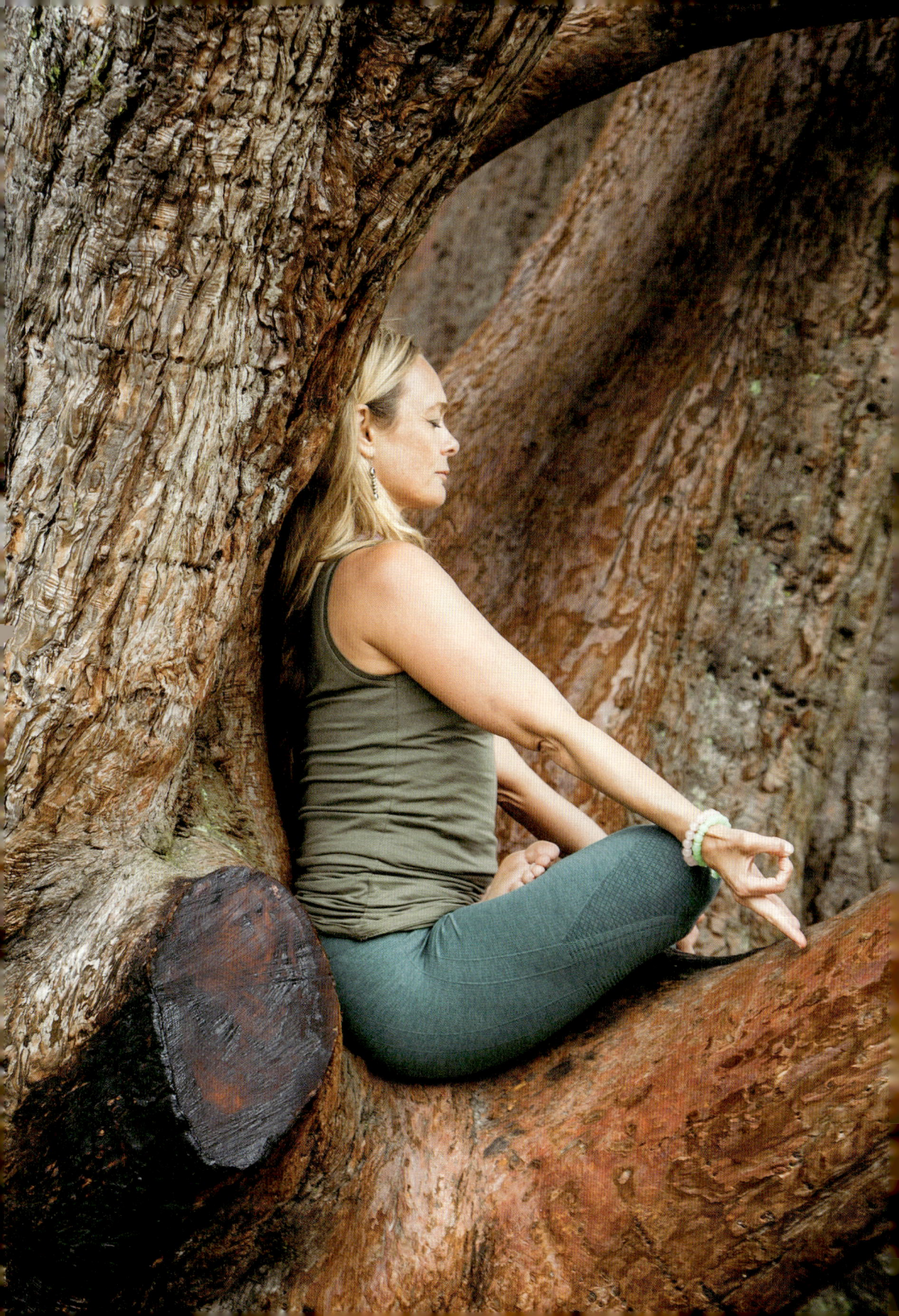

TEIL 3
VORBEREITUNG DER ÜBUNGSSEQUENZEN

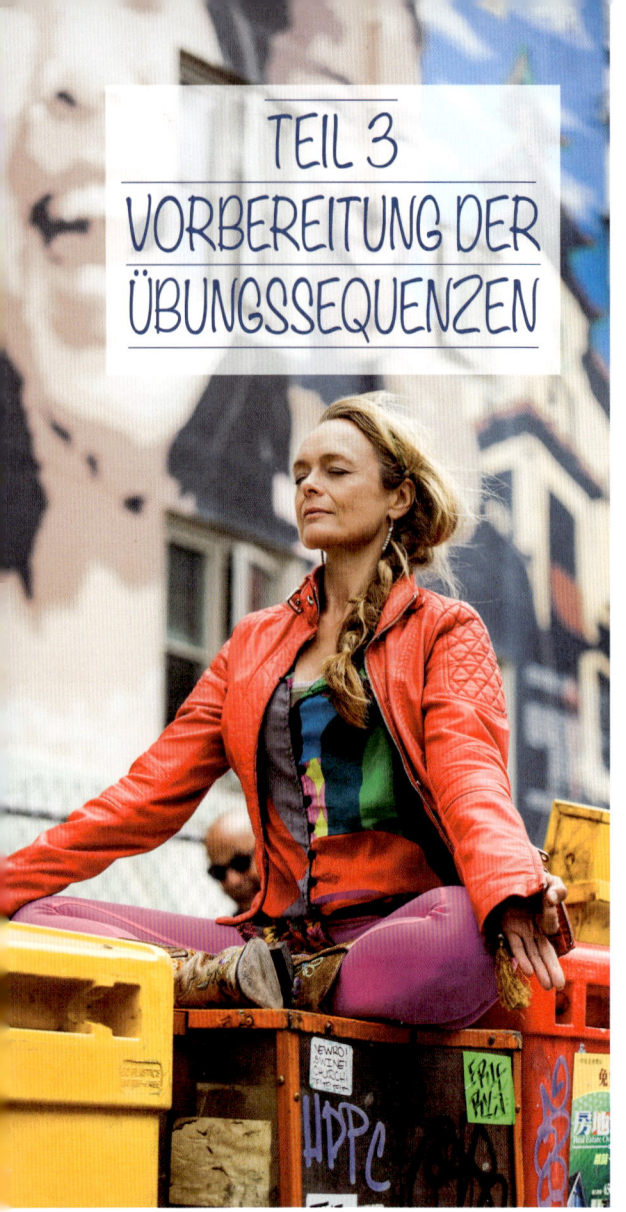

SCHRITT FÜR SCHRITT
In diesem Teil des Buches erkläre ich alles Schritt für Schritt, sodass du die Yin-Yoga-Übungen selbstständig zu Hause ausführen kannst. Du erfährst, womit du während der Übungen eventuell konfrontiert werden wirst. Außerdem teile ich bei jeder Übung mit dir eine Weisheit, die ich selbst auch immer wieder von anderen (Yoga-) Lehrern erhalte. Dies ergänze ich mit meinem Wissen und mit den Erfahrungen, die ich in meinem Leben, meiner Yogapraxis und während meines Yogaunterrichts gesammelt habe. So hoffe ich, dir einen Leitfaden an die Hand zu geben, der dir dabei hilft, tiefere Erkenntnisse über dich und dein Leben zu erlangen.

IST YOGA SCHWIERIG?
Vielleicht hast du noch nie Yoga oder Yin-Yoga gemacht. Oder du hast es schon mal ausprobiert, fandest es aber schwierig. Das kann ich mir gut vorstellen. Aber mache dir keine Sorgen, es ist natürlich nicht immer einfach, während einer intensiven Dehnung fünf Minuten lang mit dir selbst konfrontiert zu sein. Wenn es dir schwerfällt, dich auf dich selbst zu konzentrieren und das, was tief in deinem Inneren ist, zu betrachten, ist das nicht weiter schlimm. Du kannst dich stattdessen auch auf deine Atmung konzentrieren. Mittels der Atmung bist du ganz im Hier und Jetzt, das gibt dir die Möglichkeit zu spüren, was in deinem Körper auf physischer Ebene passiert. Entspanne dich. Sorge zunächst dafür, dass der Raum, in dem du die Übungen machen möchtest, sauber ist sowie eine angenehme Temperatur (20 bis 23 Grad) und Beleuchtung hat. Zünde ein paar Kerzen an und richte dir das Zimmer warm und angenehm her, sodass du dich besser entspannen kannst. Sollte es dir (auch dann noch) schwerfallen, höre während der Übungen einfach etwas Musik. Du kannst dich zur Entspannung auch anders akustisch „ablenken", zum Beispiel mit einer CD mit Mantras oder einem Podcast deines Lieblingsinspirators. Ich erzähle während meiner Yogastunden fast immer kleine Geschichten, die mit einer Moral enden. Ich mag diese Art von Erzählungen sehr: Lebensweisheiten metaphorisch verpackt. Einige von ihnen kannst du auch bei den Übungen in diesem Buch nachlesen.

So kann jeder auf seinem Niveau Yin-Yoga praktizieren. Wenn du schon zu den Fortgeschrittenen gehörst, wirst du keine Ablenkung mehr brauchen. Du kannst dann die Yin-Yoga-Übungssequenzen in völliger Stille ausführen und so zu einer Minimediation werden lassen.

Andererseits kann es manchmal auch genau richtig sein, eine Herausforderung anzunehmen, denn das gehört zum Leben, das sich ständig verändert. Veränderung ist gut, auch wenn wir das in der westlichen Welt nicht (mehr) gewohnt sind und es beängstigend finden, unser Selbst zu betrachten. Häufig fällt es uns schwerer, Unsicherheit auszuhalten, als physischen Schmerz. Diese Angst verleitet uns oft dazu, uns am Alten festzuklammern, anstatt neue Herausforderungen anzunehmen.

Yin-Yoga kann dir dabei helfen zu erkennen, was du tief in deinem Inneren eigentlich möchtest, was du brauchst und was gut für dich ist. Während der Übungen hast du Zeit, dich nach innen zu kehren. Du kannst dann deine Gedanken und Gefühle betrachten und auf sie hören, widme ihnen deine Aufmerksamkeit. Darüber hinaus lösen sich durch die Dehnung deines Körpers im wahrsten Sinne des Wortes auch Stress und Verspannung. Das „Hängen" in deinem Bindegewebe hilft dir dabei. Es wirkt sich auf deinen Körper und deinen Geist aus, wodurch Raum und Ruhe in deinem Kopf entstehen. Indem du dich auf eine behutsame Weise mit deinem Körper beschäftigst, lange in den Positionen verweilst und ihn dabei dehnst, bekommst du Gelegenheit, dich selbst und dein Leben zu betrachten. So kannst du vermeiden, dass aufgestaute Gefühle und Frustrationen Stress und Verspannungen in deinem Körper und deinen Muskeln hervorrufen.

Mir ist aufgefallen, dass viele Menschen regelrecht Angst davor haben, sich zu bewegen und Yoga zu praktizieren. Sie befürchten beispielsweise, die Übungen nicht richtig auszuführen. Angst ist jedoch ein schlechter Ratgeber. Wenn du dich beim Tanzengehen einen Abend lang völlig gehen lässt, achtest du doch auch nicht auf deine Bewegungen oder darauf, ob du sie richtig ausführst, oder? Gerade wenn wir Bewegungen ängstlich ausführen, verkrampfen wir und ist die Gefahr von Verletzungen größer.

Wichtig ist nur: Mache alles in deinem Tempo. Gehe Schritt für Schritt vor und sei vor allem gut zu dir selbst. Spüre, was dir guttut. So übernimmst du wirklich Verantwortung für dich selbst. Nimm deinen Mut zusammen, übernimm Verantwortung für dich selbst und kehre dich nach innen. Nicht für jeden von uns ist das einfach, manchmal brauchst du dazu Mut. Achte auf dich, auf das, was du fühlst und wahrnimmst. Versuche nicht, es mit allerlei Gedanken oder Theorien zu analysieren. Betrachte es, nimm es wahr, spüre es und staune. Und akzeptiere, dass es in diesem Augenblick so ist, wie es ist.

Nimm dir die Zeit und den Raum, um in dich zu gehen und Einsicht darüber zu erlangen, wer du bist und was dir wichtig ist, und auch dafür einzustehen. Ayurveda und das Enneagramm können dabei nützliche Hilfsmittel sein. Auch dein neues Wissen, das du dir gerade angelesen hast, kannst du später während der Yin-Yoga-Übungen anwenden. Du lernst, die Signale deines Körpers und deiner Psyche sowie deine Emotionen zu erkennen und zu deuten. So wirst du dir deiner selbst bewusst und kannst mehr Verständnis für dich selbst aufbringen. Letztendlich wird es dir Ruhe in deinem Kopf schenken und du wirst immer besser mit Stille und dem Alleinsein mit dir selbst umgehen können.

Das lange Verharren in den Asanas im Yin-Yoga kann sowohl für Anfänger als auch für Fortgeschrittene konfrontierend sein. Yin bedeutet unter anderem „dunkel", du wirst also auch den dunklen Seiten deiner selbst begegnen. Setze dich dieser Erfahrung aus, das ist nicht immer angenehm oder einfach. Aber gerade durch die Konfrontation mit dir selbst kannst du Raum schaffen. Raum für Glück, für Freude.

AUFMERKSAMKEIT FÜR DICH SELBST
Manchmal erscheint es uns einfacher, der Masse zu folgen, einfach zu leben und keine Verantwortung übernehmen zu müssen.

DIE GESCHICHTE VOM LÖWEN, DER DACHTE, EIN SCHAF ZU SEIN

Es war einmal ein kleiner Löwe, der gemeinsam mit seinen Eltern umherzog. Doch dann verlor er sie aus den Augen und verirrte sich. Er konnte seine Eltern nicht mehr wiederfinden. Auf einmal begegnete er einem Schaf. Das Schaf nahm ihn mit zu seiner Herde, die ihn aufnahm. So wuchs er zwischen den Schafen auf. Irgendwann begegnete der kleine Löwe einem erwachsenen Löwen. Der wunderte sich darüber, dass der kleine Löwe so zahm wie ein Schaf war. Er fragte den kleinen Löwen, ob er denn nicht wisse, dass er ein Löwe sei. Es entstand eine Diskussion zwischen dem erwachsenen Löwen und dem jungen Löwen, der dachte, dass er ein Schaf sei. Der große Löwe führte den kleinen Löwen zu einem Fluss und ließ ihn dort ins Wasser sehen. Als er ihn fragte, was er im Wasser sehen würde, erwiderte der kleine Löwe verdutzt, dass dort ein Löwe im Wasser sei. Der große Löwe erklärte dem kleinen Löwen, dass er das selbst sei. Der kleine Löwe konnte es zunächst gar nicht glauben. Also trug der große Löwe dem kleinen Löwen auf, zu brüllen. Und obwohl der kleine Löwe davon überzeugt war, dass er nur wie ein Schaf blöken konnte, produzierte er nach einigem Üben doch ein Brüllen. Er bedankte sich bei dem erwachsenen Löwen und beide gingen ihrer Wege.

Die Moral der Geschichte: Manchmal folgen wir der Masse und machen Dinge, ohne uns bewusst zu sein, wer wir sind und warum wir diese Dinge tun. Wir sind dann wie Schafe, die dem Herdentrieb folgen. Wir wissen nicht, wer wir sind, und handeln unbewusst.

Für etliche Menschen ist das einfacher, als sich nach innen zu kehren und dabei zu entdecken, wer sie wirklich sind. Aber hast du so das Gefühl, dass du wirklich lebst?
Viele Menschen vernachlässigen ihren Körper, auch ich habe das lange getan. Letztendlich kommt man damit irgendwann nicht mehr weiter. Der Körper wird krank oder es passiert etwas Schlimmes – oft ist das ein Fingerzeig des Lebens, dass man sich auf sich besinnen sollte. Wenn man jedoch sehr kopflastig ist, bringt einen eine derartige Situation leicht aus dem Gleichgewicht. Das Chi durchfließt den Körper nicht mehr gut, wodurch physische, emotionale und mentale Probleme entstehen können. Erst wenn die physische, emotionale oder mentale Gesundheit leidet, kommen wir zur Besinnung. Manche von uns sind sehr sensibel und spüren schnell, wenn etwas nicht stimmt. Andere ignorieren die Signale ihres Körpers über einen langen Zeitraum. Sie steigen dann geradezu aus ihrem Körper aus und befinden sich im Grunde fast ausschließlich in ihrem Kopf – ein nicht gerade seltenes Phänomen in unserer westlichen Welt. Dadurch wird unser sympathisches Nervensystem ununterbrochen aktiviert (siehe Seite 59) und das parasympathische Nervensystem unterdrückt. Die Folge davon ist, dass wir uns oft unausgeglichen beziehungsweise gehetzt oder angespannt fühlen.

Weiter oben hast du bereits gelesen, dass das Chi dorthin fließt, wohin du deine Aufmerksamkeit lenkst. Wenn du also viel in deinem Kopf unterwegs bist, fließt der größte Teil des Chi dorthin, während dein Körper zu wenig erhält. Für deinen Körper ist das problematisch, denn er ist dann im Grunde unterversorgt. Ein harmonischer Chi-Fluss ist essenziell für ein gesundes Gleichgewicht zwischen unserem physischen Körper (Body), unserem Emotionalkörper (Herz) und unserem Mentalkörper (Kopf).

DAS SYMPATHISCHE UND DAS PARASYMPATHISCHE NERVENSYSTEM

Die Bewegungen und die Atmung während der Übungen wirken auf die Nerven, die im oberen Nackenbereich, weit unten in den sakralen Wirbeln (Kreuzbein) und tief in der Lunge verlaufen. Daher stimulieren die Yin-Yoga-Übungen vor allem das parasympathische Nervensystem.

Das periphere Nervensystem unseres Körpers wird in mehrere Nervensysteme untergliedert:

DAS VEGETATIVE NERVENSYSTEM (AUCH AUTONOMES ODER VISZERALES NERVENSYSTEM) REGELT VOR ALLEM DIE ORGANFUNKTIONEN:

Atmung, Verdauung, Weitung und Verengung der Blutgefäße, Regulierung des Herzschlags:

- Das **sympathische** (manchmal auch als orthosympathisch bezeichnet) Nervensystem regelt die Erhöhung des Herzschlags, die Steigerung der Atemfrequenz und die Erhöhung des Muskeltonus (Muskelspannung).
- Das **parasympathische** Nervensystem regelt die Senkung des Herzschlags, lässt die Atmung tiefer werden und senkt die Atemfrequenz. Es entspannt die sogenannten Skelettmuskeln, regelt die Organtätigkeit (unter anderem eine erhöhte Nierenfunktion), sorgt für die Aktivierung von Heilungsprozessen und setzt die Verdauung in Gang.
- Das **enterische** Nervensystem regelt die Funktionen des Magen-Darm-Trakts

DAS ANIMALE NERVENSYSTEM SETZT SICH ZUSAMMEN AUS:

- dem **zentralen** Nervensystem, das sich im Gehirn und im Rückenmark befindet;
- dem **somatischen Teil des peripheren Nervensystems,** das die Interaktion mit unserer Umwelt mittels unserer Sinnesorgane (Augen, Ohren, Nase, Haut und so weiter) sowie die Skelettmuskeln kontrolliert.

NIMM DIR ZEIT FÜR INNERE EINKEHR

Ich habe die Erfahrung gemacht, dass ich glücklicher geworden bin und mich in meiner Haut wohler fühle, seit ich mich getraut habe, in mich zu schauen und mich mit mir selbst auseinanderzusetzen. Natürlich musste ich mich erst durch meinen eigenen emotionalen Morast kämpfen. Dann wurde es jedoch tatsächlich leichter. Wenn ich jetzt ein paar Tage hintereinander keine Yin-Yoga-Übungen mache, merke ich, dass ich schneller gereizt bin, mir das Leben mühsamer erscheint, ich Wehwehchen bekomme oder dass sich alte Verletzungen wieder bemerkbar machen. Es ist also notwendig, immer wieder nach innen zu schauen. Das Leben ist manchmal hart, es gibt so viel Leid, in deiner Nähe oder auch weit weg. Im Buddhismus spricht man von Dukkha (frei übersetzt: Leiden, Leere, Unvollkommenheit). In der westlichen Welt verdrängen wir häufig unser eigenes Leiden. Egal ob groß oder klein, es soll keinen Raum einnehmen. Dabei führt das Verdrängen von physischem oder mentalem Schmerz gerade zur Verkrampfung von Muskeln und schließlich zur Verspannung des gesamten Körpers. Inzwischen habe ich gelernt, dass es gerade eine Kunst ist hinzuschauen, die Tatsachen zu akzeptieren und dann, wenn möglich, etwas zu verändern.

Wenn Yin-Yoga und die innere Einkehr bei mir funktionieren, warum sollte es dir dann nicht auch helfen? Wir sind nun einmal mit einem Körper ausgestattet, der bewegt werden muss, sonst rosten wir buchstäblich fest. Unser Körper, unser Denken und unsere Emotionen sind untrennbar miteinander verbunden. Wenn wir uns nicht bewegen, kann auf jeder der Ebenen eine Blockade entstehen. Das kann man am deutlichsten an unserem Körper wahrnehmen, es gilt aber ebenso für unsere Emotionen oder unsere psychische Gesundheit.

Das Allerwichtigste hierbei ist, dass du dir Zeit dafür nimmst. Nagel dich nicht selbst fest mit einem Vorsatz à la „Das mache ich jetzt immer so". Nimm dir lieber vor, drei Monate lang zwei- bis dreimal pro Woche eine der Übungssequenzen aus diesem Buch zu machen. Dieser Zeitraum reicht aus, um die Wirkung auf dich wahrnehmen und beurteilen zu können. Ein Tipp zum Schluss: Führe ein Tagebuch. Schreibe auf, was du jeweils wahrnimmst: auf physischem Gebiet (zum Beispiel: Heute haben mir meine Hüften wehgetan, oder: Mein Nacken war steif, oder: Ich hatte Kopfschmerzen), auf emotionalem Gebiet (zum Beispiel: Ich bin eifersüchtig, oder: Ich bin sehr traurig und ich komme da einfach nicht drüber weg) sowie die Gedanken, die dich beschäftigten (zum Beispiel: Ich denke die ganze Zeit an das Problem, das ich auf meiner Arbeit lösen muss). Schreibe auf, was in diesen drei Monaten mit dir passiert und wie du im Leben stehst. Was lief gut, was bereitete dir Schwierigkeiten? Gab es Momente, die dir Erkenntnisse schenkten (während der Übungen oder während einer anderen Beschäftigung)? Nicht alles findet als bewusster Prozess statt; ein Tagebuch (eventuell auch in Form eines Briefes an dich selbst) kann dir dabei helfen, die Veränderungen, die in dir stattfinden, zu registrieren und wahrzunehmen. Am Ende der drei Monate kannst du dir dann die Veränderungen ansehen und dich entscheiden, ob du weitermachen möchtest.

NIMM ABSTAND VON VERURTEILENDEN GEDANKEN

In meinen Yin-Yoga-Stunden steht also das Gefühl im Mittelpunkt: Beginne damit, die Reaktionen deines Körpers vollständig wahrzunehmen. Es ist nicht schlimm, wenn du zunächst heftig reagierst oder vielleicht leichte Schmerzen empfindest. Wenn du spürst, dass sich dein Körper verkrampft und die Reaktion dabei so heftig aus-

fällt, dass du dich nicht mehr entspannen kannst (dein Körper zittert, die Atmung wird flach und schnell), bist du zu weit gegangen. In diesem Fall solltest du die Position in Ruhe lösen.
Kannst du die Reaktion, den Schmerz aushalten, kannst du dich entspannen? Entspannung ist der Gradmesser. Mache also nur dann weiter, wenn du dich entspannen kannst. Fühlt es sich nicht gut an? Verwende dann ein Hilfsmittel zur Unterstützung, zum Beispiel einen Yogablock, ein Kissen oder eine Decke. Wenn es sich immer noch nicht gut anfühlt, probiere dann eine Variation der Übung aus (ohne jedoch das Ziel der Übung, das am Anfang der Übung bei dem Dehnungsgebiet beschrieben ist, aus dem Auge zu verlieren).
Mir ist es wichtig, dass du lernst zu erkennen, was dir guttut. Erwartungshaltungen spielen dabei keine Rolle. Es gibt kein Richtig oder Falsch. Es geht darum, was du fühlst.

DER AUFBAU „MEINER" YIN-YOGA-SEQUENZEN

Mit den Yin-Yoga-Stunden in diesem Buch richten wir uns auf die vier wichtigsten Teilbereiche unseres Körpers: den Emotionalkörper, den Mentalkörper, den physischen Körper und den Energiekörper. Diese Einzelkörper sind untrennbar miteinander verbunden und ineinander verwoben. Sie prägen dein unverwechselbares Ich.

Der Emotionalkörper repräsentiert das Herz, der Mentalkörper den Kopf, darüber hinaus gibt es den physischen Körper. Der Energiekörper (das Chi, die Lebensenergie) fließt durch alle drei. Meine Yogasequenzen in diesem Buch sind daher in jeweils eine Stunde für das Herz, für den Kopf und für den Körper (Body) eingeteilt. Die Übungen jeder der drei Stunden stimulieren den Chi-Fluss in dem jeweiligen spezifischen „Körper". Die drei Stunden haben jeweils eine andere Wirkung. Lies zunächst die Beschreibungen der drei Sequenzen in Ruhe durch. Achte dabei darauf, was du gerade brauchst (nimmst du bei dir irgendwo ein Ungleichgewicht wahr?). Mache danach die Übungen einer der drei Sequenzen. Möglicherweise nimmst du ein Ungleichgewicht in deinem physischen Körper wahr: Du fühlst dich verspannt, deine Muskeln sind verkürzt oder hart, oder du fühlst dich einfach nicht wohl in deiner Haut. Wähle in diesem Fall die Stunde für den Körper. Kannst du dich schon länger nicht aus Emotionen wie Trauer, Zorn oder Kummer lösen? Dann ist die Stunde für das Herz die richtige Wahl. Oder du hast vielleicht dunkle Gedanken, oder es quälen dich Gedanken die nichts mit der Realität zu tun haben? Dann solltest du die Stunde für den Kopf wählen. Manchmal ist dein Chi (Lebensenergie) blockiert oder es fließt in die falsche Richtung oder es ist ein Zuviel oder ein Zuwenig an Chi vorhanden. All dies hat Einfluss auf dein Wohlbefinden. Die Kunst ist dann herauszufinden, wo das Ungleichgewicht herkommt. Das kannst du nur herausfinden, indem du dich auf eine tiefere Ebene deines Selbst begibst und die Reise in dein Inneres antrittst. Ich wünsche dir, dass es dir gelingt herauszufinden, wo die Blockade oder deine Schwierigkeiten herrühren.

Vielleicht ist es am einfachsten, dich zunächst auf deine körperlichen Beschwerden zu richten. Hin und wieder kann es nämlich ein wahres Puzzle sein, den Auslöser für die Blockade oder die Beschwerden ausfindig zu machen. Nimm dir daher Zeit dafür, habe Geduld. Wenn du die Ursache kennst, ist es viel einfacher, die Verantwortung dafür zu übernehmen, entsprechend zu handeln und dafür zu sorgen, wieder ins Gleichgewicht zu kommen. Wenn du es nicht alleine schaffst, kannst du jederzeit einen Arzt, Akupunkteur oder einen chinesischen Arzt konsultieren.

EINIGE HINWEISE ZUR AUSFÜHRUNG DER ÜBUNGEN

Alle drei Übungssequenzen sind auf jeweils ungefähr eine Stunde ausgelegt. Um eine optimale Wirkung auf deinen Körper, deinen Kopf und dein Herz zu erreichen, solltest du alle Übungen hintereinander machen, also jeweils eine ganze Sequenz. Die Übungsstunden sind nämlich so aufgebaut, dass du mit jeder Übung tiefer in die jeweilige Energiebahn der gewählten Sequenz – sinkst. Wenn du die Übungen trotzdem etwas freier gestalten oder nur einige der Übungen ausführen möchtest, solltest du bei der Körper-Sequenz – anstelle der in der Beschreibung vorgegebenen Reihenfolge – die Übungen für die linke und die rechte Seite immer direkt nacheinander ausführen. Fange zum Beispiel mit der Schmetterlingsposition an, fahre dann fort mit der Position Halbes Happy Baby links und rechts, und schließe ab mit dem Twist links und rechts. Die Übungen aus der Herz-Sequenz kannst du, wenn gewünscht, auch einzeln ausführen. Ich empfehle dir, hierbei immer mit dem Schmetterling anzufangen und mit einem Twist (Drehhaltung) oder einer Rückbeuge (Backbending) abzuschließen.

Alle Positionen hältst du jeweils drei bis maximal fünf Minuten lang. Die Übungen entfalten ihre optimale Wirkung auf das Bindegewebe, wenn man sie zwischen zehn und 20 Minuten hält. Das ist jedoch sehr schwer, insbesondere wenn man noch nicht viel Yogapraxis hat. Verharre deswegen in den Asanas nur drei bis maximal fünf Minuten. Fange langsam an. Es empfiehlt sich nicht, gleich alle drei Sequenzen nacheinander zu machen. Fange mit derjenigen an, die dich am meisten anspricht. In ein paar Monaten kannst du möglicherweise zwei oder drei der Sequenzen nacheinander ausführen.

SORGE FÜR GUTE RAHMENBEDINGUNGEN

Yin-Yoga kannst du immer und überall praktizieren, wenn du aber noch am Anfang stehst, ist es sinnvoll, zunächst zu erfahren, was du für die Ausführung einer Übungssequenz benötigst:

- einen ruhigen Ort mit möglichst wenig äußeren Reizen (eine saubere und aufgeräumte Wohnung = ein aufgeräumter Kopf; auch Haustiere können manchmal störend sein)
- eine Yogamatte oder einen weichen Teppich
- einen Timer (sodass du die Positionen nicht länger als drei bis fünf Minuten hältst)
- ein aufgerolltes Handtuch oder eine dünne Decke
- eine Decke
- einen Yogablock (wenn du keinen Yogablock hast, kannst du auch ein Päckchen Druckerpapier oder ein dickes Buch verwenden)
- ein Halstuch oder einen Schal

Außerdem ist es nicht nur angenehm, sondern auch sinnvoll, wenn der Raum, in dem du die Übungen machst, behaglich temperiert ist. Das hilft auch, Krämpfe zu vermeiden. Ich empfehle eine Raumtemperatur zwischen 20 und 23 Grad Celsius. Eine Aufwärmphase erübrigt sich, da wir das Bindegewebe dehnen. Wir führen die Übungen langsam aus, ohne dabei Kraft aufzuwenden. Dein Telefon, Handy oder Smartphone solltest du ausschalten oder zumindest in den Flugmodus versetzen. Versuche, die Strahlung im Raum auf ein Minimum zu reduzieren. Die Strahlung deines Mobiltelefons oder anderer elektronischer Geräte beeinflussen und erwärmen deine Körperzellen. Die Strahlung ist daher eine potenzielle Ursache von Entzündungen, vielen anderen Krankheiten und unspezifischen Beschwerden. Durch die Strahlung wird der Grad an positiver Ladung erhöht, wodurch in unserem Körper mehr Radikale freigesetzt werden. Es ist zu viel Yang. Dies gilt übrigens nicht nur für den Zeitraum der Übungen, sondern sollte auch vor dem Schlafengehen Beachtung finden. Es ist wichtig, die Plus-Ladung mit einer Minus-Ladung (Yin) zu kompensieren. Um dies zu erreichen, solltest du dich regelmäßig erden, indem du zum Beispiel barfuß auf dem Boden (Erde, Stein oder Beton) läufst oder stehst. Fließendes kaltes Wasser hat diesbezüglich übrigens auch eine hervorragende Wirkung.

EINIGE TIPPS ZU DEN ÜBUNGEN

Sorge dafür, dass Du die Positionen entspannt einnimmst. Befolge die Anleitung und sieh dir die Fotos an. Während der Übungen bist du selbst für deinen Körper verantwortlich. Höre und fühle daher gut in dich hinein. Wenn es dir irgendwo wehtut, oder sich eine der Positionen gar nicht gut anfühlt, sorge dann für dich selbst. Möglicherweise hilft es dir, wenn du eine Körperpartie mit einem Kissen oder Yogablock unterstützt. Du kannst ruhig auch ein wenig variieren, beispielsweise indem du die betroffenen Körperteile etwas weiter auseinander oder dichter zueinander bringst. Wichtig ist nur, dass du nicht die Zielsetzung der Übung (das Dehnungsgebiet) aus dem Auge verlierst. Auch bei einer Variation der Übung solltest du in dem Körperbereich, für den die Übung gedacht ist, eine Dehnung spüren. Solange du an der richtigen Stelle etwas spürst, kannst du die Übung etwas abwandeln. Das Dehnungsgebiet ist zu Beginn jeder Übung angegeben.

- Richtige Schmerzen sollten nicht auftreten. Manchmal ist es nicht einfach, den Schmerz, der durch Dehnung oder Verspannung entsteht, von richtigem Schmerz zu unterscheiden. Die Kunst ist dann, vom Bauch aus zu fühlen. Wenn es sich wirklich nicht gut anfühlt, höre unbedingt auf dein Gefühl; du solltest die Übung dann fürs Erste überspringen.
- Vertraue während der Übungen ganz auf dich. Wenn Zweifel aufkommen, ob du die Übung richtig ausführst, sieh dir noch einmal genau die Fotos zu der Übung an und lies die Anleitung noch einmal gründlich durch. Wenn es sich dann immer noch nicht gut für dich anfühlt, probiere es lieber ein anderes Mal erneut.
- Versuche, verurteilende Gedanken zu vermeiden, konzentriere dich auf das Fühlen. Nimm deine Haltung, deine Emotionen und deine Gedanken wahr.
- Die Fotos zu den Übungen wurden an Orten aufgenommen, die zum Thema der jeweiligen Sequenz passen: Herz, Kopf und Körper. Die Fotos für die Herz-Sequenz repräsentieren Feuer, die für die Kopf-Sequenz Wasser und jene für die Körper-Sequenz Erde. Versuche dich, während du die Übungen ausführst, für die davon ausgehende Inspiration zu öffnen.

TÄGLICH EIN TWIST

Meine Lieblingshaltung ist generell der Twist, also irgendeine Drehhaltung aus den Sequenzen. Auch wenn du mal einen Tag keine Übungen machst, sorge dafür, dass du zumindest einen Twist machst – egal welchen. Ein guter Zeitpunkt dafür ist entweder gleich morgens nach dem Aufwachen oder kurz vor dem Schlafengehen. Du kannst die Übung ganz einfach im Bett machen. Morgens verleiht dir der Twist Energie und bringt dich ins Gleichgewicht. Er hilft dir, locker und entspannt aus dem Bett zu kommen, und aktiviert den Chi-Fluss. Wenn du abends verspannt ins Bett gehst, dürfte die Spannung während des Schlafs kaum abnehmen. Du wirst, wenn du morgens wach wirst, immer noch ganz steif sein. Wenn du aber vor dem Schlafen einen Twist machst, können sich deine Muskeln viel besser entspannen. Der Twist hat aufgrund der tiefen Bauchatmung, die von der Übung stimuliert wird, eine beruhigende Wirkung. Und selbst wenn du nicht verspannt bist: Der Twist vor dem Schlafengehen sorgt dafür, dass du entspannt einschlafen kannst.

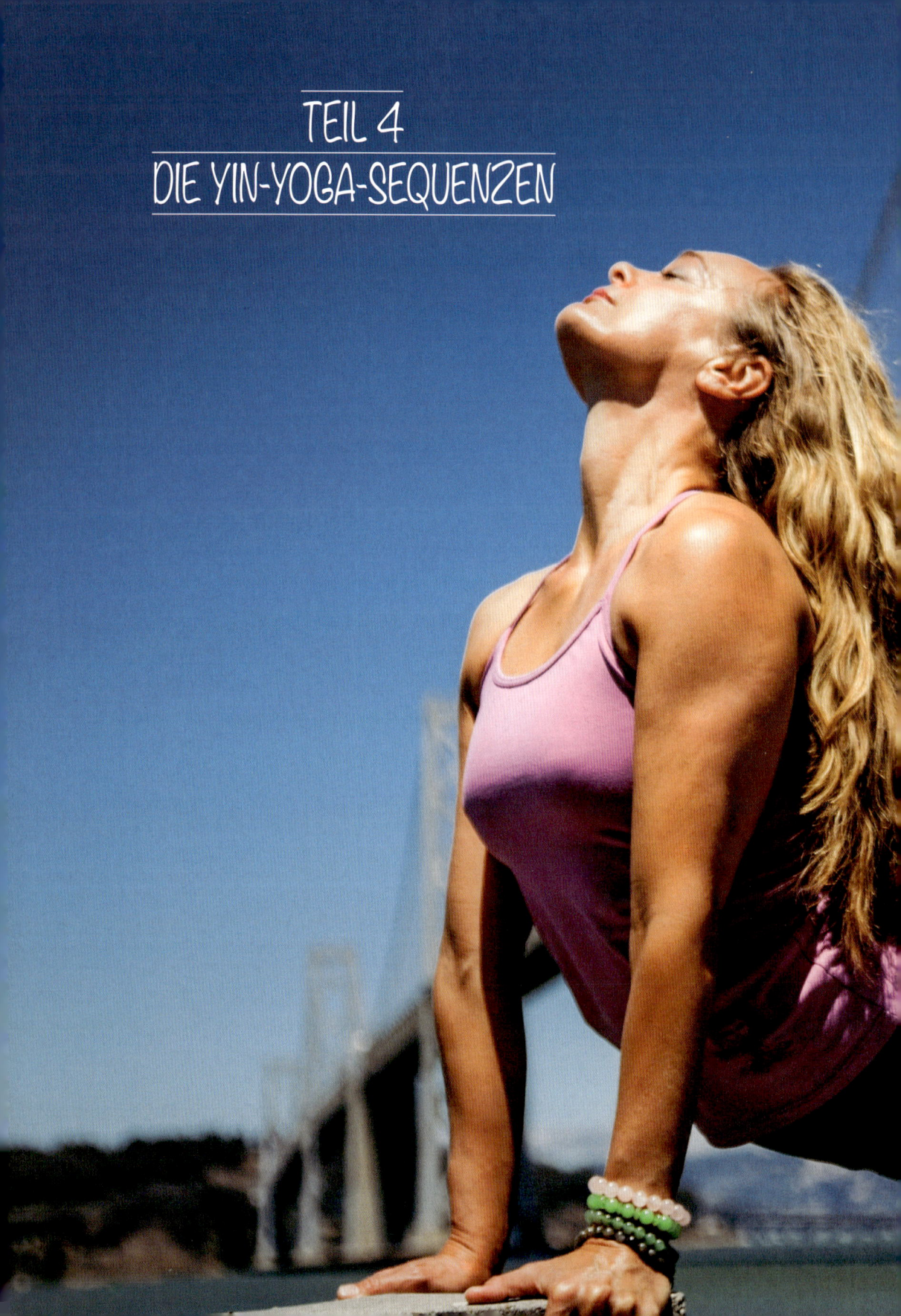

TEIL 4
DIE YIN-YOGA-SEQUENZEN

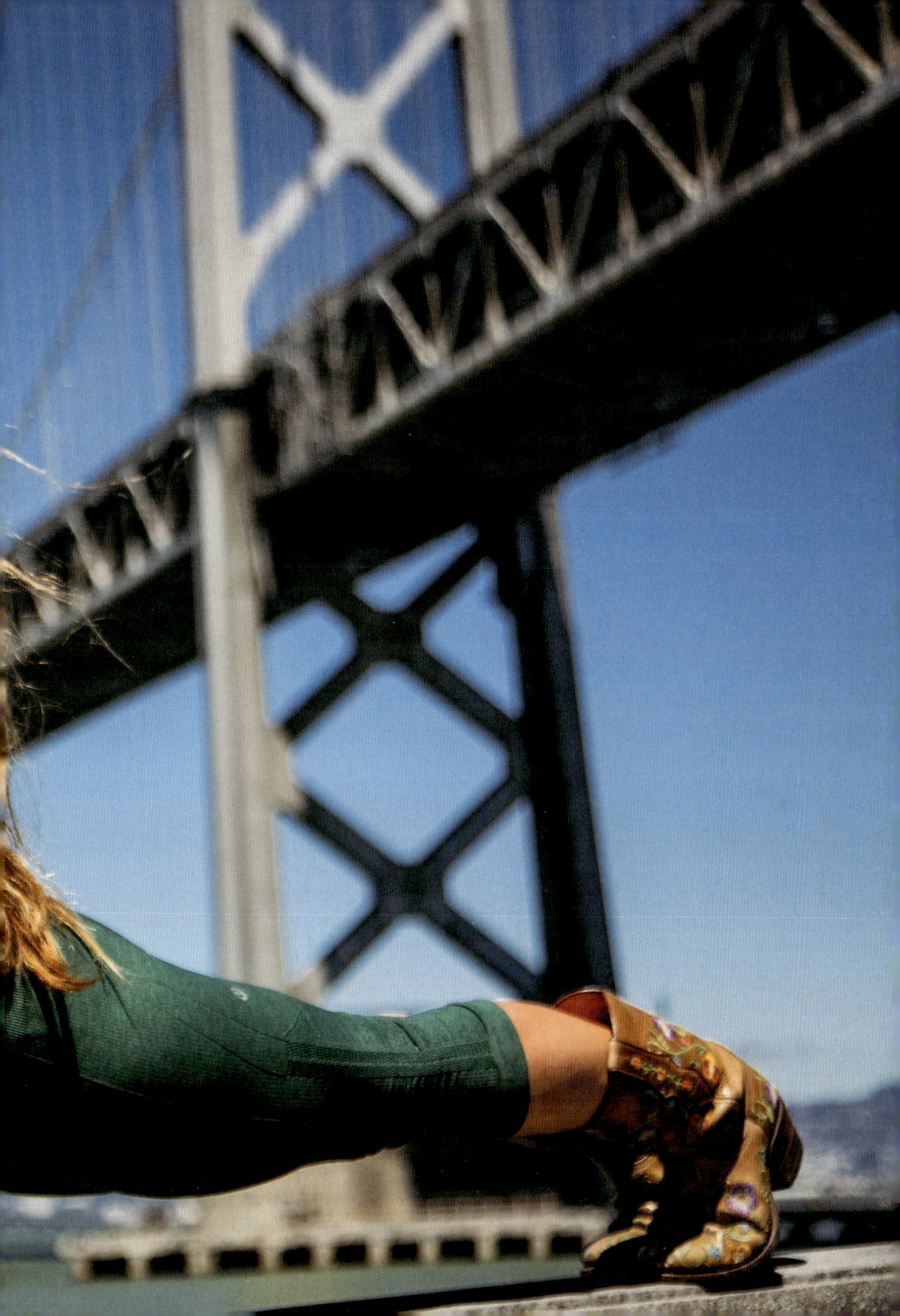

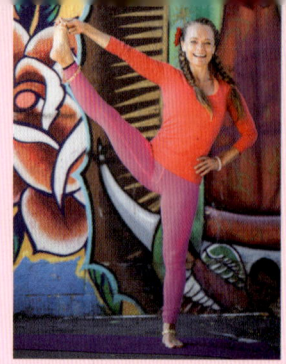

DIE HERZ-SEQUENZ

Diese Übungssequenz ist für jeden geeignet,
sie wirkt jedoch besonders positiv bei den folgenden Indikationen:
Chi: bei Stagnation oder unzureichendem beziehungsweise schlechtem Chi
im Oberkörper oder in der Herzgegend
Ayurveda-Typ: Pitta
Enneagramm-Typ: 2, 3 & 4
Die Herz-Sequenz richtet sich auf den Herz- und den Dünndarmmeridian
sowie auf den Lungen- und den Dickdarmmeridian.

Diese Übungssequenz hilft dir, deine Emotionen ins Gleichgewicht zu bringen. Wenn du das Gefühl hast, immer wieder in Tränen ausbrechen zu müssen, wenn du Trauer und Verlust nicht verarbeiten kannst, eifersüchtig bist oder schnell emotional wirst, kann dir diese Sequenz helfen.

Das Herz ist das Zentrum deiner Emotionen und Gefühle. Du fühlst alles zuerst mit dem Herzen, erst danach erreicht das Gefühl auch deinen Kopf. Das Energiefeld um unser Herz hat eine Ausdehnung von ungefähr zwei bis drei Metern. Dadurch kommt das Energiefeld deines Herzens häufig mit dem Energiefeld eines anderen Menschen in Berührung. Und das macht es so wichtig, dieses Feld ins Gleichgewicht zu bringen und so Raum für positive Gefühle zu schaffen.

Gesundheit
Es ist besonders sinnvoll, die Übungen dieser Sequenz zu machen bei:
- chronischen Beschwerden im oberen Rücken- oder im Lendenwirbelbereich
- Schulter- und Nackenbeschwerden
- RSI-Syndrom (Mausarm)
- Stimmungsschwankungen
- Asthma
- Erkältung
- Arthrose
- oder zur Geburtsvorbereitung
(immer in Absprache mit der Gynäkologin)

Diese Sequenz sollte nicht ausgeführt werden bei:
- Sehnen- und/oder Nervenentzündungen
- akutem Rheuma oder aktiver Arthritis
- Beckeninstabilität
- und auch nicht in den ersten drei Monaten nach einer Geburt; denn das Bindegewebe braucht jetzt etwas Zeit, um sich zu erholen und um seinen ursprünglichen Zustand wiederherzustellen

Die Übungen
Beachte bitte: Jede Position dieser Sequenz baut auf der jeweils vorhergehenden Position auf.

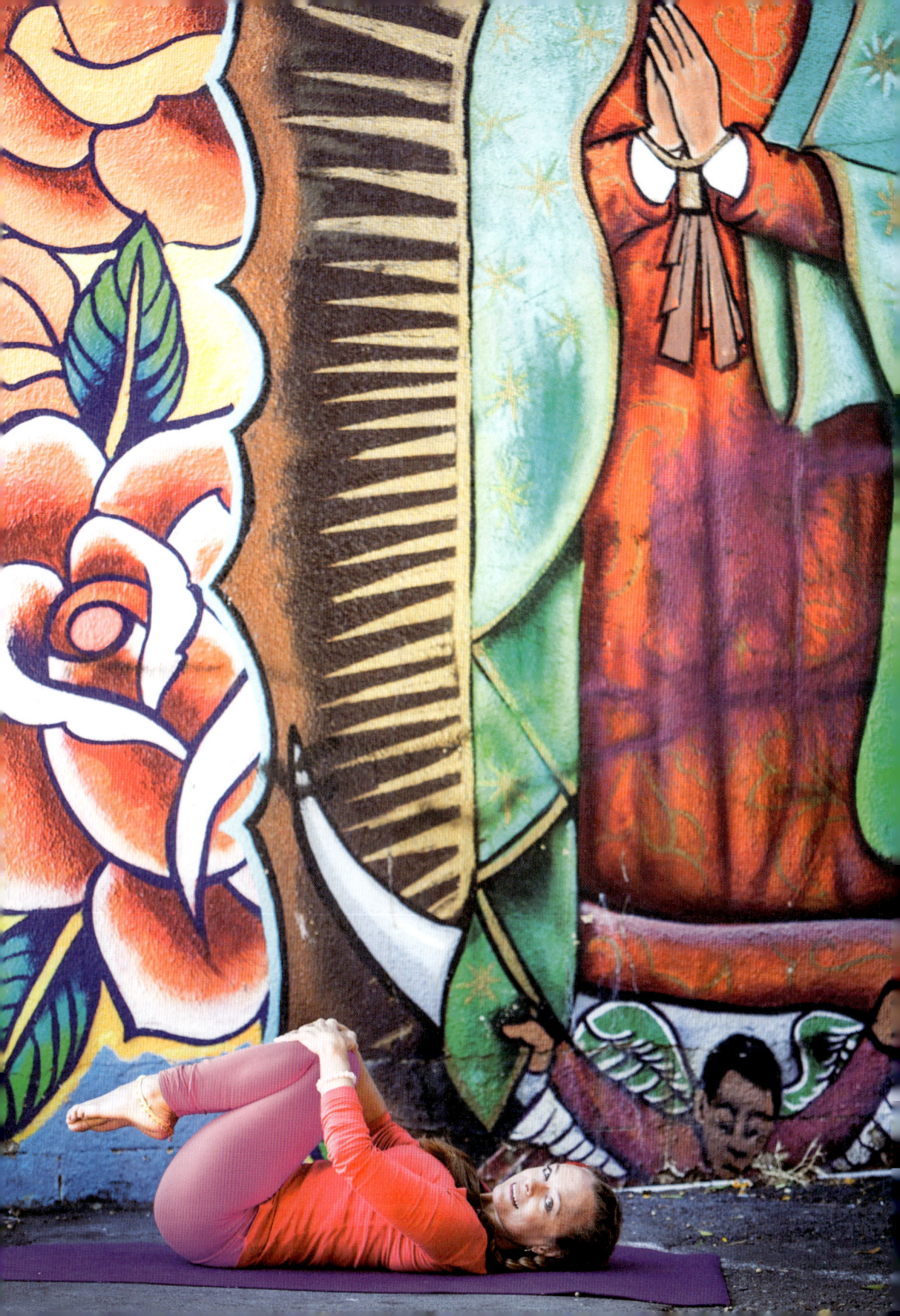

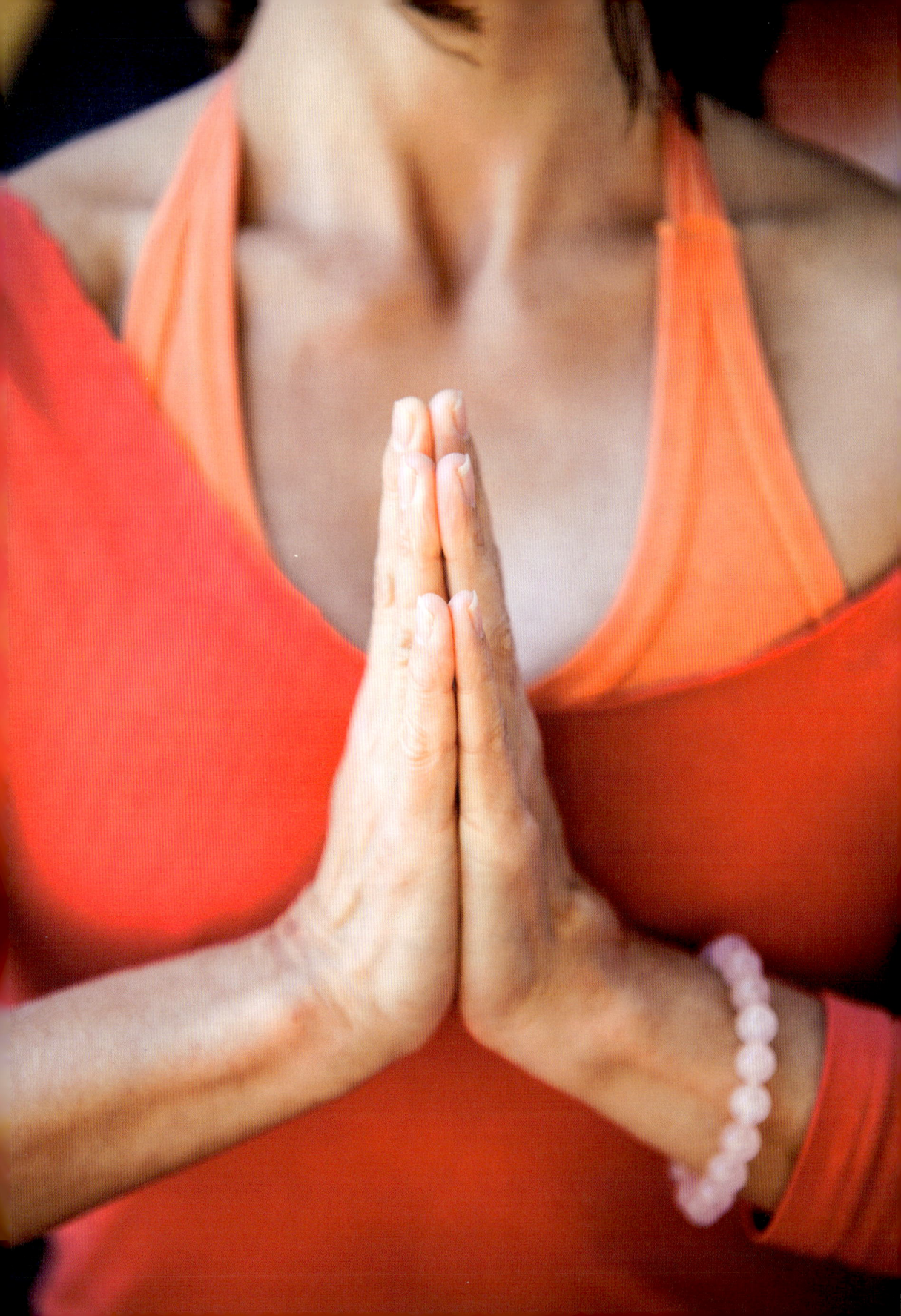

BEGINNE DIE SEQUENZ MIT DER RICHTIGEN INNEREN HALTUNG

Setze dich bequem auf deine Yogamatte mit überkreuzten Beinen, schiebe eventuell ein kleines Kissen unter das Gesäß und die Knie. Achte darauf, dass deine Sitzhöcker gut auf dem Kissen oder der Matte geerdet sind; sie sorgen für Stabilität.

Aus dieser Haltung kannst du eine gute Rückenaufrichtung ausführen. Richte deine Wirbelsäule auf, indem du das Becken ein wenig nach vorne kippst, und strecke den Scheitel Richtung Decke. Nimm deine Schultern zurück und lasse sie entspannt nach unten sinken. Ziehe dein Kinn etwas zur Brust und atme in den Bauch.

Lege deine Handflächen auf der Höhe deines Herzens aneinander. Spüre, wie deine Hände und Finger eins werden. Mit dieser Ausgangsposition schaffst du dir die idealen Voraussetzungen, um am Beginn der Übungssequenz die richtige innere Haltung zu erlangen. Diese erreichst du, indem du in Gedanken die folgenden fünf Punkte durchgehst, mit denen du deinen Respekt und deine Dankbarkeit zum Ausdruck bringst für:

1. DEN ORT, an dem du dich jetzt aufhältst, die Stelle der Muskeln, der Knochen und des Bindegewebes in deinem Körper. Du bist jetzt hier auf dieser Yogamatte.

2. DIE ZEIT, die du dir für diese Übungen genommen hast; du hast Zeit für dich selbst, du lebst in diesem Augenblick, also nicht in der Vergangenheit und nicht in der Zukunft.

3. DICH SELBST – wie du bist, in allem. Du bleibst du selbst und verirrst dich nicht in deinen Emotionen.

4. ALLES, WAS DICH UMGIBT – Menschen, Tiere, Materie; du behandelst alles und jeden genau so, wie du selbst behandelt werden möchtest.

5. WISSEN UND WEISHEIT, die jahrhundertelang weitergegeben wurden und von denen wir noch immer lernen können, uns gut zu fühlen, ein besserer Mensch zu sein und an einer besseren Welt mitzuwirken.

Abschluss
Spüre nun wieder deinem Atem nach und nimm die erste Position ein: Schmetterling.

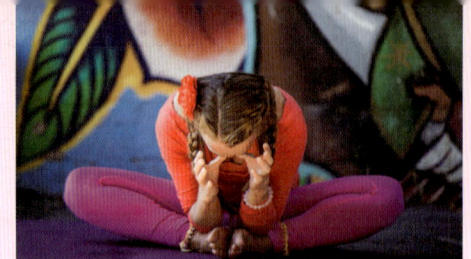

DER SCHMETTERLING

Physische Wirkung
- Dehnt das Bindegewebe an der Rückseite des Körpers. Die Muskeln, Sehnen und Bänder, die im gesamten Bereich der Wirbelsäule verlaufen, sowie die große Sehnenplatte (Lumbalfaszie) im unteren Rückenbereich.
- Lockert und öffnet die Hüften, schafft dort Raum.
- Dehnt die Muskulatur an der Innenseite der Beine (Adduktoren).

Die wichtigsten Energiebahnen
- Blasen- und Nierenmeridian
- Zentrale Energielinie in der Wirbelsäule (Sushumna)
- Leber- und Gallenblasenmeridian
- Magen- und Milzmeridian (Druckpunkte)

Die Übung
- Lege deine Fußsohlen aneinander.
- Platziere die Fersen ungefähr 30 bis 50 Zentimeter vor deinem Schambein.
- Senke das Kinn und beuge den Rücken Wirbel für Wirbel nach unten.
- Beuge dich dabei langsam vor.
- Du kannst deine Hände platzieren, wo du möchtest.
- Mit den Daumen kannst du die Druckpunkte neben der Nase bei den Augenhöhlen stimulieren; dort befindet sich der Anfangspunkt des Blasenmeridians.
- Alternativ kannst du die Daumen auch auf die Druckpunkte unterhalb deiner Fußballen in der Mitte des Fußes platzieren. Das sind wichtige Punkte des Nierenmeridians.
- Mache das, was du möchtest und was sich gut anfühlt.

Hinweise
- Sollten deine Fußknöchel unangenehm auf den Boden drücken, kannst du dort eine dünne Decke unterlegen.
- Wenn du Schmerzen oder ein unangenehmes Gefühl in den Knien bekommst, platziere ein kleines Kissen unter den Knien.
- Wenn sich Nacken oder Lendenwirbelbereich unangenehm anfühlen, kannst du am besten deinen Kopf mit ein paar Yogablöcken oder Kissen, die du vor dich legst, unterstützen.

Aufmerksamkeit
- Richte deine Aufmerksamkeit nach innen, so unterstützt du den Energiefluss darin, nach unten in den Bauchraum zu strömen. Im Bauch liegt unser energetisches Zentrum, das auch unsere Gefühle beeinflusst; es wird auch Dantian oder Hara genannt.
- Diese Übungssequenz richtet sich zwar auf das Herz, das Instrument ist jedoch dein Körper. Es ist also besonders wichtig, dass du deinen Körper gut wahrnimmst.
- Nimm wahr, wo deine Grenzen liegen: Was fühlt sich gut an und was nicht?
- Führe bei dir selbst eine Art Bodyscan durch; beginne bei den Zehen und gehe langsam nach oben.
- Beobachte, aber urteile nicht.

Abschluss
- Hole noch einmal tief Atem und rolle dich dann während der Einatmung langsam Wirbel für Wirbel wieder hoch.
- Bereite dich anschließend in Ruhe auf die folgende Position vor: Engelsflügel.

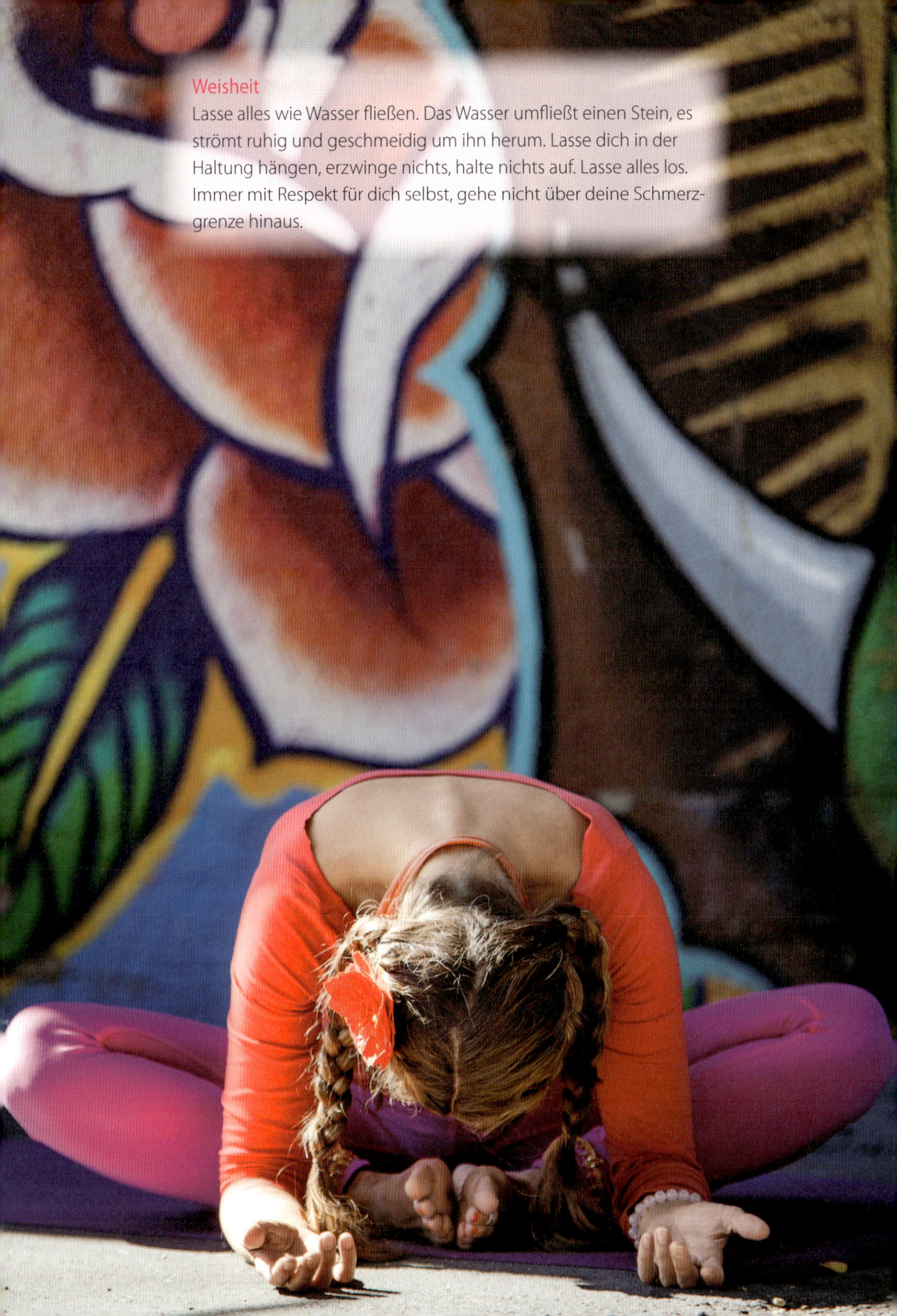

Weisheit
Lasse alles wie Wasser fließen. Das Wasser umfließt einen Stein, es strömt ruhig und geschmeidig um ihn herum. Lasse dich in der Haltung hängen, erzwinge nichts, halte nichts auf. Lasse alles los. Immer mit Respekt für dich selbst, gehe nicht über deine Schmerzgrenze hinaus.

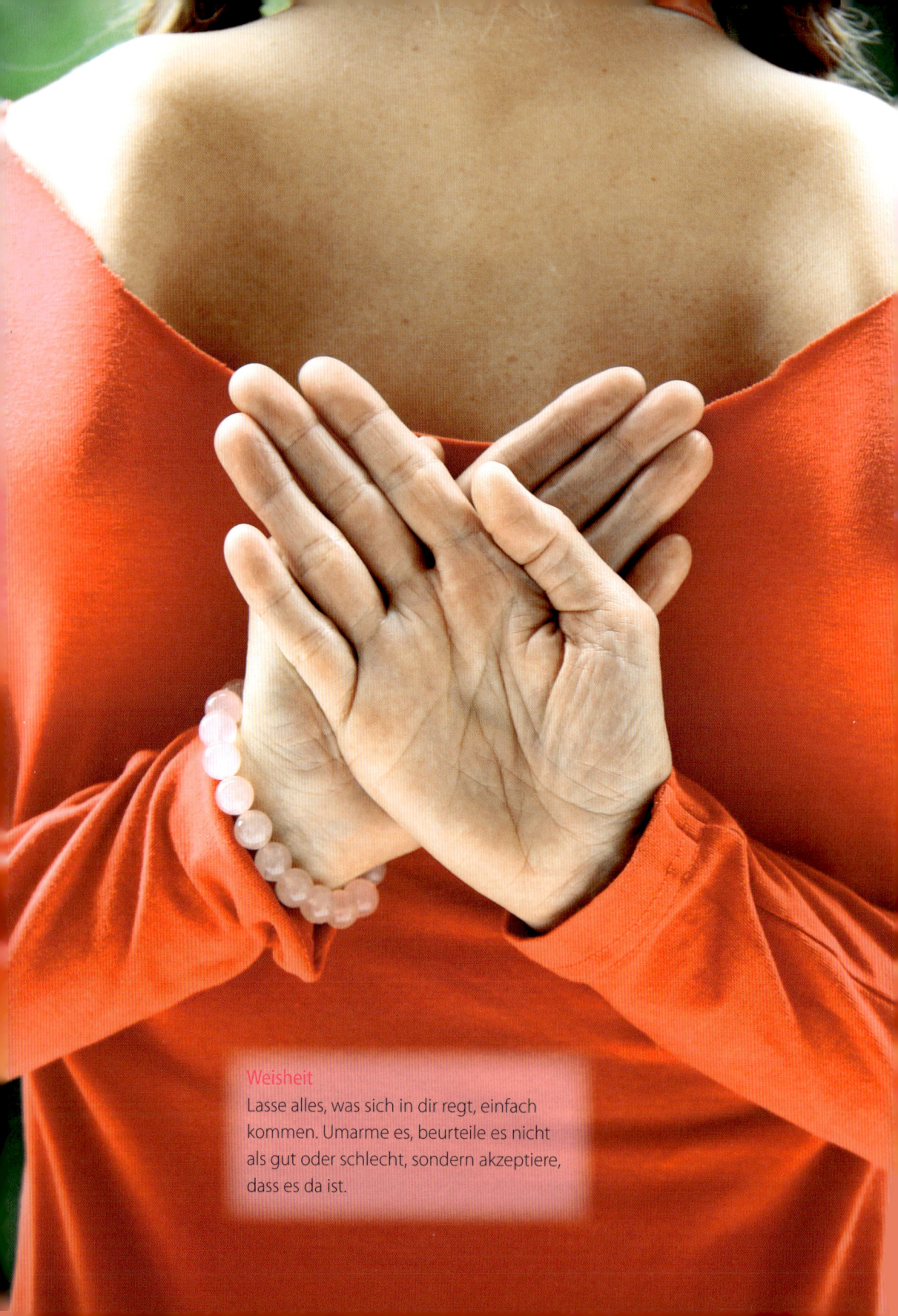

Weisheit
Lasse alles, was sich in dir regt, einfach kommen. Umarme es, beurteile es nicht als gut oder schlecht, sondern akzeptiere, dass es da ist.

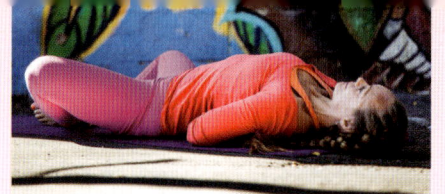

ENGELSFLÜGEL

Physische Wirkung
- Dehnt die Vorderseite der Schulterspitzen und die Brustmuskulatur, öffnet den Brustkorb und die Herzgegend.
- Durch das Öffnen der Beine wird die Muskulatur der Beininnenseiten (Adduktoren) gedehnt.
- Streckt den mittleren und oberen Rückenbereich (indem du deine Hände im Rücken auf der Höhe der Schulterblätter bringst).

Die wichtigsten Energiebahnen
Alle Energiebahnen, die über und um die Arme und Schultergelenke verlaufen:
- Herz- und Dünndarmmeridian
- Lungen- und Dickdarmmeridian
- Perikard- und Dreifacher-Erwärmer-Meridian
- Leber- und Gallenblasenmeridian

Die Übung
- Deine Beine bleiben in der Schmetterlingshaltung; deine Fußsohlen liegen also aneinander, deine Fersen befinden sich ungefähr 30 bis 50 Zentimeter vor dem Schambein.
- Strecke deine Arme auf Schulterhöhe zu beiden Seiten aus.
- Die Daumen weisen dabei nach unten, die Handflächen nach hinten.
- Winkle die Ellenbogen an und bringe sie anschließend nach hinten auf deinen Rücken.
- Die Daumen weisen jetzt nach oben beziehungsweise schräg nach oben.
- Lege die Hände überkreuzt übereinander.
- Am besten bringst du den Arm der am wenigsten beweglichen Schulter als Erstes auf den Rücken und erst danach den anderen Arm.
- Lege dich nun so hin, dass du auf deinen Händen liegst.
- Es gibt hierfür drei Optionen: Beine in Schmetterlingsposition, lang ausgestreckt oder aufgestellt.
- Wenn du liegst, legst du auch deine Fußsohlen wieder aneinander; deine Knie zeigen also nach außen.

Hinweise
- Wenn sich dein Nacken abgeknickt anfühlt, lege ein kleines Kissen oder eine dünne Decke unter den Kopf.
- Wenn dir die Ellenbogen wehtun, hast du wahrscheinlich die Arme am Anfang etwas zu hoch platziert. Schiebe sie etwas nach unten, etwas mehr zur Mitte des Lendenwirbelbereichs.
- Wenn du ein unangenehmes Gefühl in den Hüften oder Knien wahrnimmst, unterstütze sie mit ein paar Yogablöcken oder Kissen.
- Wenn es sich im unteren Rückenbereich unangenehm anfühlt, versuche den Rücken auf die Matte sinken zu lassen und zu entspannen. Du kannst dich dafür am besten selbst schwer machen.

Aufmerksamkeit
- Richte deine Aufmerksamkeit auf deine Atmung, beobachte deinen Atem und dein Herz.
- Spüre deine Atmung und dein Herzzentrum und werde dir beider bewusst.
- Verändere oder beeinflusse deine Atmung nicht, sondern beobachte nur.

Abschluss
- Hole noch einmal tief Atem.
- Löse dann ruhig die Position, indem du zunächst deine Knie zueinanderbringst. Anschließend rollst du erst zur einen und dann zur anderen Seite, sodass du deine Arme unter dem Rücken hervorziehen kannst.

HERZÖFFNER-TWIST LINKS UND RECHTS

Physische Wirkung
- Dehnt den oberen Rückenbereich und öffnet das Herz.
- Auch in den Flanken wirst du diese Übung spüren.
- Im unteren Rückenbereich spürst du eine Traktion (Ziehen) im Iliosakralgelenk (ISG), dem Übergang von den Beckenrändern (Darmbein) zum Sakrum, dem Kreuzbein.

Die wichtigsten Energiebahnen
- Herz- und Dünndarmmeridian
- Lungen- und Dickdarmmeridian
- Zentrale Energielinie in der Wirbelsäule (Sushumna)
- Blasenmeridian (Iliosakralgelenk; ISG)
- Leber- und Gallenblasenmeridian

Die Übung
- Platziere eine zusammengerollte Decke oder einen Yogablock quer etwas unterhalb deiner Schulterblätter (Frauen können sich an der Lage ihres BH-Verschlusses orientieren).
- Lege den Kopf auf die Matte.
- Die Arme legst du auf Schulterhöhe in die sogenannte T-Position, sie wird auch Hands-up genannt (sieht in etwa aus wie ein Comic-Kaktus). Die Ellenbogen sind 90 Grad angewinkelt. Mit der Armposition kannst du etwas spielen: Du kannst die Arme etwas höher oder tiefer platzieren oder die Ellenbogen etwas mehr strecken. Du kannst jederzeit etwas unter deine Handgelenke legen, zum Beispiel ein kleines Kissen oder ein Handtuch.
- Platziere die Füße und Knie nebeneinander, lasse dann deine Knie nach links sinken.
- Du kannst die Position der Beine etwas variieren.
- Wenn dir die Übung zu leicht erscheint und du die Wirkung intensivieren möchtest, schlage dann das rechte Bein über das linke, um so noch etwas tiefer zu kommen.
- Diese Übung kann also mit den Beinen nebeneinander oder auch übereinandergeschlagen ausgeführt werden.
- Drehe nun deinen Kopf zur anderen Seite und schaue nach rechts.

Abschluss des Twists nach links und Seitenwechsel
- Drehe dich ruhig zur anderen Seite.

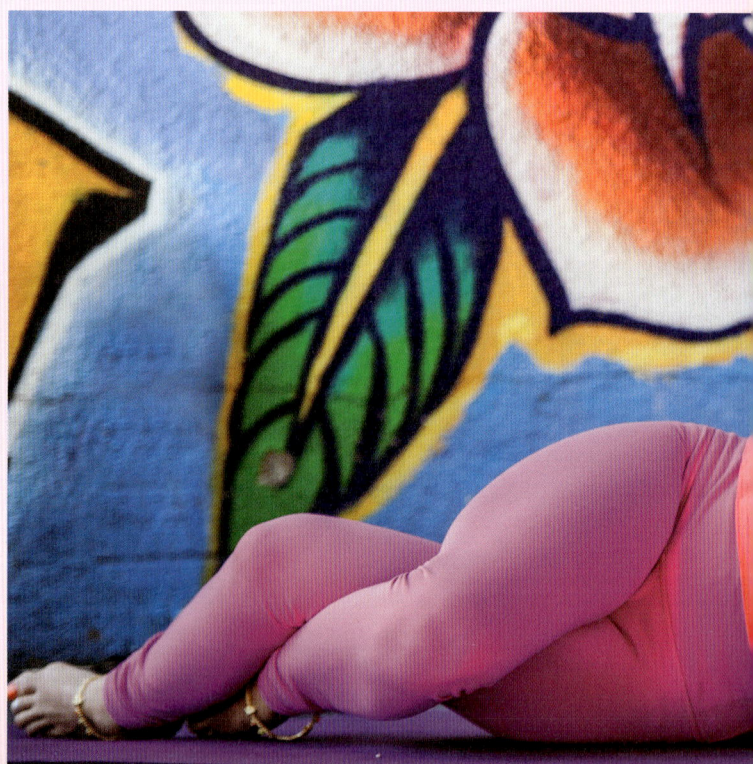

- Drücke dabei deinen Lendenwirbelbereich auf die Matte.
- Lasse dir Zeit und wiederhole die Übung auf der anderen Seite.
- Setze die Füße wieder auf die Matte und platziere die Knie nebeneinander; lasse deine Knie nun nach rechts sinken.
- Du kannst die Position der Beine wieder etwas variieren.
- Wenn dir die Übung zu leicht erscheint und du die Wirkung intensivieren möchtest, schlage dann das linke Bein über das rechte, um so noch etwas tiefer zu kommen.
- Diese Übung kann also mit den Beinen nebeneinander oder auch übereinandergeschlagen ausgeführt werden.
- Drehe nun deinen Kopf zur anderen Seite und schaue nach links.

Hinweise
- Wenn es sich im Schulterbereich für dich zu hoch oder zu tief anfühlt, kannst du die Decke anders zusammenrollen oder falten oder eventuell ganz weglassen.
- Die Übung sollte sich im Lendenwirbelbereich nicht zu intensiv anfühlen. Sollte das der Fall sein, lege deine Knie aufeinander und schiebe ein kleines Kissen entweder zwischen oder unter die Knie.
- Wenn es sich im Nacken unangenehm anfühlt, unterstütze deinen Kopf mit einem kleinen Kissen.
- Wenn du Schmerzen in den Armen und/oder Schultern hast, lege deine Arme etwas weiter unten ab.
- Sei dir bewusst, dass du, wenn du zu ehrgeizig angefangen hast, jederzeit zu einer leichteren Variante wechseln kannst.

Aufmerksamkeit
- Atme bewusst.
- Atme tief in den Bauch hinein.
- Beobachte deine Atmung und beeinflusse sie, indem du ganz tief und weit unten in den Bauch atmest.
- Spüre, wie dein Bauch sich unterhalb des Nabels hebt und senkt. Dort findet die Atembewegung statt.
- Spüre deinen Herzschlag, deinen Brustkorb und das Energiefeld um dein Herz.

Abschluss
- Löse dann ganz ruhig die Position.
- Drücke den Rücken gut auf die Matte.
- Setze deine Füße auf, rolle dich zur Seite, um die Decke/den Yogablock unter dir hervorzuziehen.

Weisheit
Wünschst du dir mehr Liebe in deinem Leben? Versuche dann als Erstes, bedingungslose Liebe für dich selbst zu empfinden. Lasse die Liebe für dich selbst zu deinem Herzen strömen. Wenn dir das Schwierigkeiten bereitet, denke an Dinge, mit denen du zufrieden bist, oder an Eigenschaften, über die du dich freuen kannst. Fülle dein Herz ganz mit diesen positiven Gefühlen.

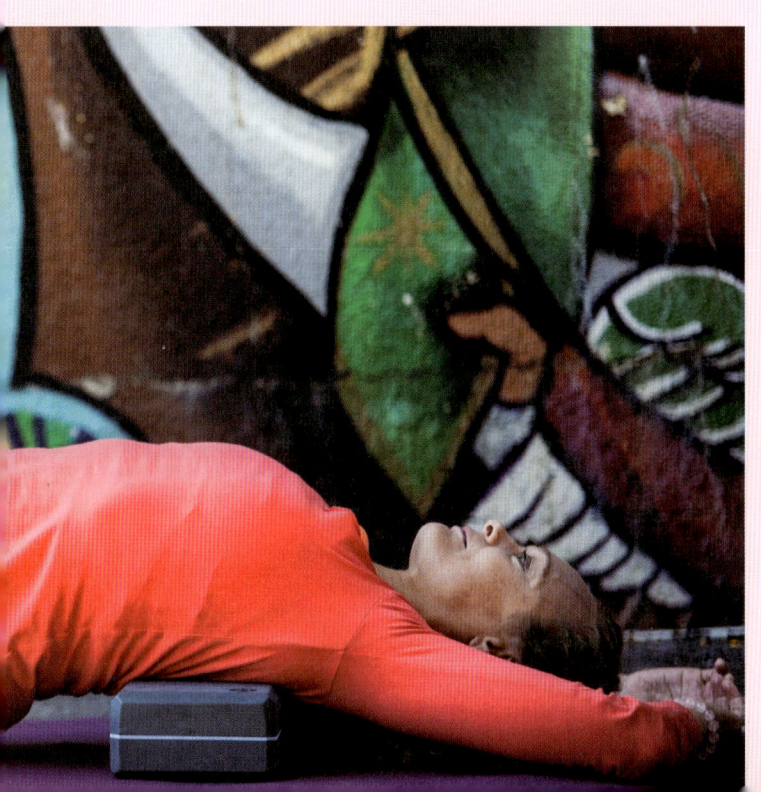

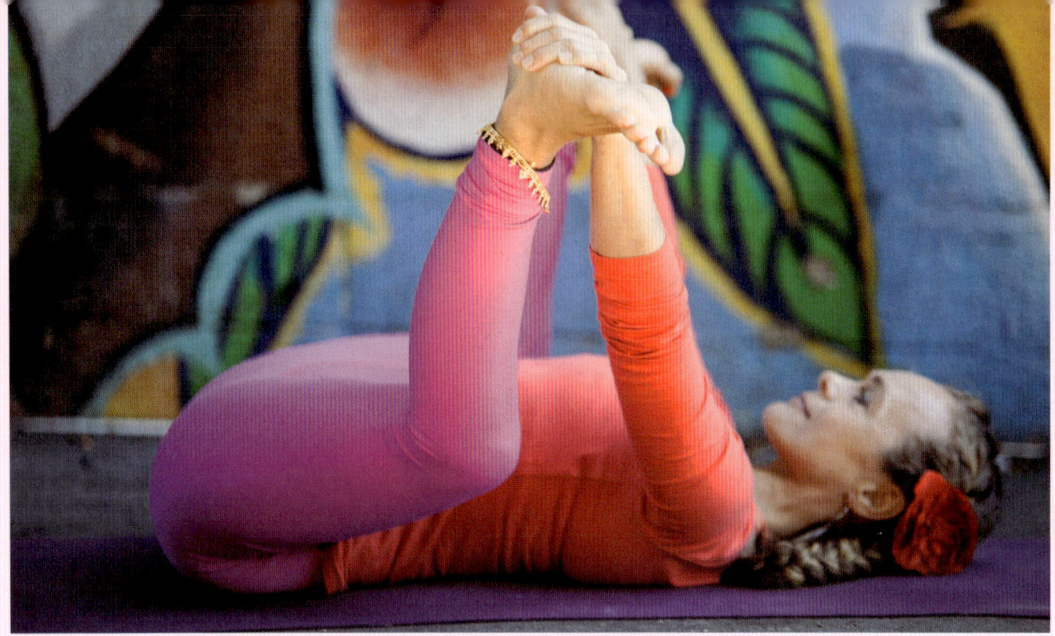

HAPPY BABY FLOW

Physische Wirkung
- Entspannt den Rücken.
- Massiert die Nieren (unterhalb der siebten Rippe).
- Dehnt die sogenannten Hamstrings, die hinteren Oberschenkelmuskeln, die an den Sitzhöckern anschließen, sowie den großen Gesäßmuskel und die kleinen Hüftmuskeln (durch die starke Beugung der Hüfte).
- Durch die starke Flexion (Beugung) werden die Hüften geöffnet. Durch die Weitung wird Raum in den Hüftgelenken geschaffen.

Die wichtigsten Energiebahnen
- Blasen- und Nierenmeridian
- Leber- und Gallenblasenmeridian
- Magen- und Milzmeridian (Druckpunkte)

Die Übung
- Bleibe auf dem Rücken liegen und ziehe die Knie zur Brust.
- Lasse die Knie dann etwas nach außen fallen und hebe die Füße leicht an.
- Komme mit Kopf und Schultern etwas hoch und umfasse dann deine Fersen oder Fußgelenke.
- Wenn dir das nicht gelingt, greife deine Socken oder Hosenbeine.
- Wenn du deine Füße oder Fußgelenke nicht zu fassen bekommst, kannst du auch einen Gürtel oder ein Tuch als Verlängerung deiner Arme einsetzen (schlage den Gürtel oder das Tuch um den Fuß oder das Fußgelenk und halte die beiden Enden fest).
- Lege den Kopf wieder zurück auf die Matte.
- Indem du nun nach links und rechts rollst, massierst du deine Nieren und den Lendenwirbelbereich.
- Wenn deine Fußsohlen nach oben weisen, führst du die Übung richtig aus.
- Wenn das nicht geht, winkle die Knie noch stärker an.
- Spüre aufmerksam dem nach, was du tust.
- Du kannst während der Übung auch ab und zu einfach still liegen.

Hinweise
- Kopf und Nacken sollten sich nicht verkrampfen.
- Wenn dein Kopf abgeknickt liegt, lege ein Kissen unter.
- Wenn du merkst, dass sich der Lendenwirbelbereich von der Matte löst, lege ein größeres oder zwei kleine Kissen unter deinen Kopf. Dann kippst du den unteren Rücken etwas

Weisheit

Es war einmal eine alleinstehende Mutter. All ihr Geld und ihre gesamte Zeit steckte sie in die Erziehung ihres Sohnes. Sie hegte die Hoffnung, dass er, wenn er nach seiner Ausbildung eine Anstellung bekäme, für sie sorgen würde. Tatsächlich aber bekam sie nichts, denn er steckte all sein Geld und all seine Zeit in den Kauf und anschließenden Verzehr von Datteln. Das war schrecklich für sie, und darum ging sie eines Tages zu einem Guru, um ihn um Rat zu fragen.

Als sie sich ihm offenbarte und berichtete, dass ihr Sohn keinen einzigen Cent für sie übrig hatte, sondern alles für Datteln ausgab, sagte der Guru, sie solle in 21 Tagen wiederkommen. Dann würde sie eine Antwort bekommen. Sie fand das recht merkwürdig, kehrte aber nach Ablauf der Frist zu dem Guru zurück. Die Antwort des Gurus lautete: „Ich bin absolut eurer Meinung. Es ist nicht gerecht, dass euer Sohn euch nichts gibt und alles für Datteln ausgibt. Sagt ihm einfach, dass er weniger Datteln kaufen soll und stattdessen besser für euch sorgen muss. Ihr habt schließlich euer ganzes Leben für ihn gesorgt."

Die Frau war sehr zufrieden mit der Antwort, wollte aber doch gerne wissen, warum sie auf diese relativ einfache Antwort 21 Tage hatte warten müssen. Der Guru erwiderte, dass er erst selbst erfahren musste, wie es sich anfühlt, nach Datteln süchtig zu sein. Erst danach sei er zu der Schlussfolgerung gekommen, dass ihr Sohn einfach damit aufhören müsse.

Die Moral der Geschichte: Urteile nicht, bevor du nicht selbst in derselben (oder einer vergleichbaren) Situation gewesen bist. Erst dann kannst du wirklich urteilen. Sonst weißt du schlichtweg nicht, wovon du sprichst.

---

mehr, damit du wirklich gut über den Lendenwirbelbereich rollen kannst.
- Wenn es sich in den Schultern nicht gut anfühlt, benutze einen Gürtel oder Schal (Tuch), den du um die Fußgelenke legst, als Armverlängerung.

Aufmerksamkeit

- Konzentriere dich auf deine Hüften. Visualisiere beim Einatmen, dass deine Energie mit einem Prickeln in deinen Bauch und beim Ausatmen genauso in deine Hüften strömt.
- Du atmest also ein in den Bauchraum, und aus in Richtung der Hüften.
- Gib dem Ganzen deine Lieblingsfarbe.

Abschluss und Wechsel in die Zwischenposition Herabschauender Hund

- Komme ganz ruhig wieder in die Mitte und strecke deine Beine in die Luft.
- Lege deine Hände unter dein Becken, hebe den Kopf an, lasse deine Beine auf den Boden sinken und rolle dich in eine Sitzposition.
- Setze dich in den Schneidersitz und platziere deine Hände vor dir auf der Matte.
- Mache dann mit beiden Beinen einen großen Schritt nach hinten, der Abstand zwischen deinen Füßen und Händen sollte etwa eine Beinlänge betragen (stehender Vierfüßlerstand).
- Strecke dann deine Schultern und deinen Rücken, dein Gesäß zeigt Richtung Decke.
- Du stehst jetzt in einer Art Dreieck, wobei dein Gesäß den höchsten Punkt einnimmt. Diese Position heißt Herabschauender Hund.
- Spiele ein wenig mit der Haltung, indem du die Beine bewegst (hebe sie abwechselnd an und wiebele sie etwas hin und her.
- Diese Übung mache ich häufig in meinen Yogastunden.

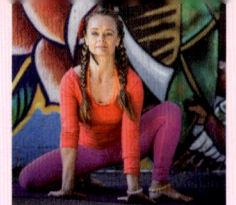

TARA-HOCKE LINKS (NACH DER HALTUNG DER GÖTTIN TARA)

Physische Wirkung
- Dehnt die Sehnen und Muskeln des Handgelenks (wegen meiner Handgelenksverletzung muss ich diese Übung täglich machen).
- Diese Übung ist besonders empfehlenswert bei RSI-Syndrom (Mausarm) sowie bei Schulter- und Nackenbeschwerden, auch bei Herzproblemen oder Liebeskummer.
- Sie wirkt sich positiv auf alles aus, was mit dem Herzen und der Lunge zu tun hat, auch auf das jeweilige Körpergebiet um diese beiden Organe herum.

Die wichtigsten Energiebahnen
- Herz- und Dünndarmmeridian
- Lungen- und Dickdarmmeridian
- Perikard- und Dreifacher-Erwärmer-Meridian

Die Übung
- Komme aus der Position Herabschauender Hund, indem du die Knie beugst und sie in gespreizter Position ruhig auf die Matte setzt.
- Die großen Zehen weisen zueinander.
- Mache nun mit dem linken Fuß eine Schritt zur Seite und setze ihn ab, die Zehen dieses Fußes zeigen nun nach außen.
- Platziere die Fingerspitzen vor dir auf der Matte, sodass sie zu dir zeigen. Den Abstand bestimmst du selbst; näher zu dir ist weniger intensiv als weiter weg.
- Lasse nun deinen rechten Sitzhöcker zur linken Ferse sinken.
- Das Gewicht ruht auf den Fersen und Sitzhöckern, lehne dich jedoch etwas nach vorne, sodass deine Handflächen weiter in Richtung der Matte kommen oder sogar vollständig aufliegen.
- Du fühlst jetzt die Dehnung in Händen und Handgelenken.

Hinweise
- Du kannst die Dehnung etwas variieren, indem du dein Gewicht etwas nach vorne oder hinten verschiebst.
- Wenn dir die Knie wehtun, kannst du ein kleines Kissen zwischen Ferse und Sitzhöcker legen oder die linke Ferse vor dem Schambein platzieren und dich dann mit den Sitzhöckern auf die Matte setzen.
- Wenn das auch nicht geht, kannst du die Übung eventuell im Schneidersitz ausführen, oder mit beiden Knien nebeneinander und einem kleinen Kissen zwischen Fersen und Sitzhöckern.
- Achte vor allem darauf, dass du die Schmerzgrenze deiner Knie nicht überschreitest.
- Entspanne deine Schultern.
- Wenn du Knieprobleme hast, kannst du die Übung stehend an einem Tisch ausführen.

Aufmerksamkeit
- Konzentriere dich auf deine Atmung, beobachte dabei auch aufmerksam deine Arme und Schultern. Sie haben die Neigung, mit einer Gegenanspannung zu reagieren.
- Versuche, sie so gut wie möglich zu entspannen.
- Gehe mit deiner Aufmerksamkeit immer wieder zu deinen Schultern, sodass du sie bei Bedarf entspannen kannst.

Abschluss und Seitenwechsel
- Knie dich für den Seitenwechsel hin.
- Du kannst auch den Herabschauenden Hund als Zwischenposition einnehmen, das belastet jedoch die Handgelenke.

Weisheit

Vor langer Zeit fiel in einem kleinen Dorf in Indien sieben Jahre lang kein Regen. Egal, was die Dorfbewohner auch versuchten, welche Opfer sie auch darbrachten: Nichts half, es kam kein Regen. Eines Tages kam ein Reisender vorbei. Als er vernahm, dass schon so lange kein Regen mehr gefallen war, erzählte er, er habe von einem weisen alten Mann (einem Yogi beziehungsweise Guru) gehört, der in einer Grotte lebe und über heilige Texte, sogenannte Mantras, verfüge. Wahrscheinlich habe er auch ein Mantra für Regen. Und so machten sich drei weise Männer aus dem Dorf auf den Weg zu der Grotte. Der alte Mann war gerade am Meditieren. Aus Respekt ließen sie sich in der Grotte nieder und warteten, bis er seine Meditation beendet hatte.

Als er bereit war, fragten sie ihn, ob er über Mantras verfüge, die Regen bringen würden, und ob sie diese von ihm lernen könnten. Der alte Mann erwiderte, dass es vielleicht sinnvoller wäre, dem ganzen Dorf diese Mantras beizubringen. Also begleitete er sie ins Tal, wo sich bereits das ganze Dorf versammelt hatte, um ihn willkommen zu heißen. Auf einmal sagte der alte Mann, er habe seine Meinung geändert und er wolle das Mantra nur einem kleinen Mädchen aus dem Dorf beibringen. Sie solle ihn nach oben zur Grotte begleiten, da würden sie dann gemeinsam Regen machen. Die Dorfbewohner fanden das zwar etwas merkwürdig, aber sie willigten ein. Also liefen der alte Mann und das Mädchen nach oben zu seiner Grotte. Als der alte Mann zusammen mit dem Mädchen am nächsten Morgen bei Sonnenaufgang wieder herunterkam, begann es zu regnen. Alle waren sehr glücklich und im Dorf wurde den ganzen Tag gefeiert.

Am Ende des Tages fragten die drei weisen Männer den alten Mann, wie er das vollbracht hatte, und warum er nur dem kleinen Mädchen das Mantra hatte beibringen wollen. Der alte Mann erwiderte: „Mantras funktionieren nur, wenn sie von Herzen kommen. Nur dieses kleine Mädchen hat mit ihren Füßchen aufgestampft und aus vollem Herzen geschrien, dass sie Regen machen würde. Ihr aber wart von mir abhängig und habt nur auf mich und mein Mantra gewartet, auf dass ich euch Regen bringen würde. Es muss aber von Herzen kommen, sonst tut sich gar nichts."

Genauso ist es auch in unserem täglichen Leben: Auch wir wünschen uns vielleicht Veränderung; kommt dieser Wunsch aber nicht von Herzen, tut sich gar nichts.

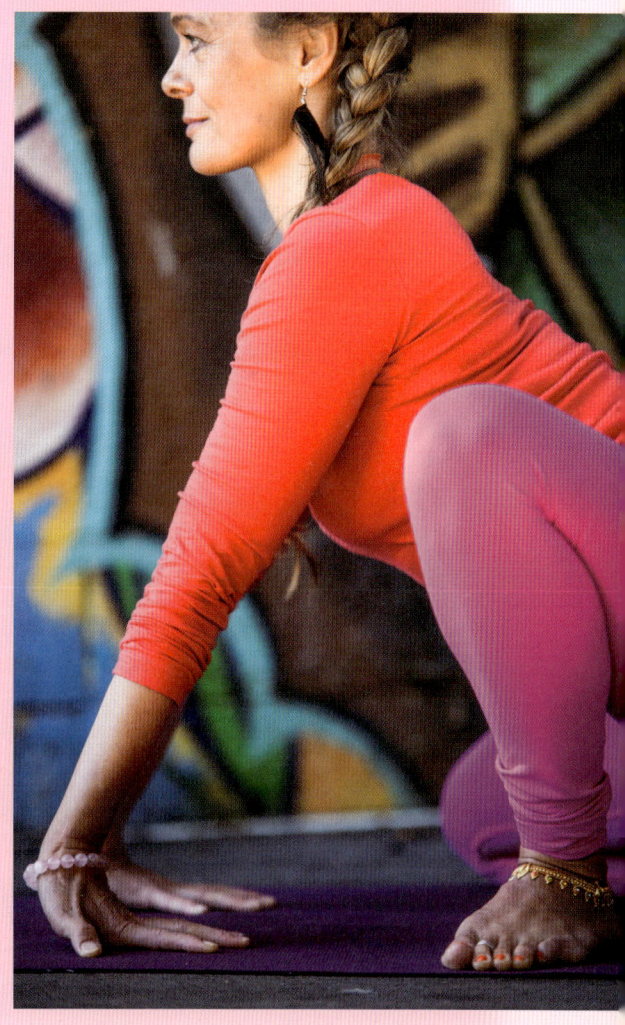

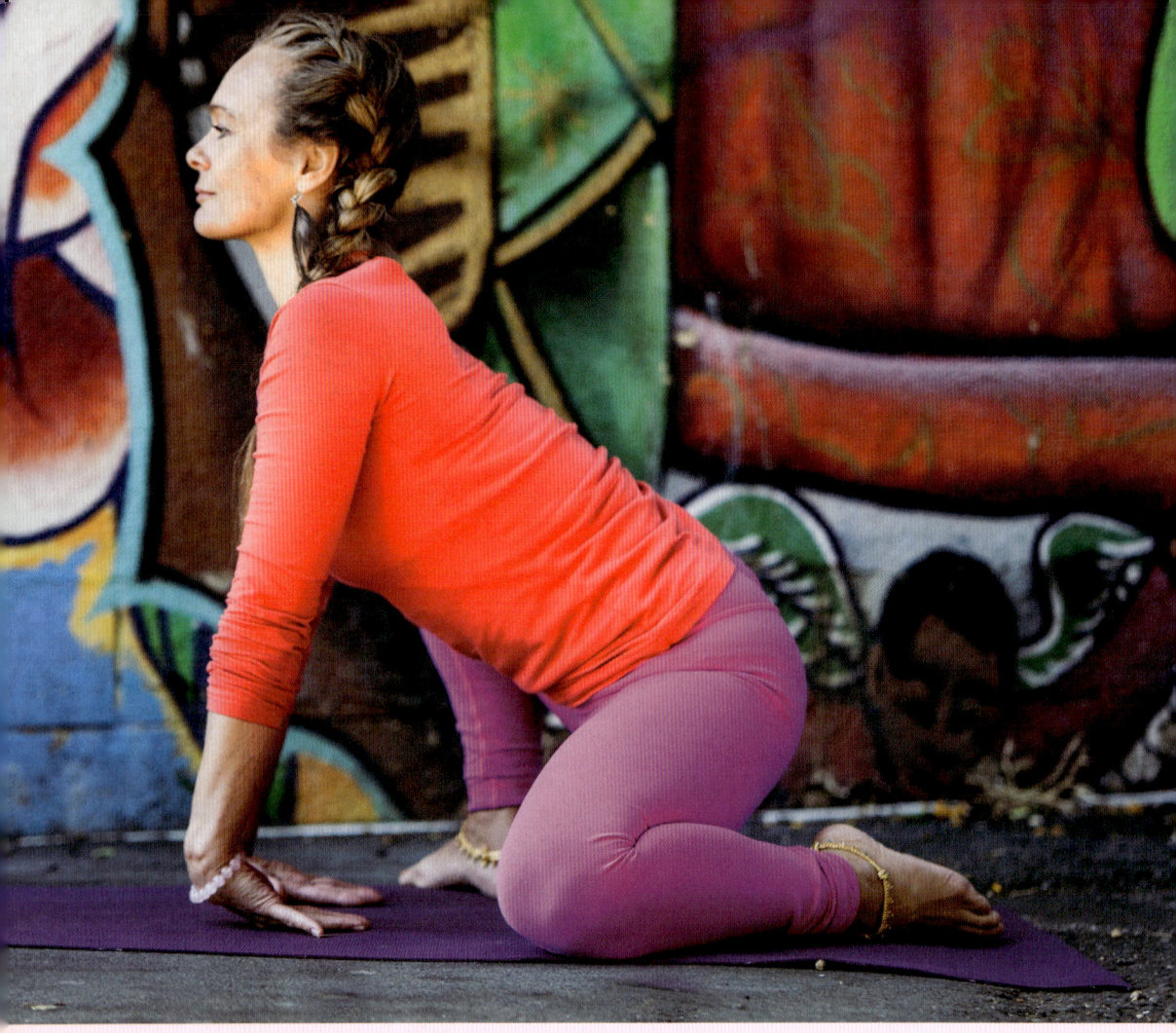

Weisheit

Schmerz ist ein Signal dafür, dass mit deinem Körper etwas nicht stimmt oder sogar etwas beschädigt ist. Oder er ist ein Signal dafür, dass du unter einem Trauma oder einer großen emotionalen Belastung leidest (zum Beispiel einem gebrochenen Herzen oder Trauer). Der Schmerz soll deine Aufmerksamkeit auf diese Stelle lenken. Wir haben uns aber daran gewöhnt, stattdessen Schmerzmittel, Alkohol oder andere Drogen zu nehmen. Wenn wir unsere Aufmerksamkeit jedoch auf den Schmerz richten, kann das gerade bewirken, dass unser Chi wieder zu dieser Stelle in unserem Körper fließen und so die Heilung von Körper, Geist und Seele in Gang setzen kann.

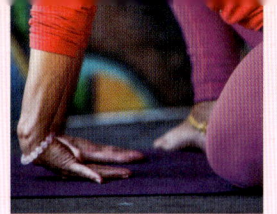

TARA-HOCKE RECHTS

Physische Wirkung
- Dehnt die Sehnen und Muskeln des Handgelenks (wegen meiner Handgelenksverletzung muss ich diese Übung täglich machen).
- Diese Übung ist besonders empfehlenswert bei RSI-Syndrom (Mausarm) sowie bei Schulter- und Nackenbeschwerden, darüber hinaus bei Herzproblemen oder Liebeskummer.
- Sie wirkt sich positiv auf alles aus, was mit dem Herzen und der Lunge zu tun hat, auch auf das jeweilige Körpergebiet um diese beiden Organe.

Die wichtigsten Energiebahnen
- Herz- und Dünndarmmeridian
- Lungen- und Dickdarmmeridian
- Perikard- und Dreifacher-Erwärmer-Meridian

Die Übung
- Wechsle das Bein: Du führst die Tara-Hocke jetzt sowohl mit den Beinen als auch den Handgelenken genau andersherum aus.
- Knie dich in gespreizter Position ruhig auf die Matte.
- Die großen Zehen weisen zueinander.
- Mache nun mit dem rechten Fuß eine Schritt zur Seite und setze ihn ab.
- Lasse nun deinen linken Sitzhöcker zur rechten Ferse sinken.
- Drehe deine Hände um, sodass die Finger zu dir hinweisen und die Handrücken auf dem Boden liegen.
- Rolle über die Fingerknöchel, bis deine Hand vom Handrücken bis zum Handgelenk auf der Matte ruht.
- Du fühlst jetzt eine Dehnung in den Handgelenken, und zwar auf der Seite des Handrückens.

Hinweise
- Es ist wichtig, dass deine ganze Hand, also vom Handrücken bis zum Handgelenk, auf der Matte ruht.
- Du kannst die Dehnung etwas variieren, indem du dein Gewicht etwas nach vorne oder hinten verlagerst.
- Wenn dir die Knie wehtun, kannst du ein kleines Kissen zwischen Ferse und Sitzhöcker legen.
- Wenn das nicht geht, kannst du die Übung eventuell im Schneidersitz ausführen oder mit beiden Knien nebeneinander und einem kleinen Kissen zwischen Fersen und Sitzhöckern.
- Achte vor allem darauf, dass du die Schmerzgrenze deiner Knie nicht überschreitest.
- Entspanne deine Schultern.
- Wenn du große Knieprobleme hast, kannst du die Übung auch stehend an einem Tisch ausführen.

Aufmerksamkeit
- Konzentriere dich auf deine Atmung, beobachte dabei auch aufmerksam deine Arme und Schultern. Sie haben nämlich die Neigung, mit einer Gegenanspannung zu reagieren.
- Versuche, sie so gut wie möglich zu entspannen.
- Gehe mit deiner Aufmerksamkeit immer wieder zu deinen Schultern, sodass du sie bei Bedarf entspannen kannst.

Abschluss
- Atme noch einmal tief ein und aus.
- Zum Verlassen dieser Position kannst du am besten zunächst die Ellenbogen unter den Schultern auf dem Boden absetzen, nach vorne kommen, (das aufgestellte Bein zurücknehmen) und dich dann ruhig auf den Bauch legen.

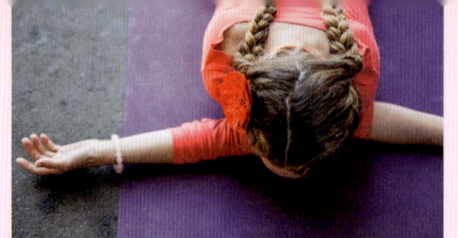

HERZÖFFNUNGS-TWIST (UMARME DEIN HERZ) LINKS UND RECHTS

Physische Wirkung
- Dehnt die Schultern, die Seiten der Schulterspitzen (hinten) sowie die Muskeln zwischen und unter den Schulterblättern (Deltoideus oder Deltamuskel).
- Die Übung wirkt auch auf den gesamten hinteren Schulterbereich und die Nackenpartie.

Die wichtigsten Energiebahnen
- Herz- und Dünndarmmeridian
- Lungen- und Dickdarmmeridian
- Perikard- und Dreifacher-Erwärmer-Meridian

Die Übung (Armwechsel nach drei Minuten)
- Lege dich auf den Bauch und bringe deinen linken Arm unter deinem Kinn hindurch nach rechts, und den rechten Arm nach links.
- Lasse nun dein ganzes Gewicht auf die Arme sinken.
- Du spürst jetzt eine Dehnung in den Schultern.
- Die Übung lässt sich am einfachsten mit den Handflächen nach oben ausführen.
- Mit der Stirn liegst du auf dem Boden oder auf einer weichen Unterlage (Kissen oder Ähnliches), ganz wie es dir am angenehmsten ist.

Variation
- Du kannst die Übung auch kniend ausführen und dich dann vorbeugen.
- Eine andere mögliche Variation ist die Ausführung mit nur jeweils einem Arm zur Seite. Den anderen Arm kannst du dabei auf den Rücken legen.

Hinweise
- Für eine optimale Dehnung sollten die Arme gut zu den Seiten weggestreckt sein, etwa auf Höhe des Schlüsselbeins.
- Wenn du keine Dehnung spürst oder wenn deine Stirn nicht gut auf dem Boden ruht, kannst du mit kleinen Bewegungen das Gewicht verlagern. Dafür setzt du die Zehen auf die Matte und schiebst dich nach vorne oder hinten (wie eine Raupe). Deine Arme bleiben dabei auf derselben Stelle. So kannst du selbst bestimmen, wie viel Druck und Dehnung du erreichen möchtest.
- Das Atmen wird eventuell etwas mühsamer, weil du die Arme vor deiner Kehle gekreuzt hast. Schenke diesem Gefühl so wenig Beachtung wie möglich und atme stattdessen ruhig in den Bauchraum. Versuche, deine Kehle so gut wie möglich zu entspannen.
- Für Frauen: Wenn du große Brüste hast, kann dir diese Übung eventuell Probleme bereiten. Achte dann besonders gut darauf, dass du deine Arme auf der Höhe des Schlüsselbeins platzierst. Geht das nicht, solltest du die Übung mit jeweils nur einem Arm zur Seite ausführen.

Aufmerksamkeit
- Atme in den Bauch hinein und lenke deine Aufmerksamkeit dorthin.
- Du fühlst, wie sich dein Bauch auf der Matte auf und ab bewegt.
- Nimm an, was in diesem Moment passiert.

Abschluss und Seitenwechsel
- Für den Armwechsel, hebst du den Kopf etwas an, so dass du genügend Platz dafür hast.
- Du kannst dich auch ein bisschen hin- und herbewegen, um den Arm zu wechseln.
- Du kannst dich auch hier wieder wie eine Raupe in die passende Position bringen, so dass du angenehm liegst und eine gute Dehnung erreichst.

Abschluss
- Löse ganz ruhig die Position und bleibe noch eine Weile still auf dem Bauch liegen.

Weisheit
Vor langer Zeit lebte in einem Dorf einmal ein sehr reicher Mann. Alle fanden ihn nett, und die Dorfbewohner respektierten ihn. Eines Abends, als er schon schlief, drangen Einbrecher in sein Haus ein. Aber sie wurden nicht fündig. Sie suchten und suchten, schließlich weckten sie den Mann, um ihn zu fragen, wo er sein Vermögen versteckt habe. Er sagte, er besäße nichts. Die Einbrecher erwiderten, dass sie das sehr merkwürdig fänden, da jeder dächte, er sei sehr reich. Der Mann sagte: „Ich besitze nichts, also brauche ich keine Angst zu haben. Das ist mein Reichtum. Ohne Angst leben zu können, das ist der wahre Reichtum, in dem ich lebe. Ich besitze nichts, was man mir wegnehmen könnte."

Die Moral der Geschichte: Sei nicht zu gierig und zu engstirnig, sonst musst du immer mit der Angst leben, dass dir das, was du besitzt, weggenommen wird.

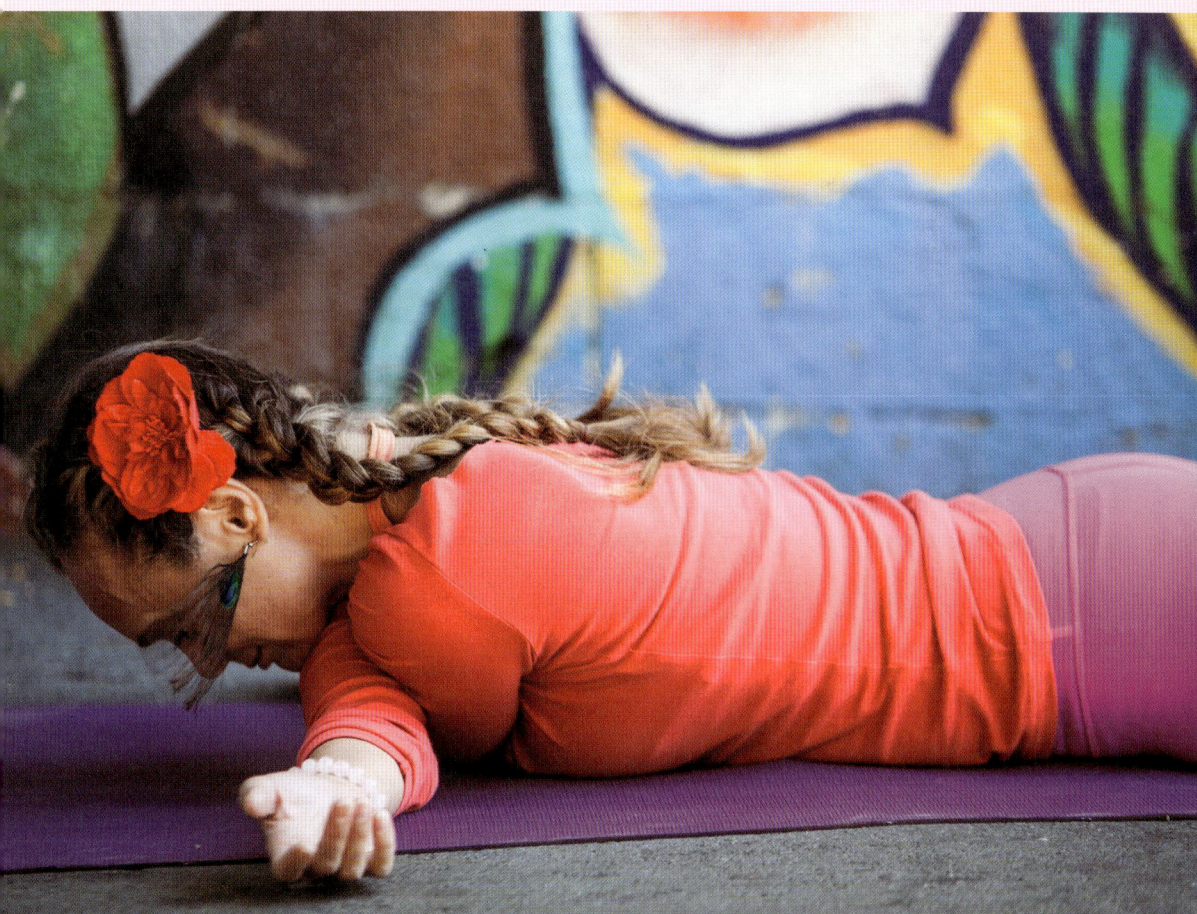

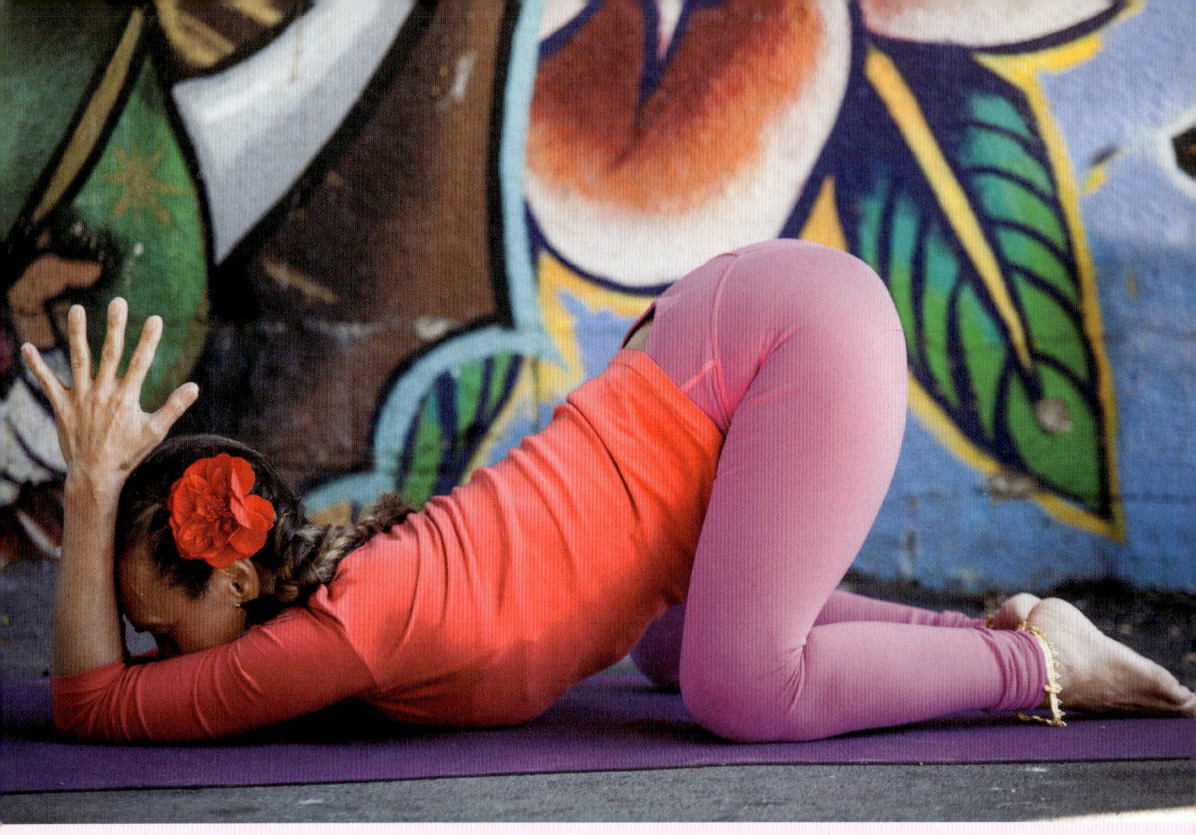

GEBETSHALTUNG

Physische Wirkung
- Mobilisiert (macht beweglicher, flexibler) die Brustwirbelsäule (Pars thoracica); so bekommen dein Herz und deine Lunge mehr Raum.
- Öffnet die Schultergelenke, schafft dort Raum.
- Dehnt die Brustmuskulatur, speziell den großen Brustmuskel (Musculus pectoralis major) und den großen Rückenmuskel im Bereich der Flanken (Musculus latissimus dorsi).

Die wichtigsten Energiebahnen
- Lungen- und Dickdarmmeridian
- Herz- und Dünndarmmeridian
- Perikard- und Dreifacher-Erwärmer-Meridian

Die Übung
- Komme in den Vierfüßlerstand und stütze dich dort auf die Unterarme:
Platziere die Ellenbogen auf der Matte direkt unter den Schultern, die Knie unter den Hüften und die Füße in einer Linie mit den Knien.
- Die Knie sollten dabei hüftbreit oder etwas weiter auseinander sein. Die Übung ist dann etwas leichter und du hast mehr Stabilität.
- Schaue nach unten, so als ob ein Spiegel vor dir auf den Unterarmen läge. Nimm die Unterarme direkt nebeneinander und lege die Stirn auf den Unterarmen ab.
- Verlagere das Gewicht nach hinten und lasse dich in deinen Schultern hängen. Du bestimmst selbst, wie tief du dich sinken lassen möchtest.
- Kontrolliere, ob die Unterarme aneinanderliegen und die Ellenbogen noch richtig angewinkelt sind, lasse dann den Kopf auf die Oberarme sinken.
- Um eine intensivere Dehnung zu erreichen, richte dich kurz auf und platziere die Ellenbo-

WEISHEIT DURCH YIN YANG-VISUALISIERUNG

Atme in die Brusthöhle und stelle dir das weiße Licht des Yang vor. Lasse die weiße Energie wie eine sich drehende Kugel in deinem Herzen kreisen. Halte den Atem an. Während die Kugel kreist, sammelt sie alle dunkle Energie ein, die du nicht mehr benötigst. Bei der Ausatmung atmest du diese dunkle Energie aus. Du atmest also das helle Yang ein und atmest die dunkle Yin-Energie, die du nicht mehr benötigst, wieder aus. Du kannst dir auch vorstellen, dass du Yin einatmest und Yang ausatmest.

Yin und Yang, dunkel und hell: Das ist das Leben. Lasse sie ineinanderfließen und wieder auseinandergehen. Wenn du dich in einer hellen Phase befindest, sei dir immer auch der Dunkelheit bewusst. Wie ich schon auf Seite 30 schrieb: Genieße das Licht, aber hänge dein Herz nicht zu sehr daran, sodass du, wenn du in eine dunklere Phase kommst, darauf vorbereitet bist und nicht unangenehm überrascht wirst. Andersherum gilt es natürlich genauso: Wenn du durch eine dunkle Zeit gehst, vergiss nie diesen Lichtpunkt, der immer da ist. Alles ist relativ.

---

gen etwas weiter nach vorne.
- Achte darauf, dass du wirklich im Schultergürtel hängst und dass keine Gegenanspannung aufgebaut wird.
- Dein Brustbein sinkt tief nach unten.

Hinweise
- Sollten deine Ellenbogen zur Seite wegrutschen, lasse es einfach geschehen.
- Wenn es sich aber nicht gut anfühlt, unternimm etwas.
- Vielleicht hilft es, die Position erneut einzunehmen oder wenn du irgendwo eine Unterstützung platzierst.
- Wenn du einen stechenden Schmerz in den Schultern wahrnimmst, solltest du die Ellenbogen etwas weiter auseinander platzieren oder strecken.
- Wenn dir der Nacken wehtut, lege ein Kissen so unter deine Brust, dass dein Kinn über den Rand kommt und deine Stirn auf der Matte ruht.
- Wenn du gelenkig bist und dein Kinn die Matte berührt, drehe den Kopf erst zur einen und dann zur anderen Seite..
- Wenn sich die Übung im Lendenwirbelbereich nicht gut anfühlt, bringe dein Gesäß dichter zu den Fersen.

Aufmerksamkeit
- Bei dieser Übung benutzt du deine Atmung als Werkzeug. Atme tief ein, halte den Atem kurz an und versuche bei der Ausatmung, noch weiter nach unten zu sinken. Du kannst, wenn du möchtest, dabei bis sechs oder zehn zählen. Das heißt, sechs bis zehn Sekunden einatmen, sechs bis zehn Sekunden die Luft anhalten (das wird Kumbhaka genannt: das bedeutet Anhalten der Luft) und sechs bis zehn Sekunden ausatmen.

Abschluss nach drei Zwischenpositionen

- Löse dich ruhig aus der Position wechsle in den Herabschauenden Hund..
- Spiele wieder ein wenig mit dieser Haltung.
- Du kannst dabei auch ein wenig die Hüften drehen und die Beine bewegen.
- Laufe mit deinen Füßen langsam zu deinen Händen, stelle sie dann hüftbreit oder breiter auf. Du hast jetzt die Position Uttanasana eingenommen, die stehende Vorwärtsbeuge.
- Strecke deine Beine so gut wie möglich, dabei dürfen die Knie etwas gebeugt bleiben.
- Achte darauf, dass du bequem stehst.
- Mit dieser Übung kannst du ganz entspannt den Rücken und die Rückseite der Beine dehnen.
- Lasse dich nach unten hängen.
- Gehe nun in die Knie.
- Lasse deine Füße und Knie dabei in einer Linie nach außen weisen.
- Lasse deinen Sitzhöcker nach unten sinken.
- Strecke deinen Rücken und öffne die Brust.
- Die Hände legst du auf der Höhe deines Herzens aneinander, die Ellenbogen drückst du gegen die Innenseiten deiner Knie.
- Dies ist der Yogi–Squat (Malasana).
- Wenn es für dich schwierig ist, die Fersen auf den Boden zu bringen und das Gleichgewicht zu halten, kannst du die Hände auf die Matte setzen oder zur Stabilisierung etwas unter die Fersen schieben.

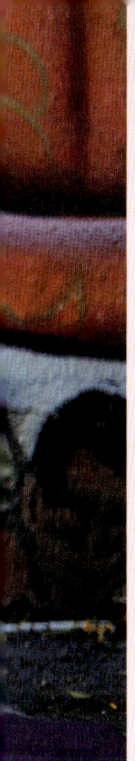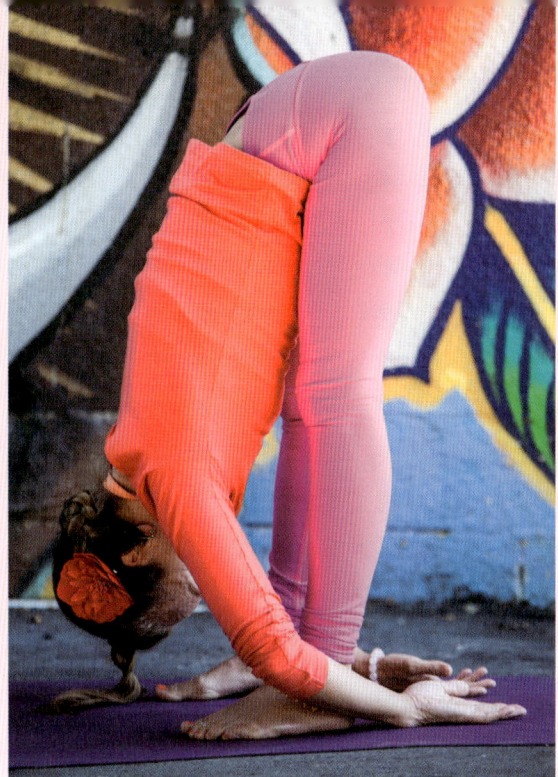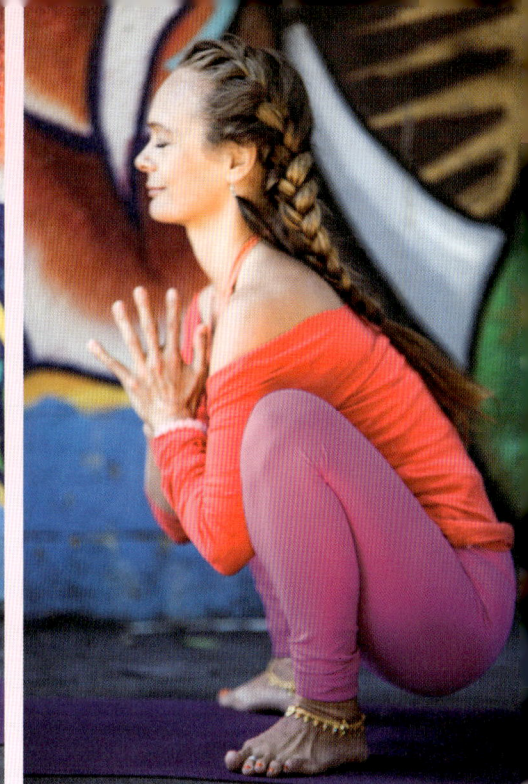

Du kannst mit all diesen Zwischenpositionen etwas spielen, dich dabei bewegen, du kannst sie aber auch einfach jeweils drei Minuten halten.

Abschluss
Setze dich ruhig auf die Matte und lege dich dann auf den Rücken.

SAVASANA (TOTENSTELLUNG)

Lege dich mit ausgestreckten Beinen entspannt auf den Rücken, die Arme liegen locker neben dir. Nimm wahr, was die Übungen dieser Sequenz mit dir machen. Nimm deinen Körper wahr, spüre ihn, spüre die Energie. Nimm das Prickeln des Chi-Flusses wahr, spüre es. Spüre auch deinen Herzschlag, die Durchblutung (du fühlst dann den Rhythmus deines Herzschlags sowie die Durchblutung als warmen Strom durch deinen Körper fließen), spüre deine Nerven und die Dehnung des Nervengewebes (ein stechenderes, schnelleres Prickeln; oft ist das auch ein Zeichen dafür, dass du etwas zu weit gegangen bist) sowie die Hydration (in der Regel etwas kühler, Yin-Chi), nimm all das wahr. Stelle dir einen plätschernden Bach oder eine frische Brise vor und versuche, dies auch zu fühlen.

Spüre das Wasser in deinem Körper. Unser Körper besteht zu ungefähr 70 bis 80 Prozent aus Wasser. Spüre das Fließen nach den Übungen. Die Übungen haben bewirkt, dass der Fluss kräftiger fließt. Es ist gut zu wissen, dass Wasser auf Gedanken und Emotionen reagiert. Der japanische Wissenschaftler Masaru Emoto hat Studien zu Wasser und der Bildung von Wasserkristallen gemacht. Er fand dabei heraus, dass Wasser auf die Stimmung oder Absicht (Intention), die man ihm gibt, reagiert, und sich dabei entsprechend der Intention unterschiedliche Kristalle bilden. Eine positive Intention bewirkte schöne Kristalle, eine negative führte zu unharmonischen, hässlichen Kristallen.

Abschluss
- Ziehe deine Knie langsam zur Brust, rolle dich zur Seite und setze dich wieder auf.

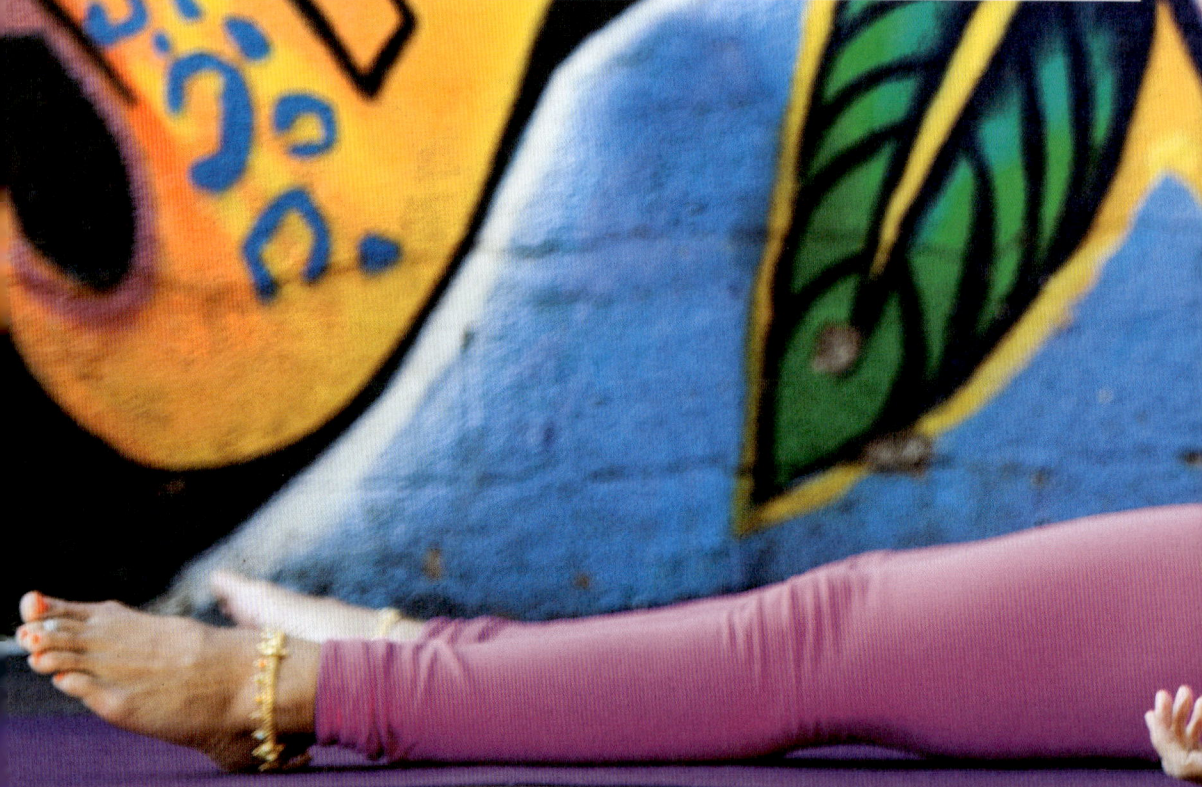

Weisheit

Lasse alle negativen Emotionen los. Verdränge oder verbanne sie nicht, sondern akzeptiere sie. Sei nicht wütend, urteile nicht über deine negativen Gefühle, sondern lasse sie einfach da sein.

Gutenachtgeschichte

Am Anfang, als Gott noch gemeinsam mit den Engeln und den Menschen im Paradies lebte, fand ER, dass sie zu abhängig von IHM waren. Darum schuf ER die Erde. Die Menschen sollten auf die Erde, damit sie lernen können, unabhängig zu werden und Verantwortung für sich selbst zu übernehmen – dafür, wer sie sind, für das, was sie tun und was sie fühlen. Die Engel fanden das nicht nett für die Menschen und sie fragten IHN, ob die Menschen denn nie wieder ins Paradies zurückkehren dürften.
Gott erwiderte, dass das sehr wohl möglich wäre. Sie würden eine Mauer um das Paradies bauen und die Engel müssten den Schlüssel auf der Erde verstecken. Die Engel berieten sich darüber, wo sie den Schlüssel deponieren sollten. Einer meinte: „Auf den höchsten Berggipfeln", ein anderer meinte: „In den tiefsten Meeren." Sie hegten aber Bedenken, ob dies nicht allesamt Orte wären, an denen die Menschen den Schlüssel zu leicht finden würden. Als der Erzengel Gabriel daraufhin vorschlug, den Schlüssel in den Herzen der Menschen zu verstecken, fanden das alle eine gute Idee. Wenn die Menschen ihr Herz öffnen und da den Schlüssel zum Paradies finden, sind sie willkommen und Gott wird sie mit offenen Armen empfangen.

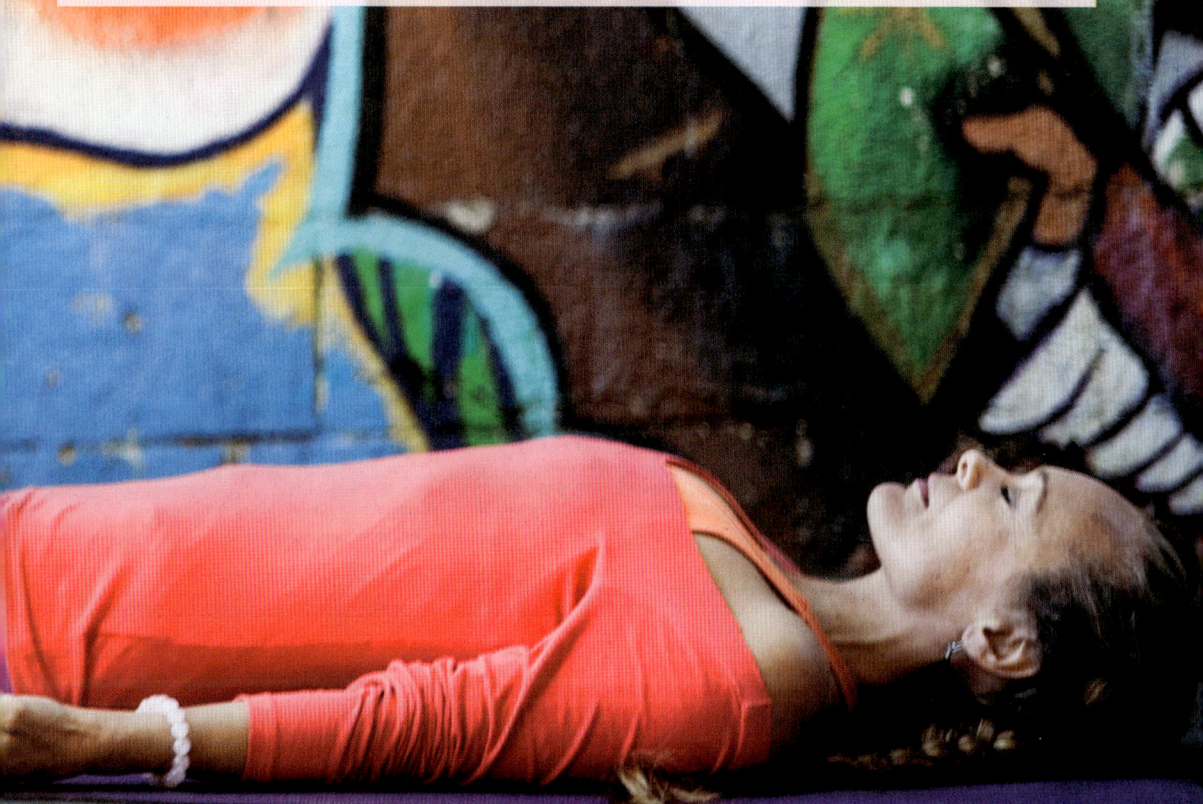

ABSCHLUSSÜBUNG

- Setze dich in einen Schneidersitz.

- Lege deine Hände aneinander und schließe die Augen.

- Reibe deine Hände schnell aneinander, von oben nach unten.

- Spüre die Wärme, die durch die Reibung entsteht, das Prickeln, das Chi. Durch die Reibung werden gleichzeitig Bakterien abgetötet, so desinfizierst du die Hände (dieses Wissen ist nützlich, wenn du mal schmutzige Hände hast, aber keine Gelegenheit, sie unmittelbar zu waschen).

- Lenke das Chi zu deinen Augen, erfrische sie. Deine Augen stehen in direkter Verbindung zu deiner Lebensenergie.

- Massiere nun mit den Fingerspitzen den Bereich um deine Augen.

- So erfrischst du deine Augen und kannst munter nach draußen gehen und wieder am täglichen Leben teilnehmen.

- Massiere dann den Bereich um deine Ohren. Deine Ohren stehen in direkter Verbindung zu deinen Nieren.

- Die Innenseite der Ohrmuschel kannst du am einfachsten mit den Daumen massieren. Die Ohrmuschel steht in Verbindung zu allen Organen.

- Anschließend massierst du die Ohrspitzen, dann entlang der Ränder der Ohrmuschel nach unten bis zu den Ohrläppchen. Sie stehen in Verbindung zu deinen Gliedmaßen. Die Ränder der Ohrmuschel korrespondieren von oben nach unten jeweils mit den Füßen, den Beinen, dem Rücken und den Schultern, den Armen, dem Nacken und dem Kopf.

- Anschließend massierst du dir den Nacken und die Schultern. So stimulierst du das parasympathische Nervensystem. Dieser Teil des Nervensystems sorgt dafür, dass sich die Muskeln entspannen können und die Verdauung in Gang gesetzt wird.

- Lege nun deine rechte Hand auf dein Herz und die linke Hand auf den Bauch.

- Lasse deine Gedanken in dein Herz sinken und lasse dein Herz wiederum in deinem Bauch ruhen.

- Lasse das Fühlen aus deinem Bauch kommen und lebe aus deinem Herzen.

- Zum Abschluss legst du die Hände wieder aneinander und neigst dich mit Respekt für dich selbst nach vorne; dafür, dass du dir dies geschenkt hast.

Namasté.

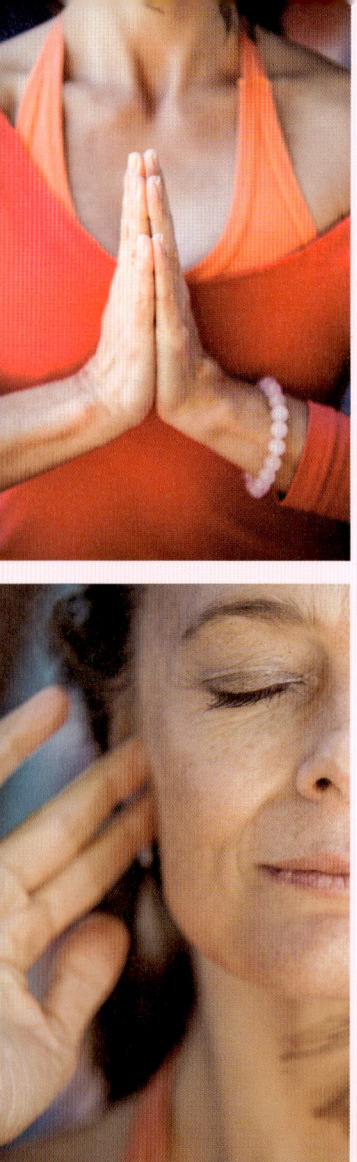
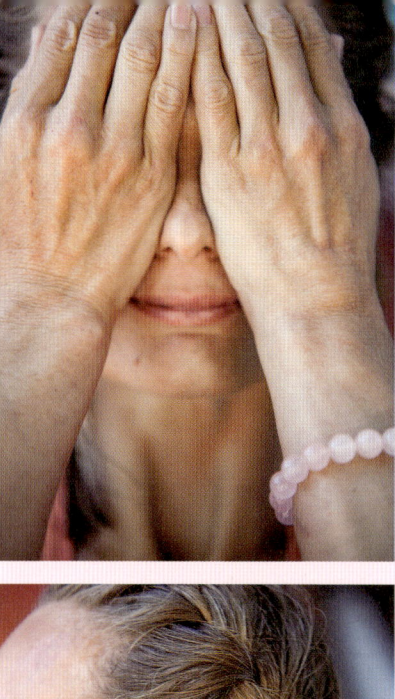
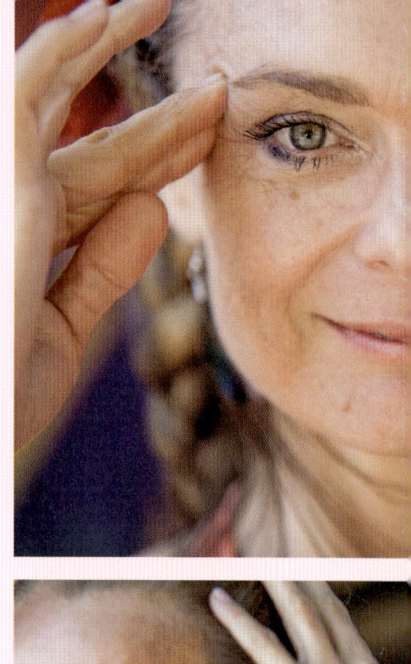
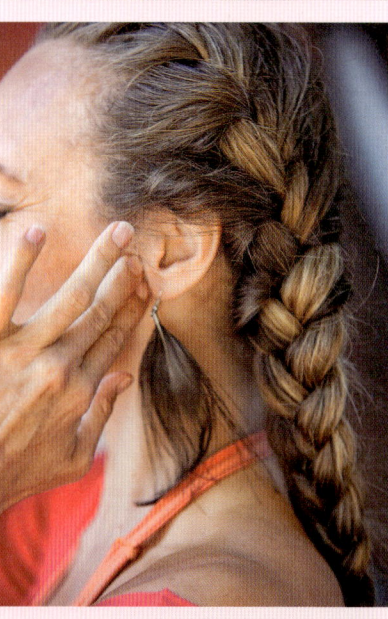
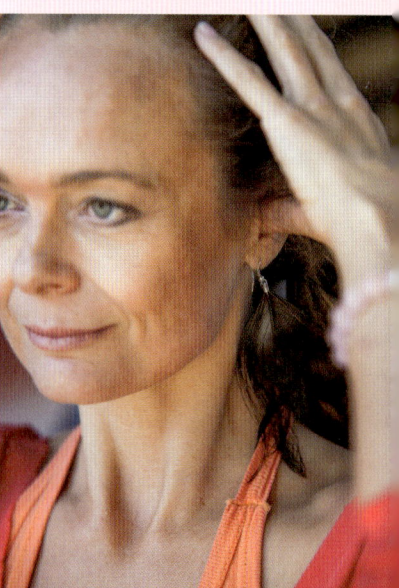
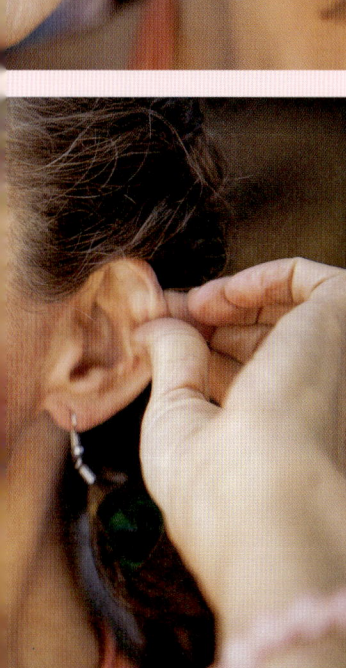
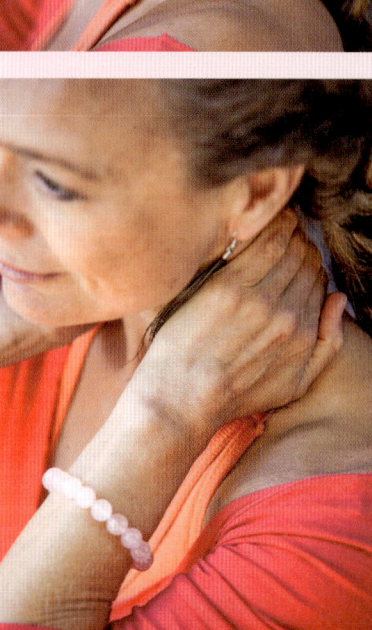
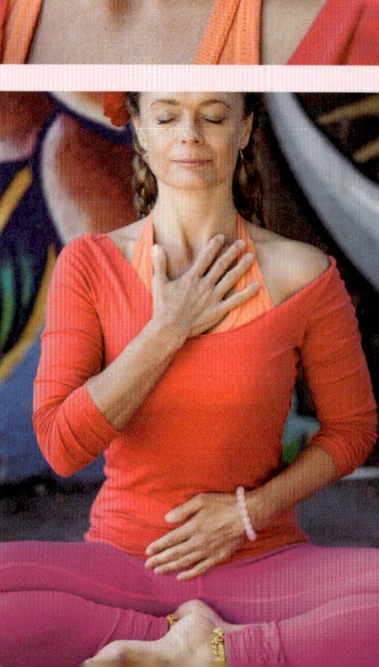

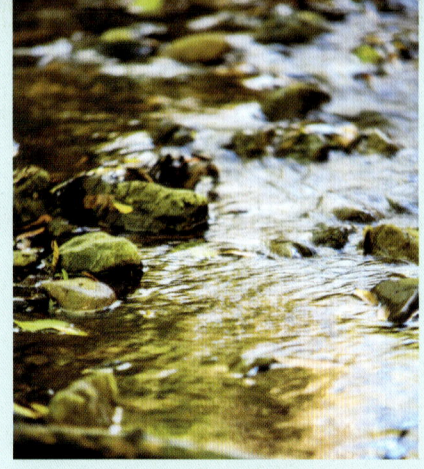

DIE KOPF-SEQUENZ

Diese Übungssequenz ist für jeden geeignet,
sie wirkt jedoch besonders positiv bei den folgenden Indikationen:
Chi: bei Stagnation oder unzureichendem beziehungsweise schlechtem Chi
im Oberkörper oder im Kopf
Ayurveda-Typ: Vata
Enneagramm-Typ: 5, 6 & 7
Die Kopf-Sequenz richtet sich auf die Meridianpaare Magen-Milz und Blase-Niere.

Diese Übungssequenz hilft dir dabei, Ruhe in deinen Kopf zu bringen und das Nervensystem zu beruhigen. Sie kann dir auch helfen, wenn du ständig grübelst, dazu neigst, aus einer Mücke einen Elefanten zu machen, oder wenn du wegen der vielen Gedanken, die dich beschäftigen, nicht schlafen kannst.
Wenn du häufig ein unruhiges Gefühl im Bauch hast, wenn du dich gehetzt fühlst oder dir in Gedanken allerlei Katastrophenszenarien ausmalst, wird dir diese Sequenz dabei helfen, zur Ruhe zu kommen.

Gesundheit
Es ist besonders sinnvoll, die Übungen dieser Sequenz zu machen bei:
- Angststörungen
- Panikattacken
- Unruhe
- Stress
- Rücken- und Nackenbeschwerden
- Schlafproblemen
- Arthrose
- oder zur Geburtsvorbereitung
(immer in Absprache mit dem Gynäkologe/der Gynäkologin)

Diese Sequenz sollte nicht ausgeführt werden bei:
- Sehnen- und/oder Nervenentzündungen
- akutem Rheuma oder aktiver Arthritis
- Beckeninstabilität
- und auch nicht in den ersten drei Monaten nach einer Geburt; denn das Bindegewebe braucht jetzt etwas Zeit, um sich zu erholen und um seinen ursprünglichen Zustand wiederherzustellen

Die Übungen
Beachte bitte: Jede Position dieser Sequenz baut auf der jeweils vorhergehenden Position auf.

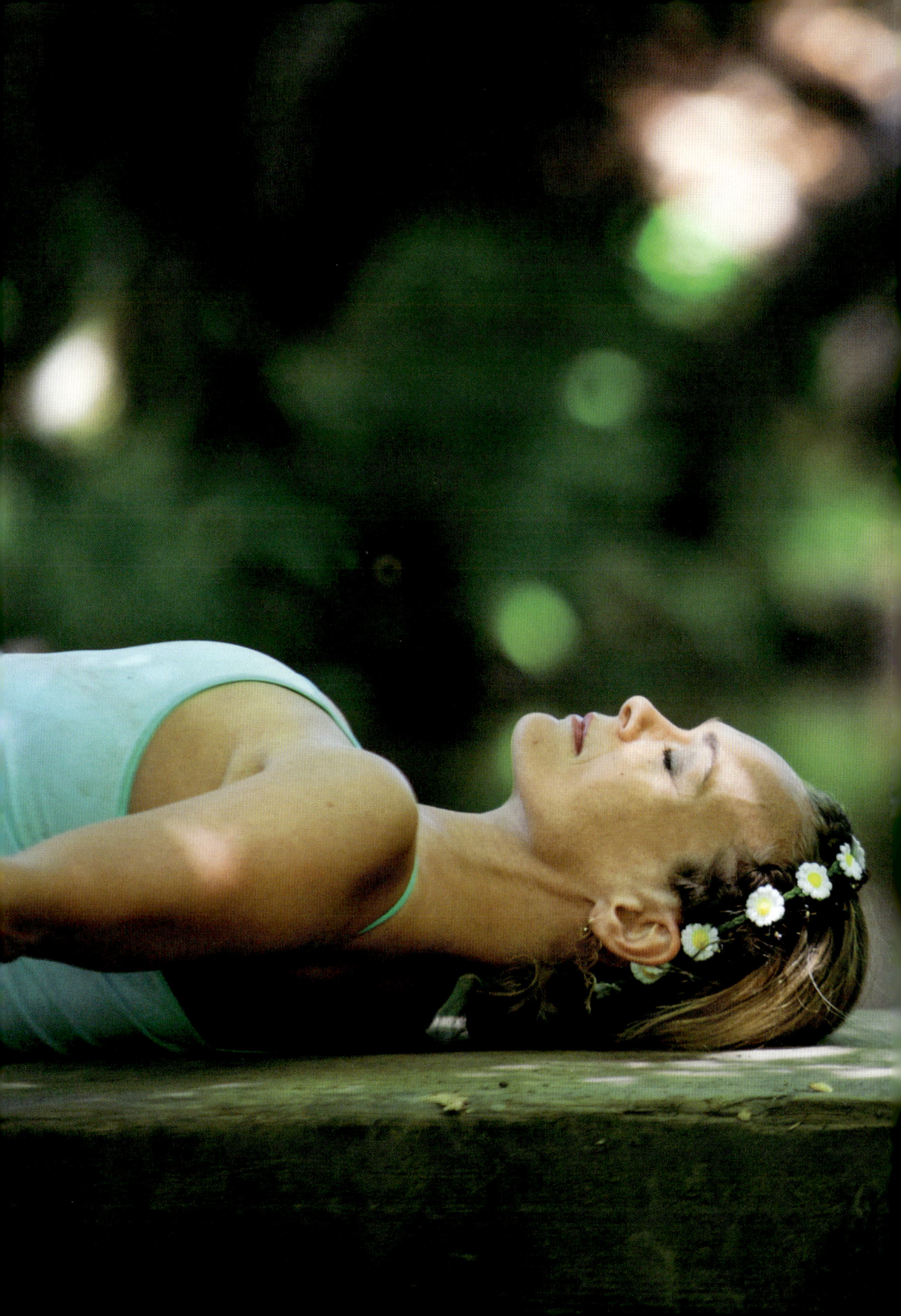

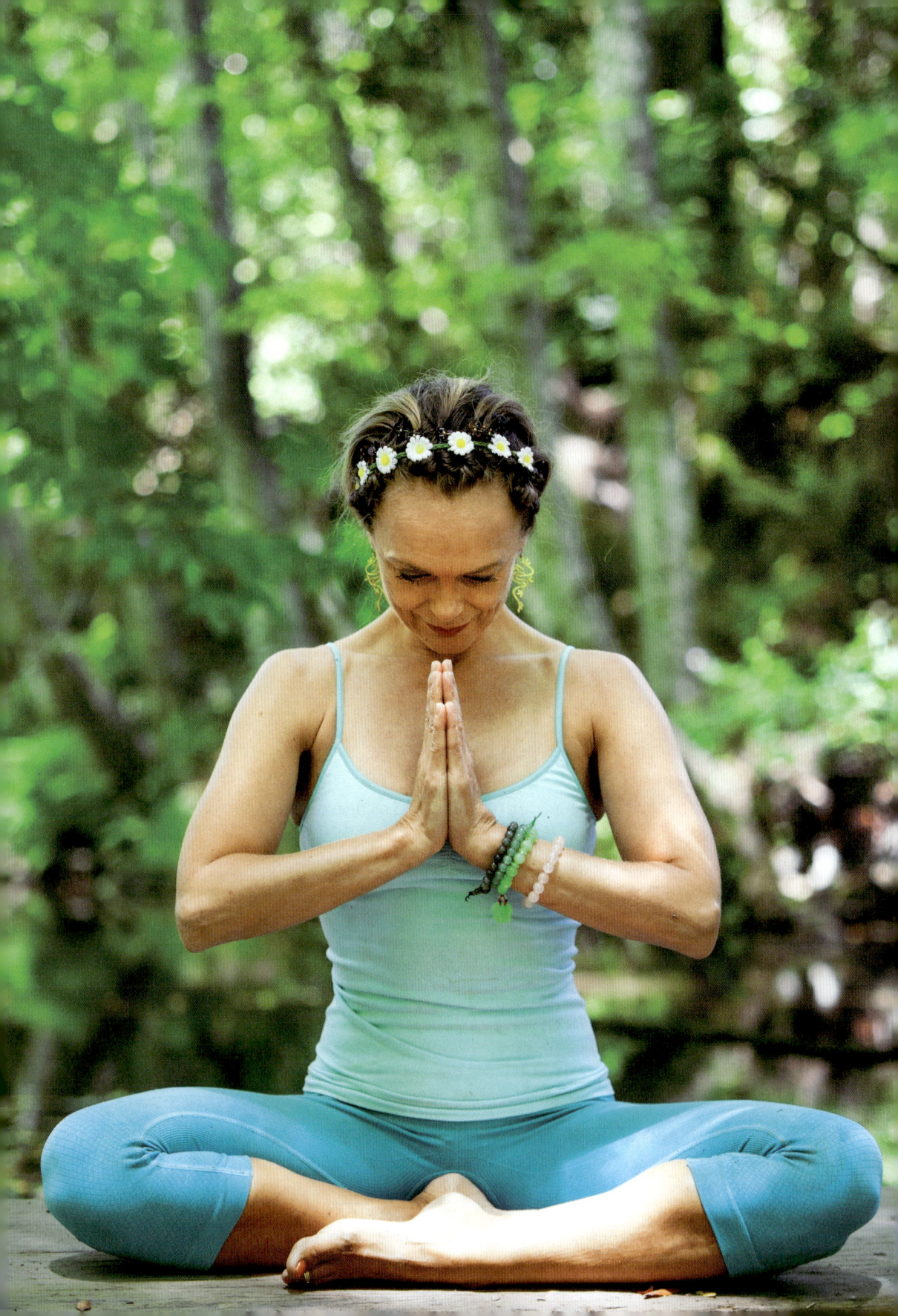

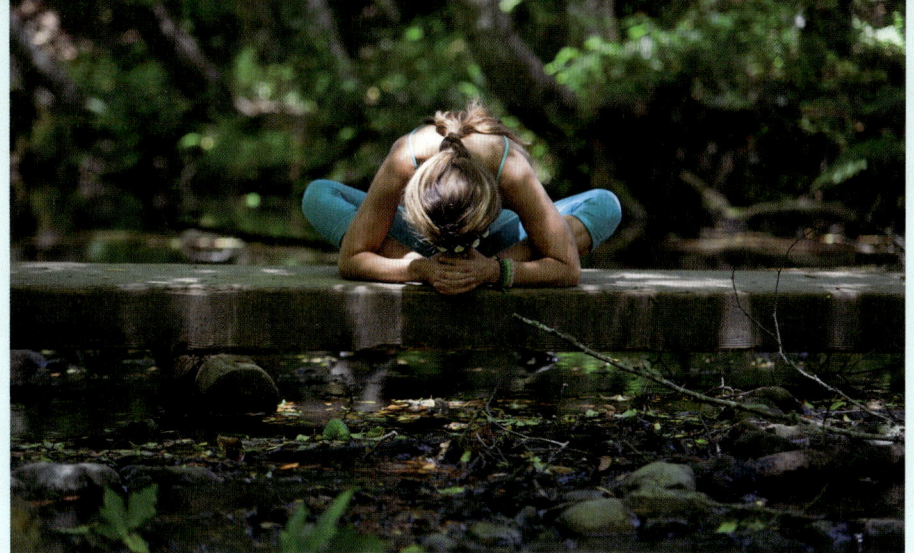

BEGINNE DIE SEQUENZ MIT DER RICHTIGEN INNEREN HALTUNG

Setze dich bequem auf deine Yogamatte mit überkreuzten Beinen, schiebe eventuell ein kleines Kissen unter das Gesäß und die Knie. Achte darauf, dass deine Sitzhöcker gut auf dem Kissen oder der Matte geerdet sind; sie sorgen für Stabilität.

Aus dieser Haltung kannst du eine gute Rückenaufrichtung ausführen. Richte deine Wirbelsäule auf, indem du das Becken ein wenig nach vorne kippst, und strecke den Scheitel Richtung Decke. Nimm deine Schultern zurück und lasse sie entspannt nach unten sinken. Zieh das Kinn etwas zur Brust und atme in den Bauch.

Lege deine Handflächen auf der Höhe deines Herzens aneinander. Spüre, wie deine Hände und Finger eins werden. Mit dieser Ausgangsposition schaffst du dir die idealen Voraussetzungen, um am Beginn der Übungssequenz die richtige innere Haltung zu erlangen. Diese erreichst du, indem du in Gedanken folgende fünf Punkte durchgehst, mit denen du deinen Respekt und deine Dankbarkeit zum Ausdruck bringst für:

1. DEN ORT, an dem du dich jetzt aufhältst, die Stelle der Muskeln, der Knochen und des Bindegewebes in deinem Körper.

2. DIE ZEIT, die du dir für diese Übungen genommen hast; du hast Zeit für dich selbst, du lebst in diesem Augenblick, also nicht in der Vergangenheit und nicht in der Zukunft.

3. DICH SELBST – wie du bist, in allem.

4. ALLES, WAS DICH UMGIBT – Menschen, Tiere, Materie; du behandelst alles und jeden genau so, wie du selbst behandelt werden möchtest.

5. WISSEN UND WEISHEIT, die jahrhundertelang weitergegeben wurden und von denen wir noch immer lernen können, uns gut zu fühlen, ein besserer Mensch zu sein und an einer besseren Welt mitzuwirken.

Abschluss
Spüre nun wieder deinem Atem nach und nimm die erste Position ein: Schmetterling.

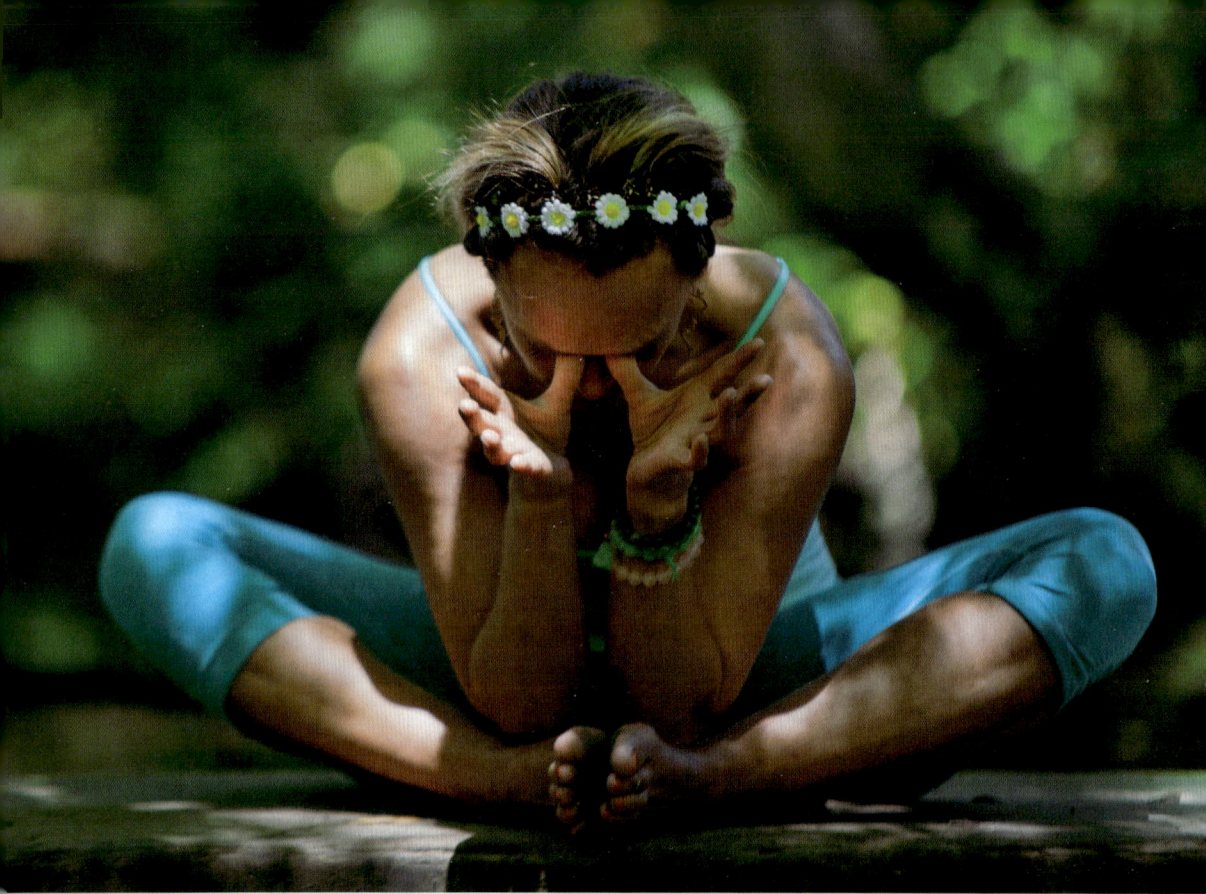

SCHMETTERLING

Physische Wirkung
- Dehnt das Bindegewebe an der Rückseite des Körpers. Die Muskeln, Sehnen und Bänder, die im gesamten Bereich der Wirbelsäule verlaufen, sowie die große Sehnenplatte (Lumbalfaszie) im unteren Rückenbereich.
- Öffnet die Hüften und schafft so Raum in den Hüftgelenken.
- Dehnt die Muskulatur an der Innenseite der Beine (Adduktoren).

Wichtigsten Energiebahnen
- Blasen- und Nierenmeridian
- Leber- und Gallenblasenmeridian
- Magen- und Milzmeridian (Druckpunkt)
- Sushumna (die zentrale Energielinie in der Wirbelsäule)

Die Übung
- Lege die Fußsohlen aneinander.
- Platziere die Fersen ungefähr 30 bis 50 Zentimeter vor deinem Schambein.
- Senke das Kinn und beuge den Rücken Wirbel für Wirbel nach unten.
- Beuge dich dabei langsam nach vorne.
- Du kannst deine Hände platzieren, wo du möchtest.
- Mit den Daumen kannst du die Druckpunkte neben der Nase bei den Augenhöhlen stimulieren; dort befindet sich der Anfangspunkt des Blasenmeridians.
- Alternativ kannst du die Daumen auch auf die Druckpunkte unterhalb deiner Fußballen platzieren; in der Mitte des Fußes; das sind wichtige Punkte des Nierenmeridians.
- Mache das, was du möchtest und was sich gut anfühlt.

Weisheit

Im Frühling, wenn das Wasser von den Bergen ins Tal fließt, nimmt es schwere Steine mit. Manchmal ist dieser Strom so stark, dass er Bäume oder sogar Häuser mitreißt. Wenn das Wasser dann aber wieder in seinem normalen Flussbett fließt, wachsen das Gras und der Bambus noch immer auf ihrem angestammten Platz. Sie wurden nicht mitgerissen. Sei so biegsam wie Bambus, dann wirst du nicht ins Verderben gezogen.

Hinweise
- Sollten deine Fußknöchel unangenehm auf den Boden drücken, kannst du dort eine dünne Decke unterlegen.
- Wenn du Schmerzen oder ein unangenehmes Gefühl in den Knien hast, platziere ein kleines Kissen unter den Knien.
- Wenn du ein unangenehmes Gefühl im Nacken oder Lendenwirbelbereich wahrnimmst, kannst du deinen Kopf mit einigen Yogablöcken oder Kissen unterstützen.

Aufmerksamkeit
- Richte deine Aufmerksamkeit nach innen, so unterstützt du den Energiefluss darin, nach unten in den Bauchraum zu strömen. Im Bauch liegt unser energetisches Zentrum, das auch unsere Gefühle beeinflusst; es wird auch Dantian oder Hara genannt.
- Diese Übungssequenz richtet sich zwar auf den Kopf, das Instrument ist jedoch dein Körper. Es ist also besonders wichtig, dass du deinen Körper gut wahrnimmst.
- Nimm wahr, wo deine Grenzen liegen; Was fühlt sich gut an, und was nicht?
- Führe bei dir selbst eine Art Bodyscan durch; beginne bei den Zehen und gehe langsam nach oben.
- Beobachte, aber urteile nicht.

Abschluss
- Hole noch einmal tief Atem und rolle dich dann während der Einatmung langsam Wirbel für Wirbel wieder hoch.
- Bereite dich in Ruhe auf die folgende Position vor.

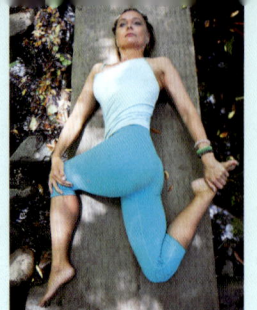

LIEGENDE KATZE (DIE KATZE FASST IHREN SCHWANZ) RECHTS

Physische Wirkung
- Dehnt das Bindegewebe an der Vorderseite des Körpers, vor allem an der rechten Seite.
- Es kann sein, dass du eine diagonale Linie fühlst, die von der linken Schulter über die Brust zum Magen, weiter durch die rechte Leiste bis zum Quadrizeps im rechten Oberschenkel (Muskelgruppe Musculus quadriceps femoris, auch vierköpfiger Oberschenkelstrecker) und weiter zum rechten Knie verläuft.

Die wichtigsten Energiebahnen
- Magen- und Milzmeridian
- Blasen- und Nierenmeridian
- Leber- und Gallenblasenmeridian
- Zentrale Energielinie (Sushumna)

Die Übung
- Lege Dich auf den Rücken.
- Ziehe das linke Knie zum Bauch.
- Lege nun das rechte Bein etwas nach links.
- Drehe dich mit deinem ganzen Gewicht auf die rechte Seite.
- Du liegst jetzt auf deiner rechten Seite.
- Umfasse mit der rechten Hand dein linkes Knie und halte es fest.
- Lege, falls gewünscht, ein kleines Kissen unter das linke Knie.
- Strecke nun deinen linken Arm Richtung rechten Fuß, winkle das rechte Knie an und halte mit der linken Hand den rechten Fuß fest.
- Ziehe dan rechte Fuß noch etwas weiter richtung Gesäß, bis du die Dehnung im Oberschenkel spürst.
- Je mehr du auf der Seite liegst, desto leichter kannst du den rechten Fuß zum Gesäß ziehen.
- Wenn das Bein erst einmal stabil liegt, kannst du deine linke Schulter leichter Richtung Matte bringen, sodass du besser in den Twist kommst.

Hinweise
- Du darfst durchaus etwas im rechten Knie spüren. Du dehnst dort das Bindegewebe und den Muskel, den Quadrizeps. Er hat eine Sehne (Quadrizepssehne), die über das Knie, genauer gesagt über die Kniescheibe verläuft, und die direkt darunter an der Vorderseite mit dem Schienbein verbunden ist. Dort darfst du eine leichte Dehnung fühlen. Wenn es dir jedoch zu viel wird, lässt du den Fuß los.
- Wenn du ein unangenehmes Gefühl oder sogar einen stechenden Schmerz tief im Knie wahrnimmst, solltest du besser einen Gürtel, Schal oder ähnliches zur Verlängerung einsetzen, so dass du das Knie weniger stark anwinkeln musst.
- Du kannst deinen Nacken mit einem kleinen Kissen unterstützen.

Weisheit

Befreie dich selbst, indem du dich ganz in deinen Körper kehrst, indem du ihn dehnst, ihm Raum verschaffst. Auf diese Weise, beruhigst du deine Gedanken und kommt dein Kopf zur Ruhe. Es entsteht Raum für eine gute Durchblutung, für Hydration und somit auch für Chi. Spüre, dass, wenn du deinem Körper Raum gibst, in deinem Kopf auch Ruhe entsteht. Es resultiert in mehr Ruhe und Stille.

Aufmerksamkeit

- Spüre das Bindegewebe. Wie der Name schon sagt: Bindegewebe befindet sich überall in deinem Körper, es ist überall miteinander verbunden und es verbindet auch alles miteinander: die Organe, die Muskeln, die Knochen und die Haut. Es ist eine Art Gerüst (Matrix).
- Wenn man in ein T-Shirt einen Knoten macht, laufen vom Knoten ausgehend ganz viele Linien nach außen: der Knittereffekt. Wenn man einen Kiesel in ins Wasser wirft, bilden sich von dort aus auch ganz viele Linien, die sich nach außen, zum Rand hin ausbreiten, manchmal sehr weit. Im Bindegewebe passiert bei einer Verletzung ungefähr dasselbe. Es bildet sich dann Narbengewebe. Das zieht und wird steifer, und das möchten wir natürlich vermeiden. Wir müssen es darum dehnen, damit es nicht verklebt.
- Verklebtes Bindegewebe kann sogar Auswirkungen auf Energielinien haben, die sich am anderen Ende unsers Körpers befinden. Durch das Bindegewebe (die Matrix) ist alles mit allem verbunden.
- Versuche, dir das vorzustellen. Spüre die Dehnung. Es geht nicht nur um einen Muskel oder eine der Linien, die Wirkung ist in deinem ganzen Körper spürbar.

Abschluss

- Lasse langsam dein rechten Fuß los und strecke dein rechtes Bein wieder aus.

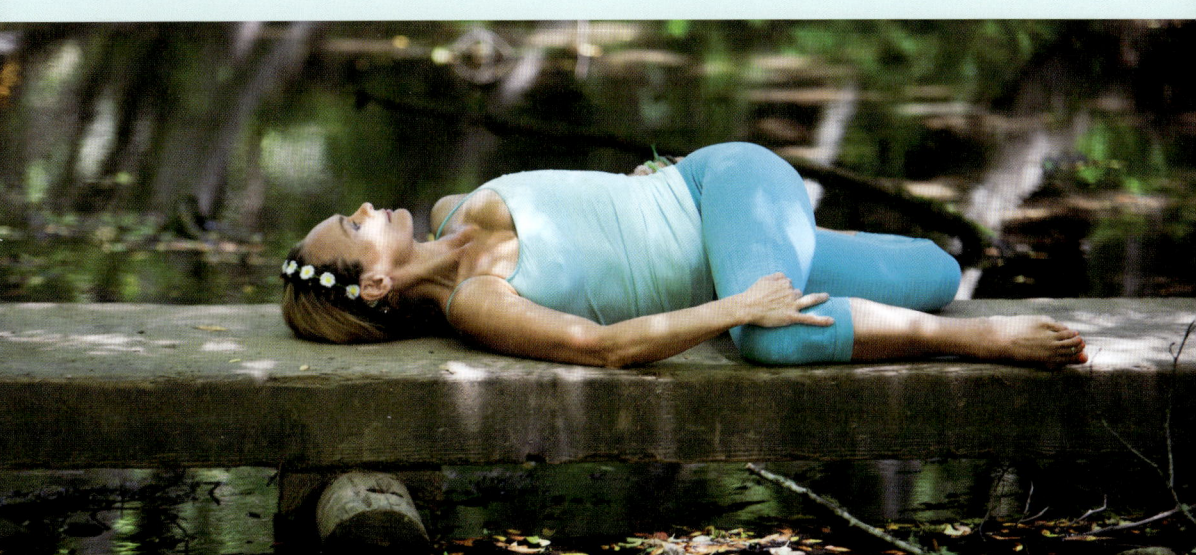

90-GRAD-BAUCHLAGE RECHTS

Physische Wirkung
- Schafft Gleichgewicht zwischen dem aktivierenden Nervensystem (sympathisches Nervensystem) und dem Nervensystem für den Ruhezustand (parasympathisches Nervensystem). Das parasympathische Nervensystem sorgt für die Entspannung der Skelettmuskeln und für die Funktion der Organmuskulatur. Das sympathische Nervensystem ist aktivierend (kämpfen oder fliehen).
- Diese Übung ist daher gut für den Stoffwechsel, senkt aber vor allem das Stressniveau. Sie beruhigt dich und vermindert den Tonus der Muskeln (Muskelspannung).
- Dehnt und öffnet den Schulterbereich (vorne und hinten), das Brustbein und den Bereich um die Schlüsselbeine.
- Die Übung beinhaltet einen subtilen Twist im unteren und oberen Rücken und entfaltet daher auch eine subtile Wirkung.
- Die Übung bringt Yin und Yang sowie die linke und die rechte Gehirnhälfte ins Gleichgewicht.

Die wichtigsten Energiebahnen
- Zentrale Energielinie (Sushumna)
- Blasen- und Nierenmeridian (links und rechts der Wirbelsäule)
- Herz- und Dünndarmmeridian
- Lungen- und Dickdarmmeridian
- Leber- und Gallenblasenmeridian

Die Übung
- Rolle dich auf den Bauch, während dein linkes Knie angewinkelt bleibt.
- Das linke Knie bildet eine ge-

Weisheit
Du musst nichts tun, nirgendwo hingehen. Weniger ist mehr. Klein aber fein. Es muss sich nicht notwendigerweise intensiv anfühlen. Diese Übung hat eine große Wirkung im subtilen Bereich.

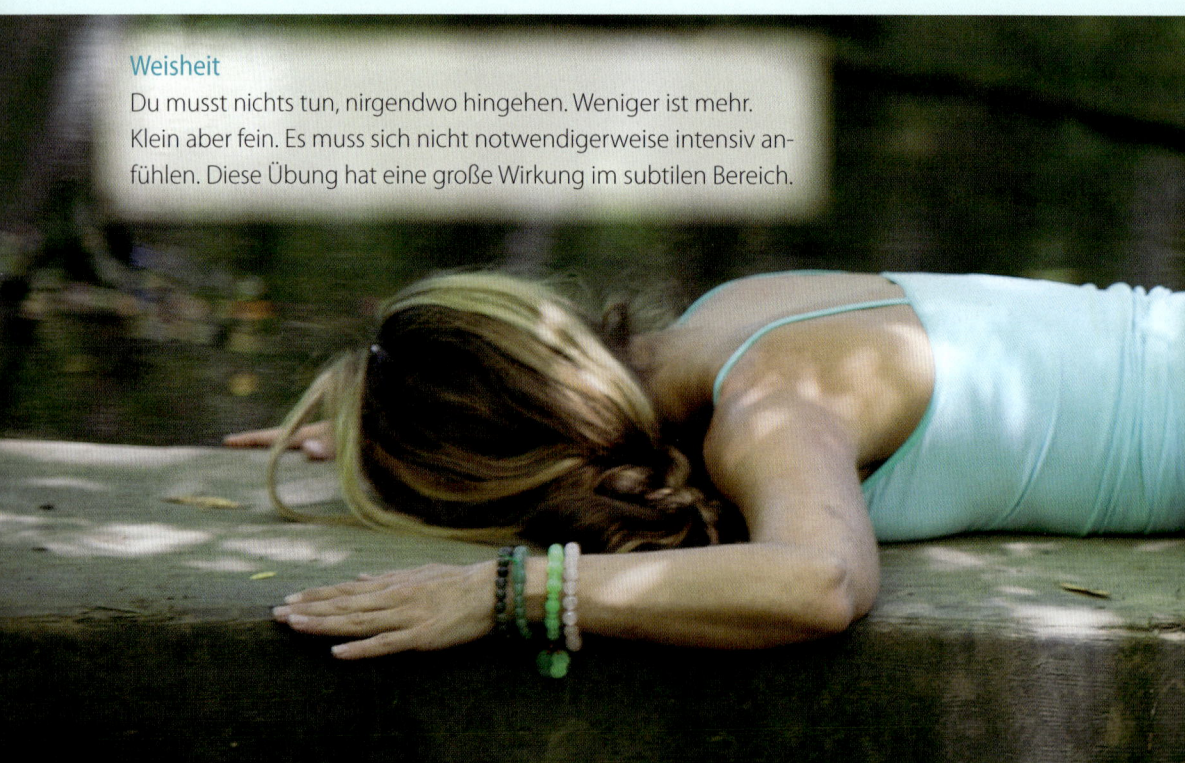

rade Linie mit der Hüfte und dem Fußgelenk.
- Dein Fußgelenk, dein Knie und deine Hüfte sind also 90 Grad angewinkelt.
- Die Oberarme liegen auf Schulterhöhe.
- Winkle beide Ellenbogen um 90 Grad an (sieht in etwa aus wie ein Comic-Kaktus).
- Wende deinen Kopf nach rechts und lege ihn auf die linke Wange.

Hinweise
- Orientiere dich an den 90 Grad beziehungsweise dem rechten Winkel.
- Wenn du das Knie stärker anwinkelst oder streckst, verstärkt sich die Wirkung auf die Hüften.
- Das gleiche Prinzip gilt für die Ellenbogen. Wenn du sie höher oder tiefer platzierst, verringert sich der Effekt auf den Brustbereich.
- Es ist möglich, dass du die Übung besonders intensiv im Nacken fühlst. Wenn das Gefühl unangenehm ist, platziere ein kleines Kissen oder eine dünne Decke unter der Wange. Das bietet dem Nacken Unterstützung und vermindert den Twist (Drehung).

Aufmerksamkeit
- Diese Übung sorgt für völlige Entspannung. Du brauchst dich auf nichts zu konzentrieren, du kannst einfach sein.
- Wenn du dich trotzdem lieber auf etwas konzentrieren möchtest, richte deine Aufmerksamkeit auf deinen Bauch und spüre die Atembewegung in Richtung Bauchraum.

Abschluss
Aus dieser Position wechselst du direkt in die Position Halbe Sphinx links.

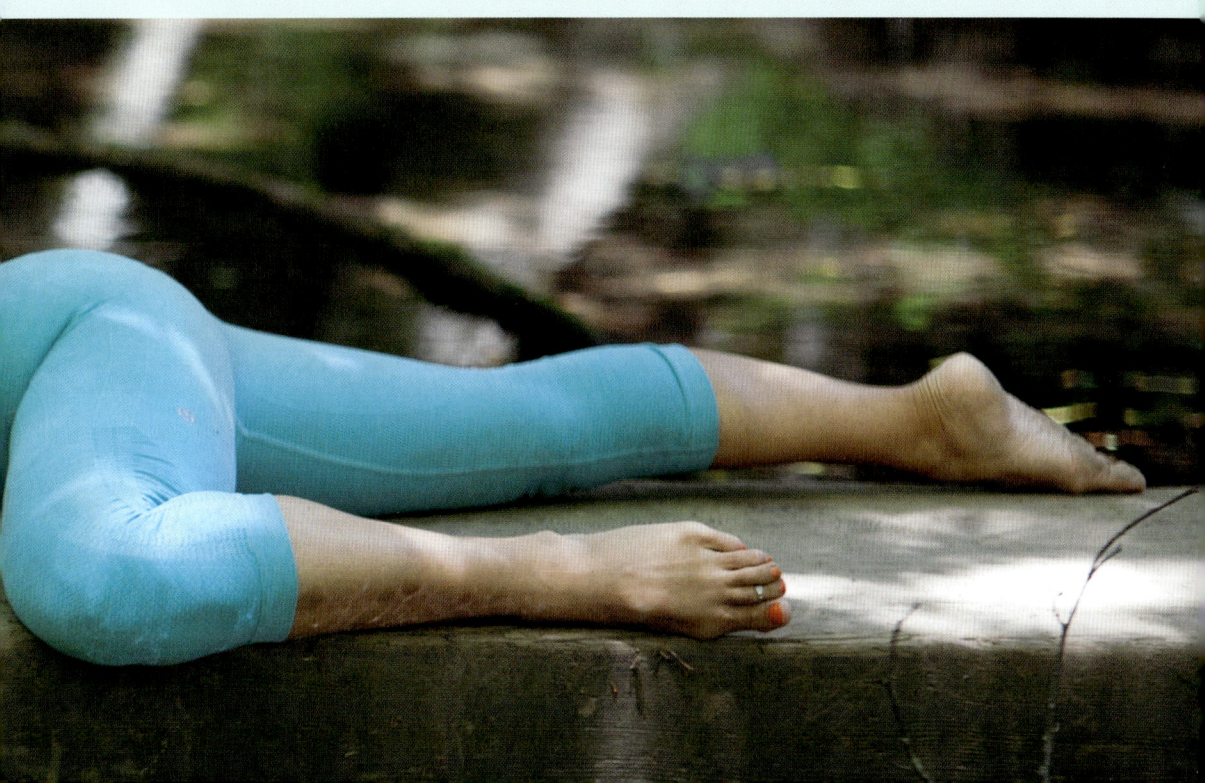

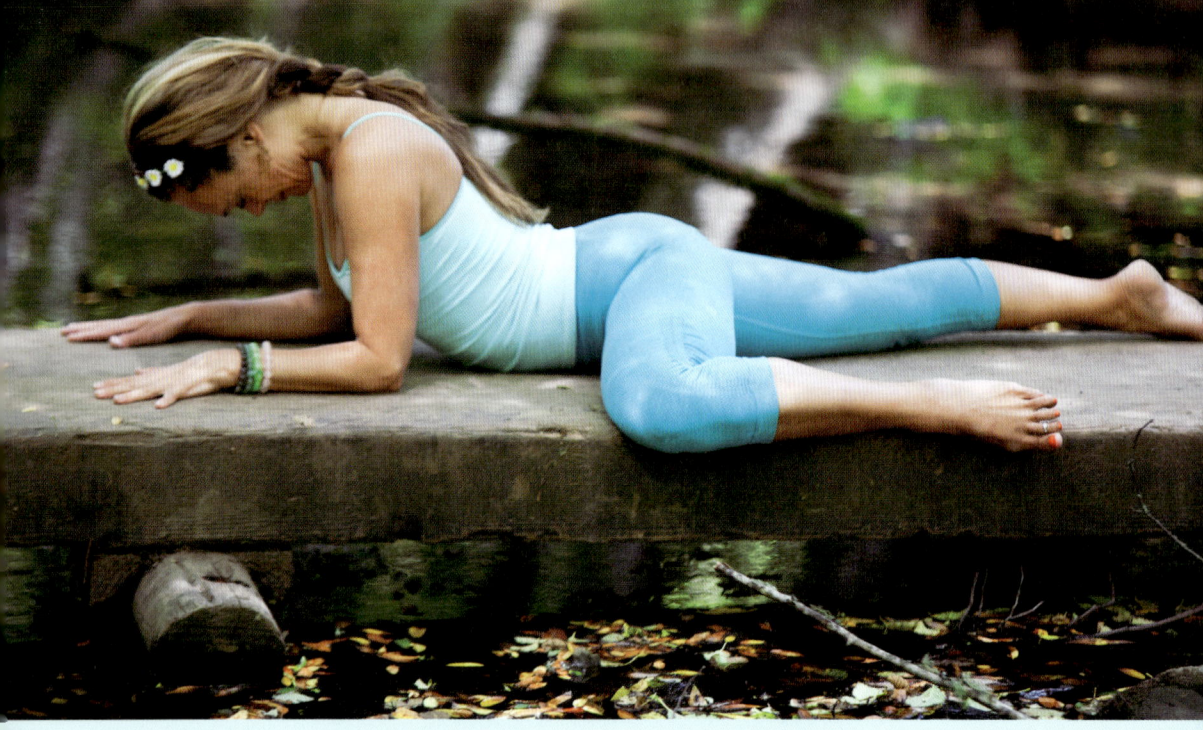

HALBE SPHINX LINKS

Physische Wirkung
- Dehnt die Muskeln an der Innenseite des linken Oberschenkels.

Die Übung ist ein Hüftöffner und noch viel wichtiger: Sie sorgt dafür, dass du deinen unteren Rücken erreichst; du gehst in deine Lendenwirbelsäule, stimulierst die natürliche Krümmung der Wirbelsäule (ventral konvexe Krümmung der unteren Wirbelsäule, auch Lordose genannt) und dehnst die Vorderseite des Bauchs.

Die wichtigsten Energiebahnen
- Lebermeridian (links) und indirekt Gallenblase
- Stimuliert die Nierenenergie im unteren Rücken.

Die Übung
- Das linke Bein bleibt in seiner Position.
- Hebe dann langsam den Kopf an und platziere die Ellenbogen (also nicht die Handgelenke) unter den Schultern.
- Wenn du tiefer in die Rückbeuge gehen möchtest, setze die Hände unter deinen Schultern auf der Matte auf und strecke die Ellenbogen.

Hinweise
- Wenn dir die Matte für die Ellenbogen zu hart ist, kannst du ein Handtuch oder eine Decke unterlegen.
- Wenn die Übung für deinen Lendenwirbelbereich zu intensiv ist, strecke die Arme und platziere die Hände weiter vorne, sodass die Krümmung im Rücken geringer, der gesamte Rücken also flacher wird.
- Achte darauf, dass du die Schultern nicht zu sehr anspannst. Lasse dich einfach in deinen Schultern hängen. Wenn das unbequem ist, platziere ein kleines Kissen oder einen Yogablock unter dem Bauch oder dem Brustbein, so dass sich die Schultern ganz entspannen können.
- Wenn du ein unangenehmes Gefühl im linken Knie wahrnimmst, kannst du ein Handtuch/eine dünne Decke unterlegen.
- Wenn der Schmerz zu stark werden sollte, nimm die Rückbeuge etwas zurück, oder lege dich auf den Bauch.

Die Nieren stehen unter anderem mit der negativen Emotion Angst in Verbindung (das positive Gegenstück ist Vertrauen). Wenn das Chi nicht gut durch den Nierenmeridian fließt, kann das die Emotion Angst hervorrufen. Angst verursacht viel Spannung im Körper (du kannst das an der Spannung in den Muskeln und am Stress im Kopf merken). Zu viel Spannung in den Muskeln führt zu Schmerzen. Die Muskeln drücken dann auf die Nerven, außerdem werden Blutgefäße abgedrückt und das Chi wird ebenfalls abgeschnürt; nichts kann mehr fließen. So entsteht Schmerz. Der Schmerz führt zu Angst, und die Angst führt zu noch mehr Spannung. Die einzige Methode, um diesen Teufelskreis zu durchbrechen, ist atmen. Lang und tief. Spüre deinen Atem, werde eins mit deinem Atem.

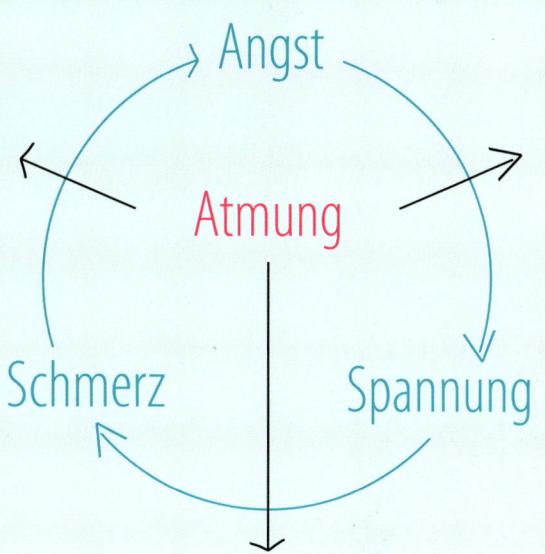

Aufmerksamkeit
- Traue dich, in die Rückbeuge zu gehen. Lasse los, indem du dich auf die Atmung konzentrierst. Traue dich „nach unten zu hängen", oder anders gesagt, in den unteren Rücken, in die natürliche Krümmung der Wirbelsäule, hineinzusinken. Das Gefühl ähnelt dem Gefühl, sich auf einer Schaukel nach unten zu bewegen.

Es kann sein, dass du dabei Ängsten begegnest. Betrachte sie und akzeptiere sie. Überlege, was du daran ändern könntest.
Manchmal kann man nichts ändern. Aber der Atem ist immer da. Konzentriere dich dann auf ihn. Aber sei dir selbst gegenüber immer ehrlich.
- Manchmal hilft es, ein Mantra zu wiederholen: „Keine Angst, kein Schmerz, keine Angst, kein Schmerz, keine Angst, kein Schmerz."
Mantras sind heilige Texte oder Worte, die uns helfen können, indem wir sie immer wieder wiederholen.

Abschluss
- Wechsle jetzt langsam in die Position Sphinx.

Weisheit
Paul Grilley erzählt immer, dass wir die konvexe Krümmung in unserem Rücken von Natur aus haben und diese im Laufe des Älterwerdens einbüßen. Kleine Kinder laufen immer mit nach vorne gestrecktem Bauch und einem Hohlkreuz, während greise Menschen mit einem Stock laufen, dabei einen stark nach vorne gebeugten Rücken haben und mit ihrer Nase fast die Knie berühren. Je älter wir werden, desto mehr büßen wir die natürliche Krümmung der Wirbelsäule ein, während die Jugend in unserer Lendenwirbelsäule sitzt. Diese Übung lässt die Verjüngungsenergie in den Lendenwirbelbereich fließen.

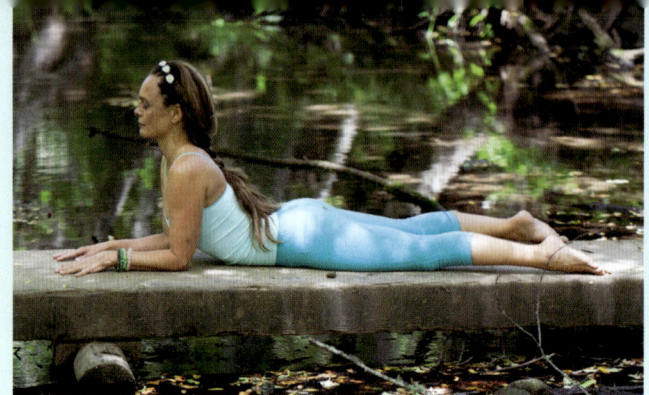

SPHINX

Physische Wirkung
- Sorgt dafür, dass du deinen unteren Rücken erreichst und so die natürliche Krümmung der Wirbelsäule stimulierst. Diese ventral konvexe Krümmung der unteren Wirbelsäule wird auch Lendenlordose (lumbale Lordose) genannt.
- Diese Übung ist insbesondere für Menschen mit Bandscheibenproblemen empfehlenswert, da die Bandscheiben (Disci intervertebrales) gleichsam auf den richtigen Platz in der Wirbelsäule zurückgedrückt werden, sodass die Nervenreizung verringert wird. (Diese Übung ist ein Element der McKenzie-Therapie.)

Die wichtigsten Energiebahnen
- Blasen- und Nierenmeridian
- Magen- und Milzmeridian

Die Übung
- Die Position der Arme bleibt die gleiche wie bei der halben Sphinx: Ellenbogen lotrecht unter den Schultern.
- Strecke dein linkes Bein langsam aus und entspanne den Fuß; die Beine liegen nun hüftbreit auseinander. Komme in die Sphinx-Haltung, indem du den Kopf anhebst.
- Entspanne den Lendenwirbelbereich und lasse deinen Bauch ruhig auf die Matte sinken.

Hinweise
- Entspanne deine Schultern, hänge dich in sie. Lasse los, was immer du früher über die Schultern gesagt bekommen hast, nämlich dass du sie nach hinten nehmen und sinken lassen sollst. Bei dieser Übung sollst du in deinen Schultern hängen, weil die gesamte Außenseite des Rückens entspannt werden soll, einschließlich der Schultermuskulatur. Da du komplett entspannt bist und keinerlei Kraft aufwendest, kann das Hängen in den Schultern keinen Schaden anrichten.
- Wenn du merkst, dass sich die Gesäßmuskulatur zu stark anspannt, ist das in der Regel ein Zeichen dafür, dass du zu tief runtergegangen bist. Der Gesäßmuskel wird dann aktiv, um den Rücken zu schützen.
- Es kann auch sein, dass dein Körper die Übung und die damit einhergehenden Bewegungen nicht (er)kennt, und daher aus Vorsorge reagiert.
- Versuche, deine Gesäßmuskulatur zu entspannen, und lasse deinen Bauch nun ganz auf die Matte sinken. Spüre deinen Atem.
- Wenn dir das nicht gelingt, platziere die Hände weiter nach vorne und strecke die Ellenbogen, sodass die Krümmung im Rücken geringer, also flacher, wird. Du kannst jederzeit Kissen unter deine Brust oder Achseln legen, sodass du dich etwas mehr abstützen kannst.
- Du solltet keine übermäßige Spannung oder Schmerzen im Lendenwirbelbereich verspüren. Indem du ein Kissen unter den Bauch oder das Brustbein legst, kannst du dich, und damit auch deine Schultern, besser entspannen.

Aufmerksamkeit
- Du konzentrierst dich auf deine Atmung.
- Wenn du bemerkst, dass du stattdessen mit deiner Aufmerksamkeit im Kopf bist, dass alle möglichen Gedanken aufkommen, schaue sie dir an.
- Versuche zu erkennen, worum es geht, und kehre dann ganz gelassen mit deiner Aufmerksamkeit zu deiner Atmung zurück.
- Wiederhole diesen Vorgang jedes Mal, wenn neue Gedanken aufkommen.
- Mache dir keine Sorgen, es ist völlig normal, dass deine Gedanken wandern und du immer wieder in deinem Kopf landest; der Kopf ist Yang und will dynamisch sein.
- Schaffe dir Raum mit deinem Atem.

Abschluss
- Wenn du kurz in einer neutralen Position liegen möchtest, nimm dir die Zeit, um einen Moment auf dem Bauch liegen zu bleiben.
- Komme dann langsam zurück in die Position der halben Sphinx, dieses Mal ziehst du das rechte Bein an.

Weisheit
Es war einmal eine Kobra. Sie kannte es nicht anders, als dass sie Menschen angreifen und erschrecken musste. Eines Tages jedoch erteilte ihr ein Mann eine Lektion. Er schlug wie wild auf die Kobra ein und machte ihr große Angst. Der Mann sagte: „Höre auf damit, die Menschen zu erschrecken. Sei du selbst. Verschwinde und finde heraus, wer du selbst bist." Die Kobra bekam solche Angst, dass sie sich monatelang nicht mehr aus den Büschen hervortraute. Als der Mann wieder einmal vorbeikam, sah er die Kobra elend und abgemagert unter einem Busch liegen. Er sagte: „Als ich dich schlug, wollte ich dir eine Lektion erteilen und dir klarmachen, dass du nicht einfach ohne Nachzudenken etwas machen solltest, nur weil du es zufällig so gelernt hast oder weil alle anderen meinen oder denken, dass du das so machen musst. Es war an der Zeit, dass du in dich gehst, um herauszufinden, wer du wirklich bist, und auch wie du dich bisweilen selbst behaupten kannst. Du kannst ruhig wieder unter dem Busch hervorkommen. Und natürlich darfst du auch mal die Menschen, die dir im Weg sind, erschrecken. Nimm dir vom Leben was du brauchst. Du siehst ja schon aus wie ein Gerippe, der Tod steht dir nahezu in die Augen geschrieben. Nimm und iss, was du brauchst. Sei nett zu dir selbst und traue dich, du selbst zu sein."

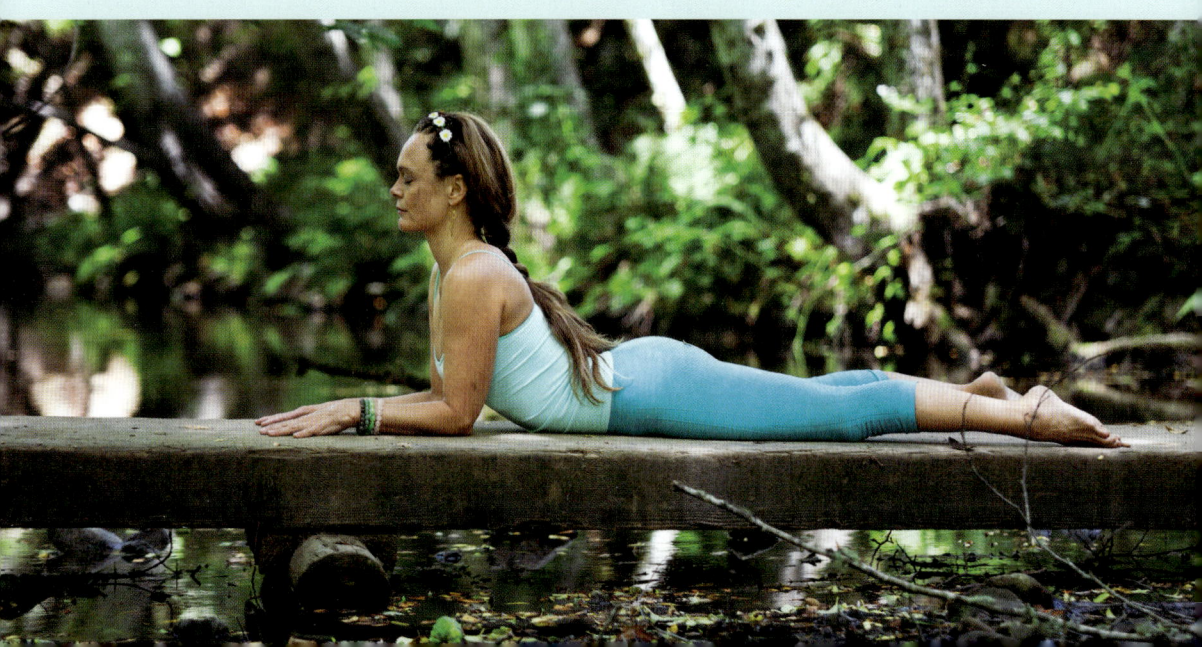

HALBE SPHINX-POSITION RECHTS

Physische Wirkung
- Dehnt die Muskeln an der Innenseite des rechten Oberschenkels.

Die Übung ist ein Hüftöffner und noch viel wichtiger: Sie sorgt dafür, dass du deinen unteren Rücken erreichst, du gehst in deine Lendenwirbelsäule, stimulierst die natürliche Krümmung der Wirbelsäule (ventral konvexe Krümmung der unteren Wirbelsäule, auch Lordose genannt) und dehnst die Vorderseite des Bauchs.

Die wichtigsten Energiebahnen
- Lebermeridian (rechts) und indirekt Gallenblase
- Stimuliert außerdem die Nierenenergie im unteren Rücken.

Die Übung
- Winkle dein rechtes Bein an und lege es seitlich im 90-Grad-Winkel ab. Das Fußgelenk bleibt dabei auf dem Boden. Sowohl dein Knie, deine Hüfte als auch dein Fußgelenk bilden jeweils einen rechten Winkel.
- Hebe langsam den Kopf an und platziere die Ellenbogen (also nicht die Handgelenke) unter den Schultern.
- Wenn du tiefer in die Rückbeuge (Backbending) gehen möchtest, setze die Hände unter deinen Schultern auf der Matte auf und strecke die Arme.

Hinweise
- Wenn dir die Matte für die Ellenbogen zu hart ist, kannst du ein Handtuch oder eine Decke unterlegen.
- Wenn die Übung für deinen Lendenwirbelbereich zu intensiv ist, strecke die Arme und platziere die Hände weiter vorne, sodass die Krümmung im Rücken geringer, also flacher, wird.
- Achte darauf, dass du die

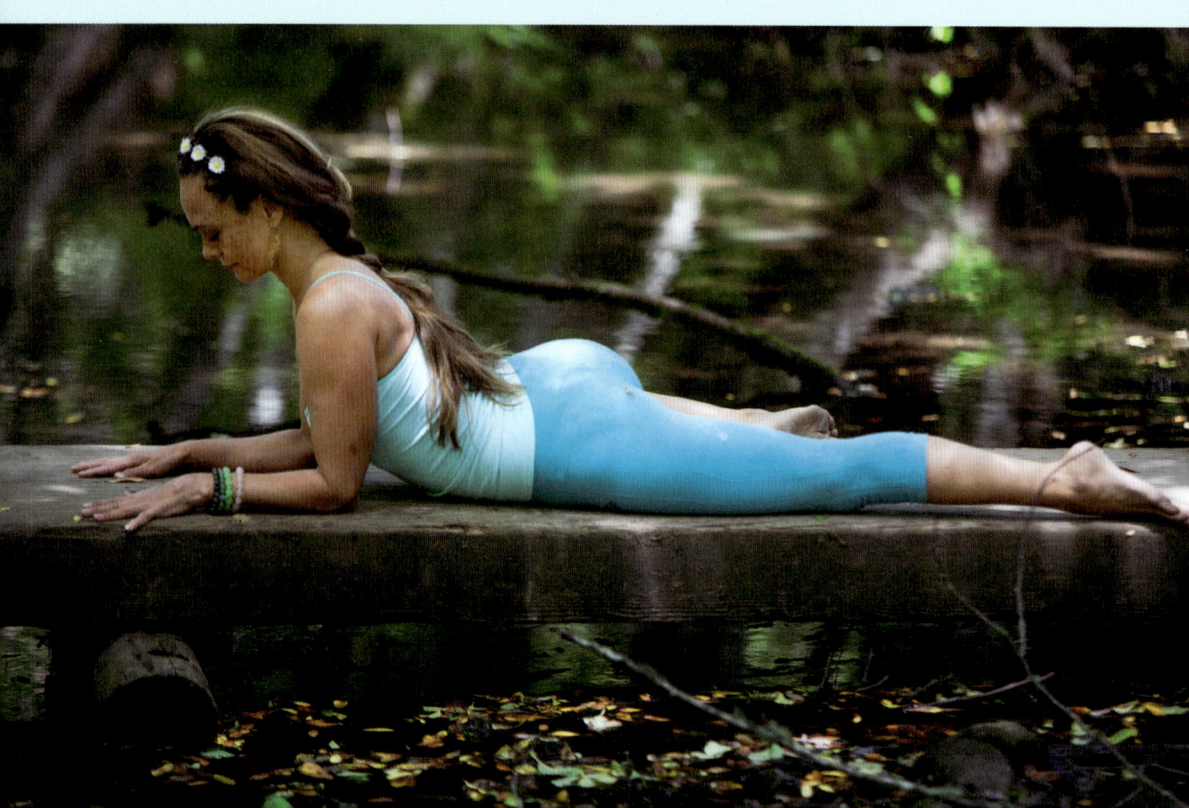

Schultern nicht zu sehr anspannst. Lasse dich einfach in deinen Schultern hängen. Wenn das unbequem ist, platziere ein kleines Kissen oder einen Yogablock unter dem Bauch oder dem Brustbein, sodass sich die Schultern ganz entspannen können.
- Wenn du ein unangenehmes Gefühl im rechten Knie wahrnimmst, kannst du ein Handtuch/eine dünne Decke unterlegen.
- Wenn der Schmerz zu stark werden sollte, nimm die Rückbeuge (Backbending) etwas zurück oder lege dich auf den Bauch.

Aufmerksamkeit
- Traue dich, in die Rückbeuge zu gehen. Lasse los, indem du dich auf die Atmung konzentrierst. Traue dich, „nach unten zu hängen" oder, anders gesagt, in den unteren Rücken, in die natürliche Krümmung der Wirbelsäule, hineinzusinken. Das Gefühl ähnelt dem Gefühl, sich auf einer Schaukel nach unten zu bewegen. Es kann sein, dass du dabei Ängsten begegnest. Betrachte sie und akzeptiere sie. Überlege, was du daran ändern könntest. Manchmal kann man nichts ändern.
- Aber der Atem ist immer da.

Konzentriere dich dann auf ihn. Aber sei dir selbst gegenüber immer ehrlich.
- Manchmal hilft es, ein Mantra zu wiederholen: „Keine Angst, kein Schmerz, keine Angst, kein Schmerz, keine Angst, kein Schmerz."

Mantras sind heilige Texte oder Worte, die uns helfen können, indem wir sie immer wieder wiederholen.

Abschluss
- Lege dich auf den Bauch, entspanne dich und gehe im direkten Anschluss in die nächste Position über: 90-Grad-Bauchlage links.

Weisheit
Wenn es dir schwerfällt loszulassen, versuche, die Dinge zu akzeptieren. Das schafft Freiraum. Lasse los, akzeptiere; lasse da sein, was da ist. So kannst du dich selbst leer machen. Werde still, klar und ruhig, dann entsteht Raum für Glück.

90-GRAD-BAUCHLAGE LINKS

Physische Wirkung
- Schafft Gleichgewicht zwischen dem aktivierenden Nervensystem (sympathisches Nervensystem) und dem Nervensystem für den Ruhezustand (parasympathisches Nervensystem). Das parasympathische Nervensystem sorgt für die Entspannung der Skelettmuskeln und für die Funktion der Organmuskulatur. Die meisten Menschen haben ein zu aktives sympathisches Nervensystem und ein weniger aktives parasympathisches Nervensystem.
- Diese Übung ist daher gut für den Stoffwechsel, senkt aber vor allem das Stressniveau. Sie beruhigt dich und vermindert den Tonus der Muskeln (Muskelspannung).
- Dehnt und öffnet den Schulterbereich (vorne und hinten), das Brustbein und den Bereich um die Schlüsselbeine.
- Die Übung beinhaltet einen subtilen Twist im unteren und oberen Rücken und entfaltet daher auch eine subtile Wirkung auf die Wirbelsäule.
- Die Übung bringt Yin und Yang sowie linke und rechte Gehirnhälfte ins Gleichgewicht.

Die wichtigsten Energiebahnen
- Zentrale Energielinie (Sushumna)
- Blasen- und Nierenmeridian (im Bereich links und rechts der Wirbelsäule)
- Herz- und Dünndarmmeridian
- Lungen- und Dickdarmmeridian
- Leber- und Gallenblasenmeridian

Die Übung
- Lege deine Arme ruhig auf Schulterhöhe ab, die Ellenbogen 90 Grad angewinkelt.
- Bleibe auf dem Bauch liegen, das rechte Knie bleibt angewinkelt.
- Das linke Knie liegt in einer (geraden) Linie mit der Hüfte und dem Fußgelenk.
- Dein Fußgelenk, dein Knie und deine Hüfte sind also 90 Grad angewinkelt.
- Die Oberarme liegen auf Schulterhöhe.
- Winkle beide Ellenbogen 90 Grad an (sieht in etwa aus, wie ein Comic-Kaktus).
- Wende deinen Kopf nach links und lege ihn auf die rechte Wange.

Hinweise
- Orientiere dich an den 90 Grad beziehungsweise dem rechten Winkel.

Weisheit
Yin-Yang, Gleichgewicht, männlich, weiblich.
Die weibliche Intuition sitzt im Bauch. Ratio, das männliche Gegenstück, sitzt im Kopf. Bringe die beiden in deiner Wirbelsäule zusammen, bringe sie ins Gleichgewicht, damit Frieden in deinen Körper und Geist einziehen kann. Yin und Yang.

- Wenn du das Knie stärker anwinkelst oder streckst, verstärkt sich die Wirkung auf die Hüften.
- Das gleiche Prinzip gilt für die Ellenbogen. Wenn du sie höher oder tiefer platzierst, verringert sich der Effekt auf den Brustbereich.
- Es ist möglich, dass du die Übung besonders intensiv im Nacken fühlst. Wenn das Gefühl unangenehm ist, platziere ein kleines Kissen oder ein gefaltetes Handtuch unter der Wange. Das bietet dem Nacken Unterstützung und vermindert die Drehung (Twist).

Aufmerksamkeit
- Diese Übung sorgt für völlige Entspannung. Du brauchst dich auf nichts zu konzentrieren, du kannst einfach sein.
- Wenn du dich trotzdem lieber auf etwas konzentrieren möchtest, richte deine Aufmerksamkeit auf deinen Bauch und spüre die Atembewegung in Richtung Bauchraum.

Abschluss
Aus diesem Twist wechselst du direkt in die nächste Drehhaltung: liegende Katze (links).

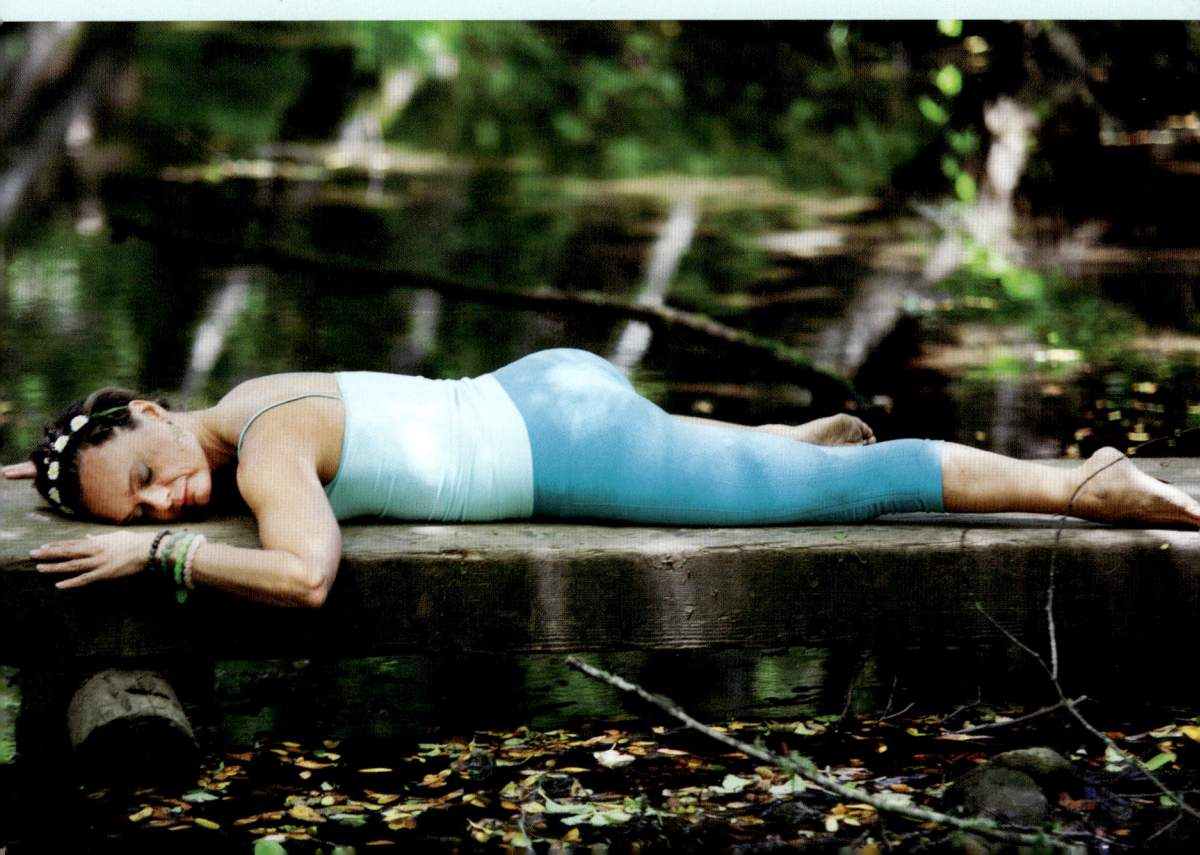

LIEGENDE KATZE LINKS

Physische Wirkung
- Dehnt das Bindegewebe an der Vorderseite des Körpers, vor allem an der linken Seite.
- Es kann sein, dass du eine diagonale Linie fühlst, die von der linken Schulter über die Brust zum Magen, durch die rechte Leiste bis zum Quadrizeps im rechten Oberschenkel (Muskelgruppe: quadriceps femoris, auch vierköpfiger Oberschenkelstrecker), und weiter zum rechten Knie verläuft.

Die wichtigsten Energiebahnen
- Magen- und Milzmeridian
- Blasen- und Nierenmeridian
- Zentrale Energielinie (Sushumna)
- Leber- und Gallenblasenmeridian

Die Übung
- Komme ruhig aus der 90-Grad-Bauchlage mit dem Kopf hoch.
- Setze dann den rechten Ellenbogen auf, sodass du den linken Arm gut unter deinem Brustkasten hindurch nach rechts strecken kannst.
- Rolle dich dabei auf die linke Seite.
- Das rechte Bein bleibt hochgezogen (Richtung Bauch).
- Bewege dein linkes Bein etwas nach rechts.
- Drehe dich mit deinem ganzen Gewicht zur linken Seite. Du liegst jetzt also auf deiner linken Seite.
- Halte nun mit der linken Hand dein rechtes Knie fest.
- Lege, falls gewünscht, ein kleines Kissen unter das rechte Knie.
- Strecke nun deinen rechten Arm Richtung linken Fuß aus, winkle das linke Knie an und halte mit der rechten Hand den linken Fuß fest.
- Ziehe das linke Bein noch etwas weiter nach hinten, bis du die Dehnung im Oberschenkel spürst.
- Wenn du auf der Seite liegst, kannst du das linke Bein etwas leichter nach hinten bringen.
- Wenn das Bein stabil liegt, kannst du deine rechte Schulter leichter Richtung Matte bringen, sodass du noch besser in den Twist kommst.

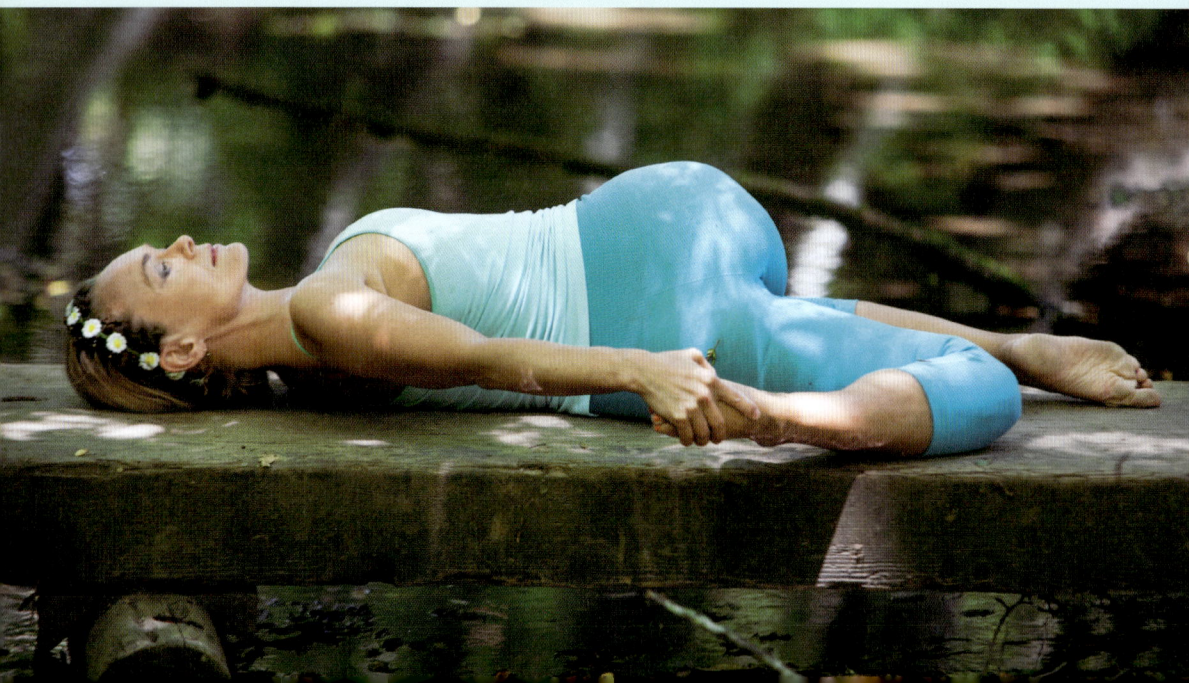

- Du kannst auf der Seite liegen bleiben oder dich noch weiter in den Twist drehen.

Hinweise
- Du darfst durchaus etwas im linken Knie spüren. Du dehnst dort das Bindegewebe und den Muskel, den Quadrizeps. Er hat eine Sehne (Quadrizepssehne), die über das Knie verläuft, genauer gesagt über die Kniescheibe, und die direkt darunter an der Vorderseite des Unterschenkels mit dem Schienbein verbunden ist. Dort darfst du eine leichte Dehnung fühlen. Wenn die Dehnung zu intensiv wird, lässt du den Fuß los.
- Wenn du ein unangenehmes Gefühl oder sogar einen stechenden Schmerz tief im Knie wahrnimmst, solltest du besser einen Gürtel, Schal oder Ähnliches zur Verlängerung einsetzen, sodass du das Knie weniger stark anwinkeln musst.
- Du kannst deinen Nacken mit einem kleinen Kissen unterstützen.

Abschluss
- Komme nun ruhig in eine Rückenlage: Lasse deinen Fuß los und drehe dich auf den Rücken.
- Strecke dich lang aus, lege dich am besten so platt wie möglich hin.
- Nur wenn du wirklich etwas Unterstützung für den Nacken brauchst, lege etwas unter.
- Es kann eventuell auch angenehm sein, ein kleines Kissen unter die Knie zu legen, so wird der Rücken begradigt und du kannst vielleicht noch besser entspannen.
- Wenn du das Gefühl hast, dass du dich noch etwas bewegen musst, dann ziehe die Knie an und halte sie fest.
- Massiere deinen unteren Rücken, indem du mit den Knien kleine kreisförmige Bewegungen ausführst; strecke dich nach dieser Entspannung wieder lang aus.

Weisheit
Die Gedanken sind frei. Gleichzeitig jedoch scheint die tatsächliche Freiheit der Gedanken eine Illusion zu sein. Es ist schwierig zu unterscheiden, welche Gedanken von dir sind und welche nicht oder welche wahr sind und welche nicht. Gedanken sind häufig mit allerlei Eindrücken und Meinungen anderer verwoben. Dadurch ist es so schwierig, deine ureigenen Gedanken von den Gedanken anderer zu unterscheiden. Indem du in deinen Bauch atmest, kannst du deine Intuition erreichen, in der du wirklich frei bist. Wenn du ganz bewusst in Gedanken deine Wirbelsäule entlangläufst, kommst du auch näher zu deiner Intuition.

SAVASANA (TOTENSTELLUNG)

Physische Wirkung

Diese Übung lässt dich das Prickeln des Chi-Flusses wahrnehmen, du spürst auch deinen Herzschlag, die Durchblutung (du fühlst den Rhythmus deines Herzschlags; er ist warm) und die Dehnung des Nervengewebes (ein stechenderes, schnelleres Prickeln, das im Übrigen nicht häufig auftritt; oft ist das ein Zeichen dafür, dass du etwas zu weit gegangen bist) sowie die Hydration (in der Regel etwas kühler, Yin-Chi). Stelle dir einen plätschernden Bach oder eine frische Brise vor und versuche, dies auch zu fühlen.

Die Übung

Lege dich mit ausgestreckten Beinen entspannt auf den Rücken, die Arme liegen locker neben dir. Nimm wahr, was die Übungen dieser Sequenz mit dir machen. Nimm deinen Körper wahr, spüre ihn, spüre die Energie. Spüre das Wasser in deinem Körper. Unser Körper besteht zu ungefähr 70 bis 80 Prozent aus Wasser. Spüre das Fließen nach den Übungen. Die Übungen haben bewirkt, dass der Fluss kräftiger fließt. Es ist gut zu wissen, dass Wasser auf Gedanken und Emotionen reagiert. Der japanische Wissenschaftler Masaru Emoto hat Studien zu Wasser und der Bildung von Wasserkristallen gemacht. Er fand dabei heraus, dass Wasser auf die Stimmung oder Absicht (Intention), die man ihm gibt, reagiert, und sich dabei entsprechend der Intention unterschiedliche Kristalle bilden. Eine positive Intention bewirkte schöne Kristalle, eine negative führte zu unharmonischen, hässlichen Kristallen.

Abschluss

- Ziehe deine Knie langsam zur Brust, rolle dich zur Seite und setze dich wieder auf.

Weisheit

Lasse alle negativen Gedanken los. Verdränge oder verbanne sie nicht, sondern akzeptiere sie. Sei nicht wütend, urteile nicht über deine negativen Gedanken, sondern lasse sie einfach da sein.

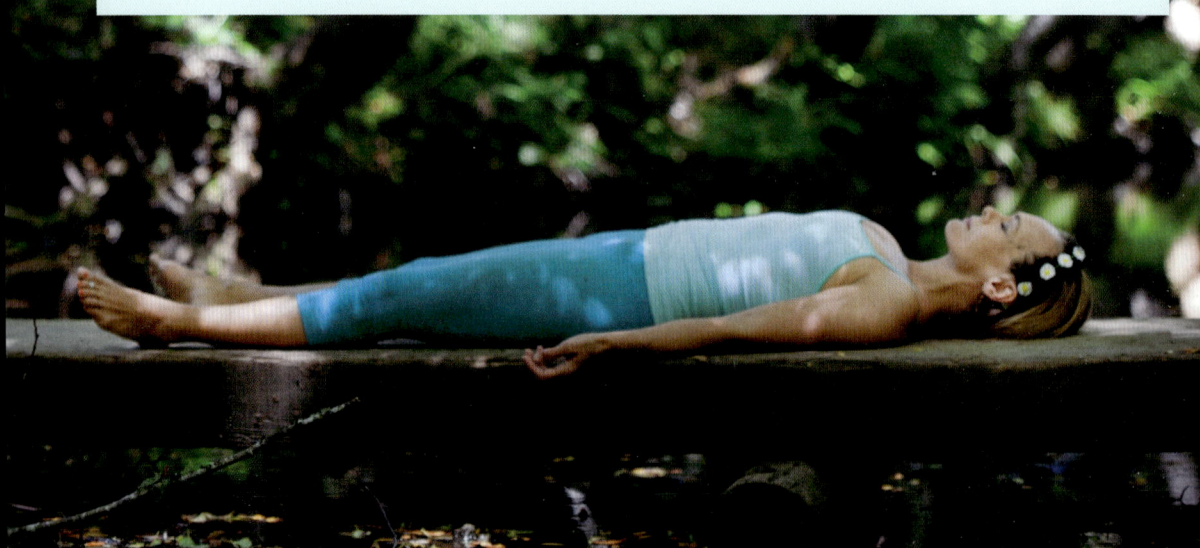

Geschichte

Vor langer Zeit war in einem kleinen Dorf in Indien sieben Jahre lang kein Regen gefallen. Die Dorfbewohner hatten die merkwürdigsten Dinge versucht, um Regen herbeizurufen, von Pujas (Opfer und Rituale für die Götter) über Regentänze bis hin zur Verheiratung mit Tieren. Nichts half.

Eines Tages passierte ein Kaufmann das Dorf. Er war überrascht, da man im Dorf offensichtlich nicht wusste, dass ein Dorf weiter ein weiser Mann wohnt, der Regen machen kann. Die drei Dorfweisen beschlossen, den Mann aufzusuchen und klopften an seine Tür. Es dauerte eine Weile, aber dann wurde von einem sehr alten Mann mit Bart geöffnet. Als sie ihn fragten, ob er Regen machen könne, musste er erst kurz nachdenken und dann erwiderte er, dass er das könne. Sie fragten ihn also, ob er das für ihr Dorf machen würde. Der Alte man sagte, dass er dann mit in ihr Dorf kommen müsse und eine kleine Hütte mit Obst und Wasser benötige, in der er drei Tage leben könne. Gesagt, getan. Als sie im Dorf ankamen, ging der alte Mann in die Hütte und schloss die Tür, ohne ein Wort zu sagen.

Es vergingen ein, zwei Tage, ohne dass es zu regnen begann. Als der dritte Tag beinahe um war, kam der Mann endlich nach draußen. Sofort fing es an zu regnen. Alle waren sehr glücklich. Als schließlich alle von den Freudenfesten müde waren, fragten die drei weisen Männer den alten Mann, wie er das vollbracht habe, damit sie es beim nächsten Mal selbst tun konnten. Der alte Mann war etwas überrascht darüber, dass sie nicht wussten, wie es funktioniert. Er sagte: „Es ist recht einfach. Du musst dir nur ab und zu Zeit für dich selbst nehmen. Ungefähr drei Tage, das ist ein guter Zeitraum. In dieser Zeit kannst du dich nach innen kehren, still sitzen, alles gut ordnen. Danach geht alles wieder leichter. Denn die Außenwelt ist der Spiegel deiner selbst."

Die Moral der Geschichte: Indem du regelmäßig oder über einen längeren Zeitraum meditierst, dich zurückziehst und dich selbst und deine Innenwelt betrachtest, kommst du endlich zur Ruhe. Das schafft Raum in dir. Du wirst feststellen, dass es darüber hinaus eine Wirkung auf deine Umgebung und auf die Menschen in deiner Nähe hat. Die Außenwelt ist nämlich ein Spiegel deiner selbst, deiner Innenwelt. Ich kann jedem nur empfehlen, ein- oder zweimal im Jahr ein Yoga- oder Meditations-Retreat zu besuchen. Betrachte es als eine Art große Inspektion deiner selbst: Indem du dich für kurze Zeit aus der Außenwelt zurückziehst, um Ruhe in dir zu finden, bist du danach wieder besser für die Anforderungen aus der Außenwelt gewappnet.

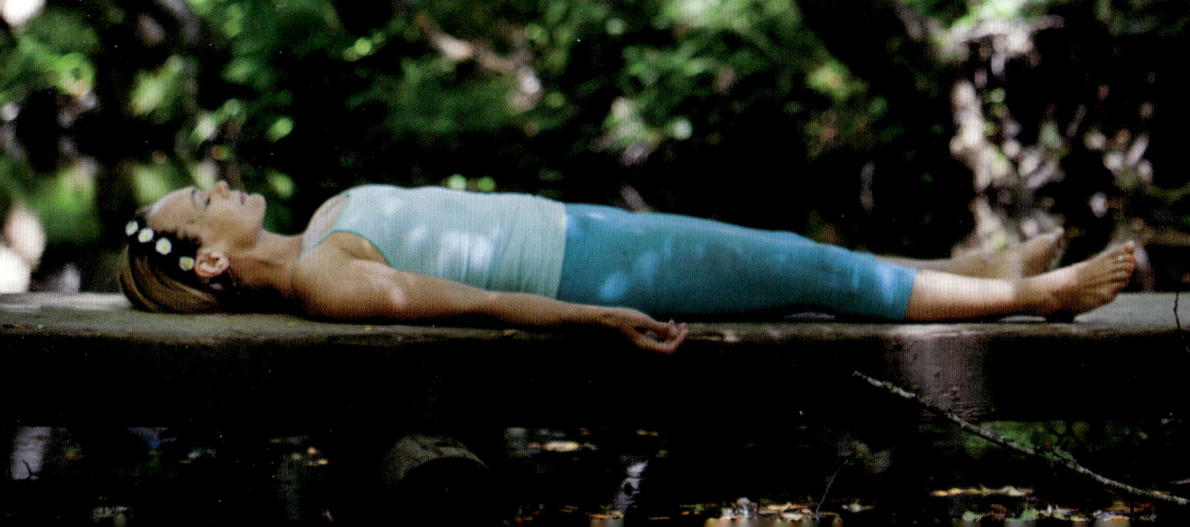

ABSCHLUSSÜBUNG

- Lege deine Hände aneinander und schließe die Augen.

- Reibe deine Hände schnell aneinander, von oben nach unten.

- Spüre die Wärme, die durch die Reibung entsteht, das Prickeln, das Chi. Durch die Reibung werden gleichzeitig Bakterien abgetötet, so desinfizierst du die Hände (dieses Wissen ist nützlich, wenn du mal schmutzige Hände hast, aber keine Gelegenheit, sie unmittelbar zu waschen).

- Lenke das Chi zu deinen Augen, so werden sie erfrischt. Deine Augen stehen in Verbindung zu deiner Lebensenergie.

- Massiere nun mit den Fingerspitzen den Bereich um deine Augen.

- So erfrischst du deine Augen und kannst munter nach draußen gehen und wieder am täglichen Leben teilnehmen.

- Massiere dann den Bereich um deine Ohren. Deine Ohren stehen in Verbindung zu den Nieren.

- Die Innenseiten der Ohrmuscheln kannst du am einfachsten mit den Daumen massieren. Die Ohrmuscheln steht in Verbindung zu allen Organen.

- Massiere anschließend die Ohrspitzen, dann entlang der Ränder der Ohrmuscheln nach unten bis zu den Ohrläppchen. Sie stehen in Verbindung zu deinen Gliedmaßen. Die Ränder der Ohrmuscheln korrespondieren von oben nach unten jeweils mit den Füßen, den Beinen, dem Rücken und den Schultern, den Armen, dem Nacken und dem Kopf.

- Anschließend massierst du dir selbst den Nacken und die Schultern. So stimulierst du das parasympathische Nervensystem.

- Lege nun deine rechte Hand auf dein Herz und die linke Hand auf den Bauch.

- Lasse deine Gedanken in dein Herz sinken und lasse dein Herz wiederum in deinem Bauch ruhen.

- Zum Abschluss legst du die Hände wieder aneinander und neigst dich mit Respekt für dich selbst nach vorne; dafür, dass du dir dies geschenkt hast.

Namasté.

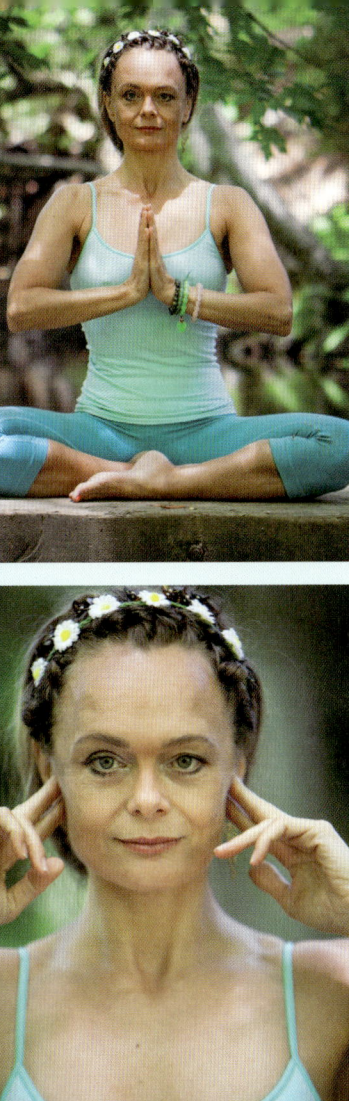
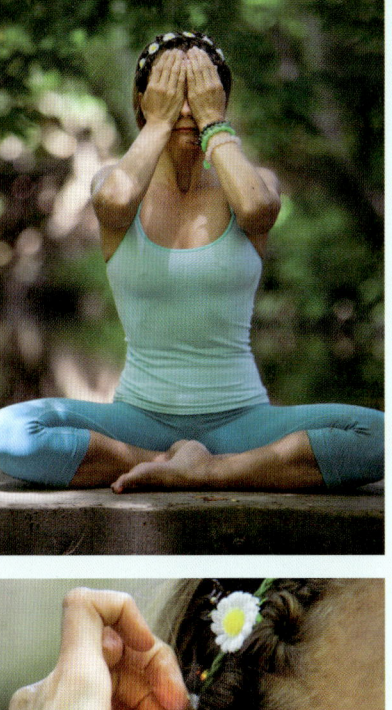
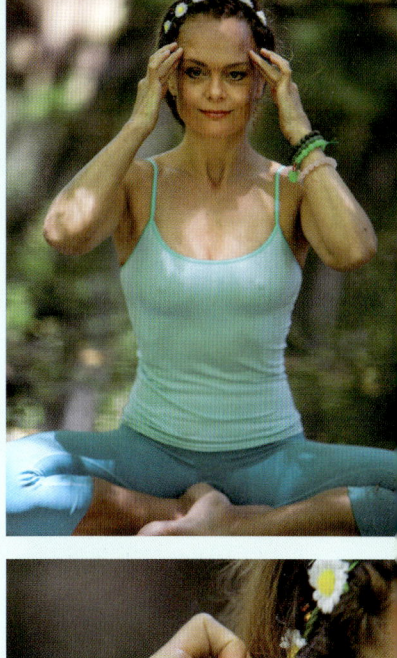
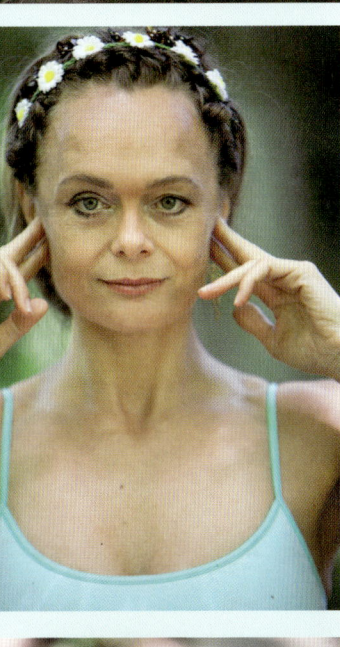
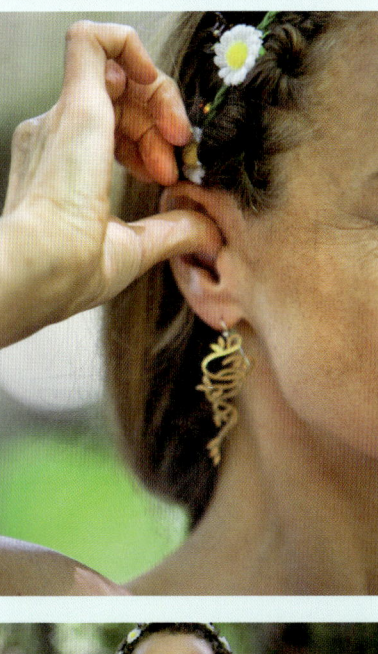
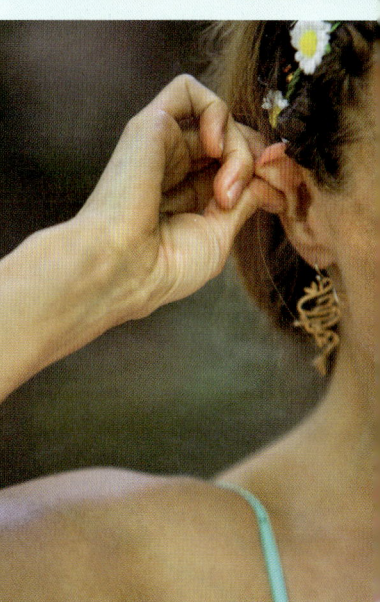
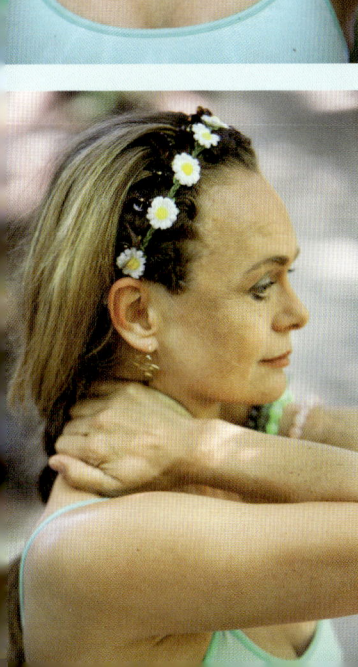
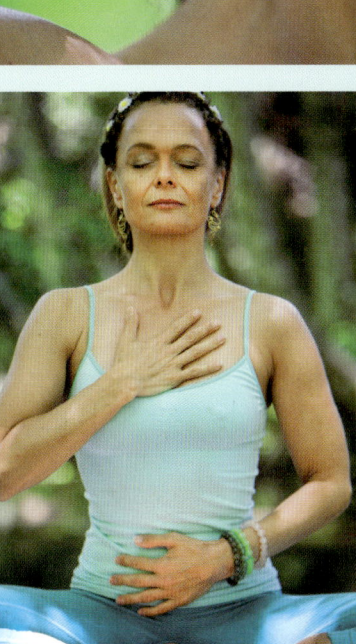
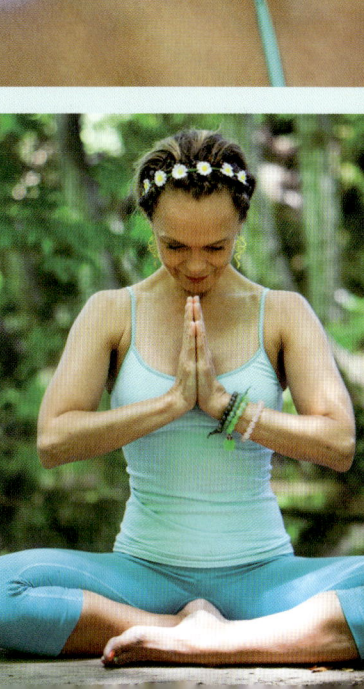

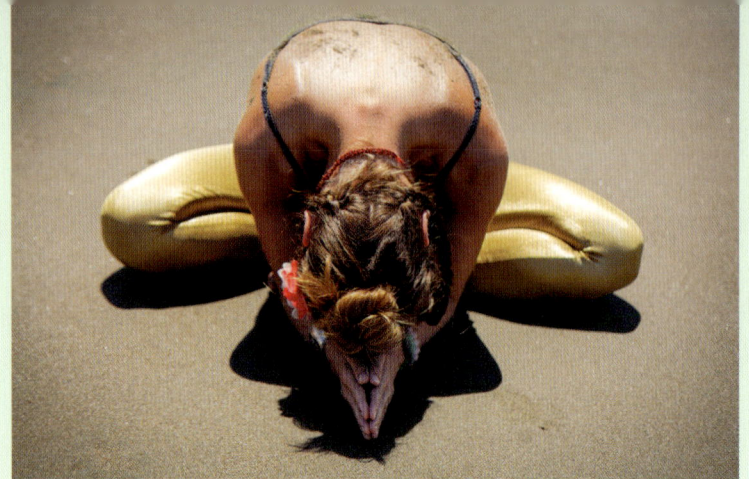

DIE KÖRPER-SEQUENZ

Diese Übungssequenz ist für jeden geeignet,
sie wirkt jedoch besonders positiv bei den folgenden Indikationen:
Chi: bei Stagnation oder unzureichendem beziehungsweise schlecht fließendem Chi im Unterkörper
Ayurveda-Typ: Kapha
Enneagramm-Typ: 8, 9 & 1
Die Körper-Sequenz richtet sich auf die Meridianpaare Leber-Gallenblase und Magen-Milz.

Ist dein Körper häufiger verspannt, hast du verhärtete Muskeln, bist du schnell gereizt und kannst du dich über alles aufregen? Oder ist es genau andersherum: Hast du Schwierigkeiten, dich zu ärgern, und lässt deswegen andere über deine Grenzen gehen? Mit dieser Sequenz kannst du das Bewusstsein für deinen Körper verbessern, du kommst in Kontakt mit dir selbst, du lernst, dich zu erden. Spüre die Spannung, die du selbst verursachst, sodass du dich wieder besser entspannen und dem Leben mit einem Lächeln begegnen kannst.

Gesundheit

Es ist besonders sinnvoll, die Übungen dieser Sequenz zu machen bei:
- Lustlosigkeit
- chronischer Müdigkeit
- Hüftbeschwerden und Beschwerden im Lendenwirbelbereich
- Schlafstörungen
- extremer Steifheit
- Arthrose
- und zur Geburtsvorbereitung
(immer in Absprache mit dem Gynäkologen/der Gynäkologin)

Diese Sequenz sollte nicht ausgeführt werden bei:

- Sehnen- und/oder Nervenentzündungen
- akutem Rheuma oder aktivierter Arthritis
- Beckeninstabilität
- und auch nicht in den ersten drei Monaten nach einer Geburt, denn das Bindegewebe braucht dann etwas Zeit, um sich zu erholen und seinen ursprünglichen Zustand wiederherzustellen

Die Übungen

Beachte bitte: Jede Position dieser Sequenz baut auf der jeweils vorhergehenden Position auf.

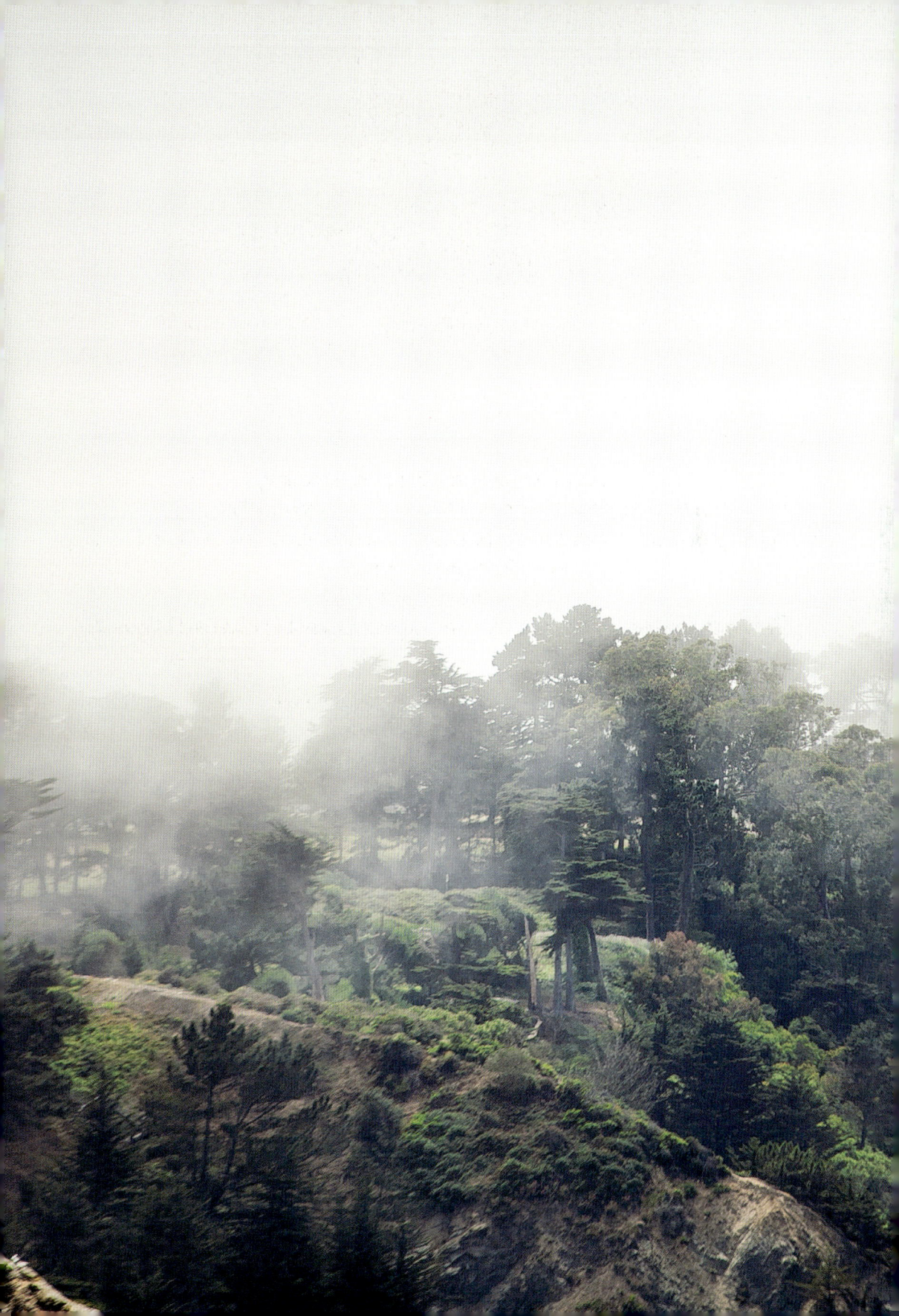

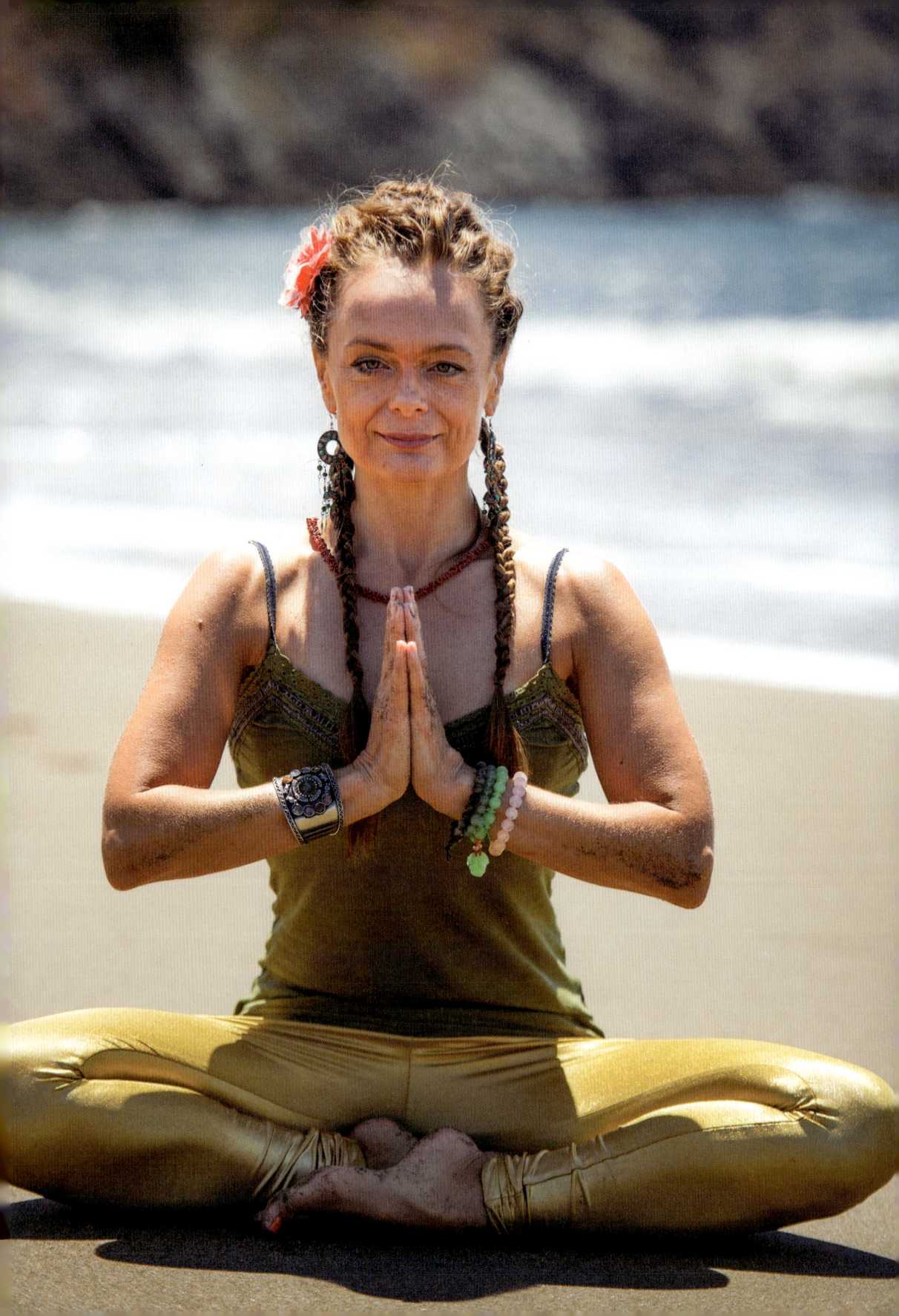

BEGINNE DIE SEQUENZ MIT DER RICHTIGEN INNEREN HALTUNG

Setze dich bequem auf deine Yogamatte – mit überkreuzten Beinen, schiebe eventuell ein kleines Kissen unter das Gesäß und die Knie. Achte darauf, dass deine Sitzhöcker gut auf dem Kissen oder der Matte geerdet sind; sie sorgen für Stabilität.

Aus dieser Haltung kannst du eine gute Rückenaufrichtung ausführen. Richte deine Wirbelsäule auf, indem du das Becken ein wenig nach vorne kippst, und strecke den Scheitel Richtung Decke. Nimm deine Schultern zurück und lasse sie entspannt nach unten sinken. Ziehe das Kinn etwas zur Brust und atme in den Bauch.

Lege deine Handflächen auf der Höhe deines Herzens aneinander. Spüre, wie deine Hände und Finger eins werden. Mit dieser Ausgangsposition schaffst du dir die idealen Voraussetzungen, um am Beginn der Übungssequenz die richtige innere Haltung zu erlangen. Diese erreichst du, indem du in Gedanken die folgenden fünf Punkte durchgehst, mit denen du deinen Respekt und deine Dankbarkeit zum Ausdruck bringst für:

1. DEN ORT, an dem du dich jetzt aufhältst, die Stelle der Muskeln, der Knochen und des Bindegewebes in deinem Körper. Du bist jetzt hier auf dieser Yogamatte.

2. DIE ZEIT, die du dir für diese Übungen genommen hast; du hast Zeit für dich selbst, du lebst in diesem Augenblick, also nicht in der Vergangenheit und nicht in der Zukunft.

3. DICH SELBST – wie du bist, in allem. Du bleibst du selbst und verirrst dich nicht in deinen Emotionen.

4. ALLES, WAS DICH UMGIBT – Menschen, Tiere, Materie; du behandelst alles und jeden genau so wie du selbst behandelt werden möchtest.

5. WISSEN UND WEISHEIT, die jahrhundertelang weitergegeben wurden, und von denen wir noch immer lernen können, uns gut zu fühlen, ein besserer Mensch zu sein und an einer besseren Welt mitzuwirken.

Abschluss
Spüre nun wieder deinem Atem nach und nimm die erste Position ein: Schmetterling.

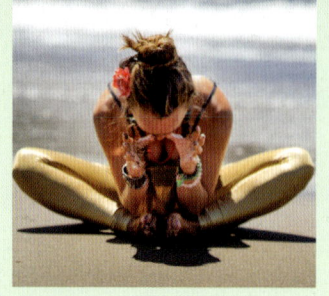

SCHMETTERLING

Physische Wirkung
- Dehnt das Bindegewebe an der Rückseite des Körpers. Die Muskeln, Sehnen und Bänder, die im gesamten Bereich der Wirbelsäule verlaufen, sowie die große Sehnenplatte (Lumbalfaszie) im unteren Rückenbereich.
- Lockert und öffnet die Hüften, schafft dort Raum.
- Dehnt die Muskulatur an der Innenseite der Beine (Adduktoren).

Die wichtigsten Energiebahnen
- Blasen- und Nierenmeridian
- Zentrale Energielinie in der Wirbelsäule (Sushumna)
- Leber- und Gallenblasenmeridian
- Magen- und Milzmeridian (Druckpunkt).

Die Übung
- Lege deine Fußsohlen aneinander.
- Platziere die Fersen ungefähr 30 bis 50 Zentimeter vor deinem Schambein.
- Senke das Kinn zur Brust und beuge dich Wirbel für Wirbel nach unten.
- Beuge dich langsam nach vorne.
- Du kannst deine Hände platzieren, wo du möchtest.
- Mit den Daumen kannst du die Druckpunkte neben der Nase, bei den Augenhöhlen stimulieren; dort befindet sich der Anfangspunkt des Blasenmeridians.
- Alternativ kannst du die Daumen auch auf den Druckpunkt unterhalb deines Fußballens platzieren; in der Mitte des Fußes; das ist ein wichtiger Punkt des Nierenmeridians.
- Mache das, was du möchtest und was sich gut anfühlt.

Hinweise
- Sollten deine Fußknöchel unangenehm auf den Boden drücken, kannst du dort eine dünne Decke unterlegen.
- Wenn du Schmerzen oder ein unangenehmes Gefühl in den Knien bekommst, platziere ein kleines Kissen unter den Knien.
- Wenn du ein unangenehmes Gefühl im Nacken oder Lendenwirbelbereich wahrnimmst, kannst du deinen Kopf mit einigen Yogablöcken oder Kissen unterstützen.

Aufmerksamkeit
- Richte deine Aufmerksamkeit nach innen, so unterstützt du den Energiefluss darin nach unten in den Bauchraum zu strömen. Im Bauch liegt unser energetisches Zentrum, das auch unsere Gefühle beeinflusst; es wird auch Dantian oder Hara genannt.
- Da sich die Übungen dieser Sequenz speziell mit dem Körper befassen, ist es besonders wichtig, dass du dir deines eigenen Körpers bewusst wirst.
- Nimm wahr, wo deine Grenzen liegen; Was fühlt sich gut an und was nicht?
- Führe bei dir selbst eine Art Bodyscan durch; beginne bei den Zehen und gehe langsam nach oben.
- Beobachte, aber urteile nicht.

Abschluss
- Hole noch einmal tief Atem und rolle dich dann während der Einatmung langsam Wirbel für Wirbel wieder hoch.
- Bereite dich anschließend in Ruhe auf die nachfolgende Position vor.

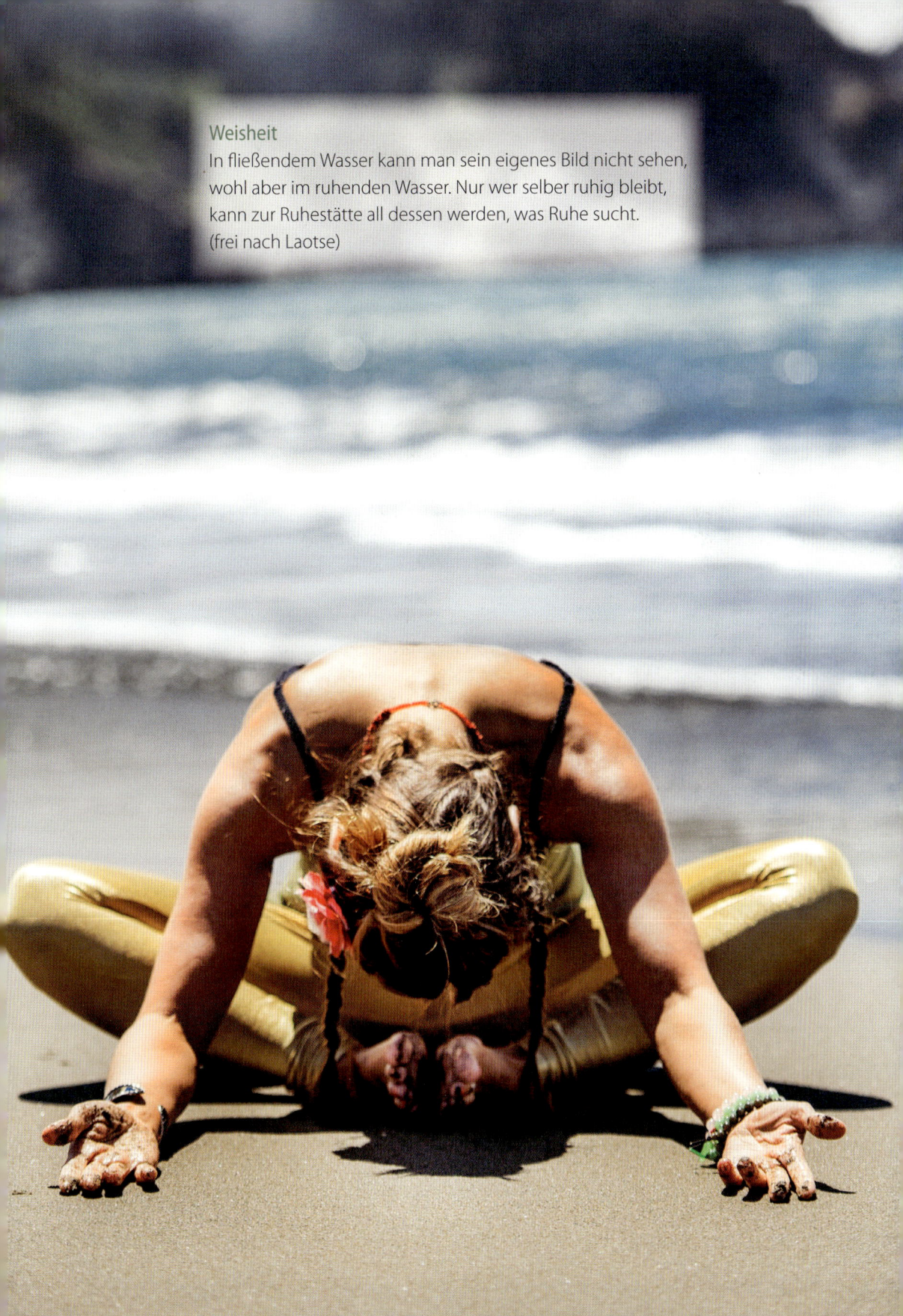

Weisheit
In fließendem Wasser kann man sein eigenes Bild nicht sehen, wohl aber im ruhenden Wasser. Nur wer selber ruhig bleibt, kann zur Ruhestätte all dessen werden, was Ruhe sucht.
(frei nach Laotse)

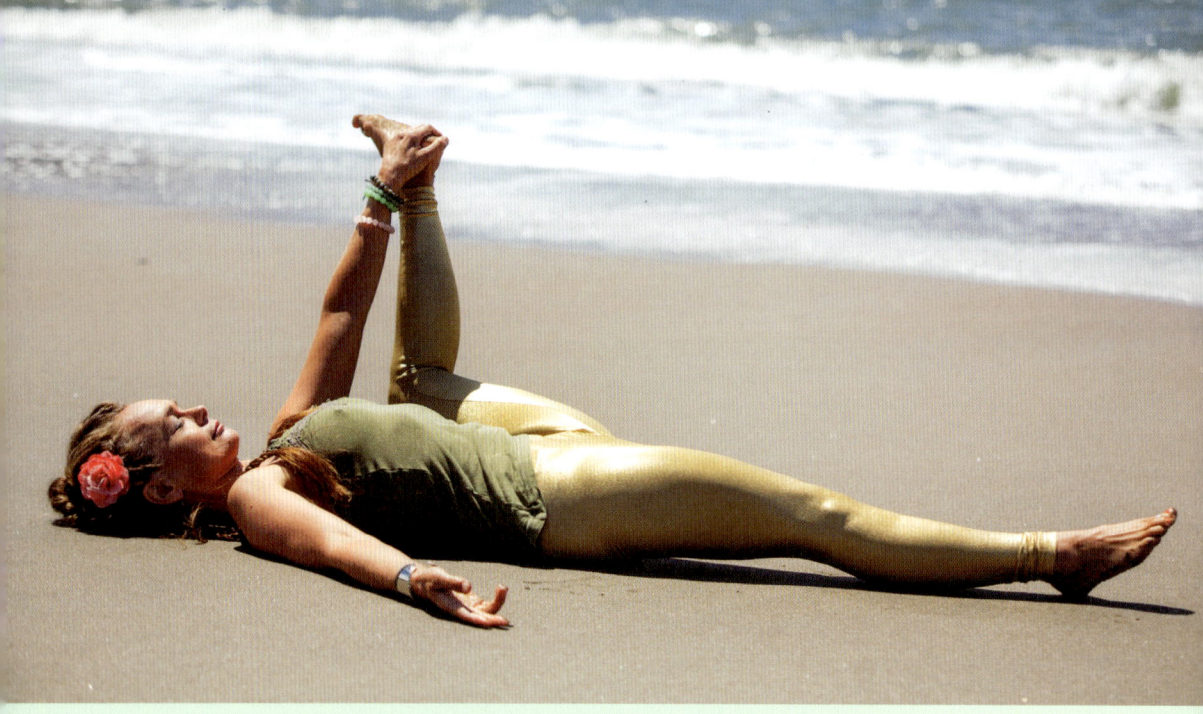

HALBES HAPPY BABY LINKS

Physische Wirkung
- Bringt Flexibilität und Beweglichkeit ins linke Hüftgelenk.
- Durch kräftiges Beugen der linken Hüfte und Strecken der rechten Hüfte entsteht eine Zugkraft (Traktion beziehungsweise Ziehen) im Iliosakralgelenk (ISG). Das Iliosakralgelenk (ISG) bildet den Übergang von den Beckenrändern, dem Darmbein (Os ilium) zum Sakrum, dem Kreuzbein; es bildet das Fundament des unteren Rückens. Diese Übung ist besonders gut geeignet für diejenigen, die Beschwerden mit dem Iliosakralgelenk (ISG) haben. (Bei Iliosakralgelenkbeschwerden ist meistens nur eines der beiden symmetrischen Gelenke steif. Dies führt häufig dazu, dass das andere Iliosakralgelenk durch das Bestreben zu kompensieren überbelastet wird. Darum ist es so wichtig, die andere, steife Seite mit Yin-Yoga wieder zu mobilisieren.) Indem du die linke Leiste streckst, wird die Hüftmuskulatur gedehnt: der Lenden-Darmbein-Muskel (Musculus iliopsoas) und der Quadrizeps im Oberschenkel (Musculus quadriceps femoris).
- Verkürzte Oberschenkelrückseiten werden ebenfalls mittels der kräftigen Beugung (Flexion) der linken Hüfte und des Anwinkelns des linken Knies gedehnt.
- Die Übung erzeugt Druck auf einen Druckpunkt im Bereich der Beinschlagader in der linken Leiste und stimuliert so den Lymphfluss.

Energiebahnen
- Leber- und Gallenblasenmeridian
- Magen- und Milzmeridian
- Blasen- und Nierenmeridian

Die Übung
- Lege dich auf den Rücken.
- Ziehe das linke Knie zur Brust und lasse es dann etwas nach außen fallen.
- Hebe den Kopf an und greife mit der linken Hand über die Beininnenseite zur linken

Weisheit

Allzu oft vergessen wir den Lymphfluss in unserem Körper, dabei ist er sehr wichtig: Abfallstoffe (Viren und Bakterien) sowie große Eiweißmoleküle, die nicht über das Blut abtransportiert werden können, werden mit der Flüssigkeit in den Lymphgefäßen transportiert. Dabei spielt das Chi eine wichtige Rolle. Es fließt ebenfalls durch die Lymphe. Durch die Stimulierung der Druckpunkte und durch die Anspannung beziehungsweise Dehnung der Muskeln wird der Lymphfluss in unserem Körper wie bei einer Detox-Maßnahme stimuliert.

Insbesondere bei dieser Übung wirst du Druck in der Leiste wahrnehmen: an der Vorderseite, dort, wo der Oberschenkel an den Beckenrand anschließt. Dort befindet sich ein guter Druckpunkt zur Stimulierung des Lymphflusses. Er ist gleichzeitig ein guter Druckpunkt zur Stimulierung von Milz und Magen.

Ferse. Wenn du die Ferse nicht erreichst, greife ans Fußgelenk oder das Hosenbein. Das rechte Bein bleibt gestreckt und entspannt auf der Matte liegen. Halte die Ferse gerade, senkrecht nach oben zur Decke, in einer Linie mit dem Knie. Wenn sich dein Knie etwas beugt, oder besser gesagt nicht aktiv, sondern von selbst beugt, ist das völlig in Ordnung. Es sagt lediglich etwas über die Dehnung deines Quadrizeps und deines Lenden-Darmbein-Muskel (Musculus iliopsoas).
- Dein Arm muss arbeiten. Wo du deinen Fuß festhältst – entweder an der Ferse oder an den Zehen –, ist egal.

Hinweise
- Wenn du deinen Fuß oder dein Fußgelenk nicht zu fassen bekommst, kannst du auch einen Gürtel oder ein Tuch als Verlängerung deines Arms einsetzen.
- Falls nötig, lege ein kleines Kissen oder eine aufgerollte Decke unter deinen Kopf.
- Vielleicht fühlt es sich für dich so an, als ob du nicht im Gleichgewicht liegen würdest – das ist nicht schlimm.
- Du kannst eventuell ein kleines Kissen unter das linke Knie oder deine linke Seite legen, damit du etwas stabiler liegst.
- Achte darauf, dass dein Nacken nicht abknickt. Sollte das der Fall sein, schiebe ein kleines Kissen unter den Kopf, damit der Nacken nicht wehtut.
- Wenn dir das Knie wehtut, winkle es etwas stärker an, so – dass die Belastung ein wenig nachlässt.

Aufmerksamkeit
- Atme in den Beckenraum, spüre dem Fließen während der Ausatmung nach, das von deinem Bauch ausgeht.
- Lasse es zu den Stellen in deinem Körper fließen, wo du mehr Energie benötigst.

Abschluss
- Aus dieser Position wechselst du fließend in die nächste Position: Nadelöhr links.

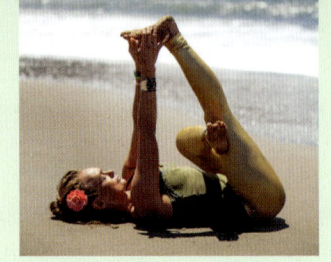

NADELÖHR LINKS

Physische Wirkung
- Dehnt die Hüftbänder, die Hüftkapsel und die Hüftmuskulatur auf tiefer liegendem Niveau, indem du intensiver in die Drehung der Hüfte gehst.
- Dehnt den großen Gesäßmuskel, die große Sehnenplatte (Lumbalfaszie) und das Iliotibialband (Tractus iliotibialis), auch IT-Band genannt. Das ist ein mehrere Zentimeter breiter Faserstrang der Fascia lata, der am Oberschenkel von der Hüfte bis zum Knie verläuft und das Darmbein (Ilium) mit dem Schienbein (Tibia) verbindet.

Energiebahnen
- Gallenblasenmeridian
- Lebermeridian (indirekt)

Die Übung
- Setze deinen rechten Fuß ruhig wieder auf den Boden und lege nun den linken Knöchel vor dein rechtes Knie.
- Greife mit deiner linken Hand durch das „Nadelöhr"; also die Öffnung, die sich zwischen deinen Beinen gebildet hat.
- Jetzt hältst du auch mit der rechten Hand (von der Beinaußenseite kommend) deine Kniekehle fest, deine Hände können dabei ineinandergreifen. Hebe den rechten Fuß von der Matte.
- Wenn du gelenkig bist, kannst du das rechte Bein strecken und den Fuß an den Zehenspitzen festhalten (auf dem kleinen Foto oben ist diese Variante der Übung zu sehen).
- Löse die Hände von den Zehen und umfasse deinen Fuß oder dein Fußgelenk.
- Lasse deinen unteren Rücken auf die Matte sinken.

Hinweise
- Achte darauf, dass du weder Schultern, Kopf noch Nacken verkrampfst. Wenn du möchtest, kannst du ein kleines Kissen oder eine aufgerollte Decke unter den Kopf legen.
- Wenn die Übung zu intensiv ist, kannst du den rechten Fuß auf einen Yogablock absetzen (das kann insbesondere für ältere Menschen angenehm sein).
- Du kannst auch einen Gürtel oder ein Tuch zur Verlängerung der Arme um das angezogene Knie legen.

Aufmerksamkeit
- Richte deine Aufmerksamkeit auf das Gefühl, die Dehnung, die ganze Empfindung.
- Es kann hilfreich sein, das Dehnungsgefühl, das du wahrnimmst, mit etwas anderem zu vergleichen.
  - Welches Material könnte es sein (Holz, Eisen, elastisch, flüssig)?
  - Welche Form könnte es haben (spitz, gerade, rund)?
  - Welche Farbe könnte es haben (grün, rot, blau, gelb)?
  - Welche Struktur könnte es haben (rau, glatt, uneben)?
  - Mit welcher Person könntest du es vergleichen (Filmstar, Comicfigur, jemand aus deiner Umgebung)? So wird der Dehnungsschmerz lebendig.
  - Du kannst die Person dann fragen, was sie braucht.
  - Gib dann aus vollem Herzen das, was die Person braucht (Liebe, Anerkennung etc.; das kann bei jedem etwas anderes sein), indem du bewusst atmest und deine Aufmerksamkeit zu dieser Stelle lenkst. So sendest du das, was gebraucht wird, zum Schmerz.

- Das Visualisieren ist ziemlich schwierig; indem du jedoch den Dehnungsschmerz vergleichst und bewusst fühlst, bleibst du mit deiner Aufmerksamkeit genau dort, und das hilft dem Chi, zu der Stelle zu fließen. Dadurch, dass du dir vorstellst, was der Schmerz sein könnte, lässt er bereits nach.
- Und was für Schmerz gilt, gilt ebenso für positive Emotionen.

Abschluss
- Lasse dein rechtes Bein nun ganz ruhig los und setze deinen rechten Fuß wieder auf die Matte.

Weisheit
Es war einmal ein König, der manchmal sehr glücklich, aber manchmal auch sehr traurig und unglücklich war. Er wollte drei Weisen eine Lektion erteilen. Er verlangte von ihnen einen Ring, der dafür sorgen sollte, dass er in Zukunft weder glücklich noch unglücklich sein würde. Die drei Weisen machten sich auf die Suche. Der erste sagte, dass es so einen Ring nicht gäbe. Der zweite bekräftigte das. Der dritte aber gab nicht auf. Sie hatten einen Monat Zeit, und er reiste durch das ganze Land auf der Suche nach diesem Ring. Als die Zeit beinahe um war, stieß er auf einen Marktstand mit allerlei Schmuck. Er fragte den Verkäufer, ob er einen Ring habe, der Glück und Unglück verschwinden lassen könne. Der Mann sah ihn kurz an und suchte dann in seinen Beständen. Er nahm einen Ring und schrieb etwas hinein. Der Weise schaute in den Ring und sah die Inschrift: „Alles hat ein Ende, also auch das hier".
Der Weise bedankte sich bei dem Kaufmann und kehrte zum König zurück. Er überreichte ihm den Ring, was den König sehr erstaunte. Der dachte, dass es so einen Ring überhaupt nicht gäbe. Als er in den Ring schaute, verging ihm das Lachen. „Alles hat ein Ende, also auch das hier". Der dritte Weise hatte den Ring also doch gefunden.

Die Moral der Geschichte: Wenn Yin-Yoga-Übungen mal wehtun sollten, kannst du an diese Geschichte denken. „Alles hat ein Ende, also auch das hier!"

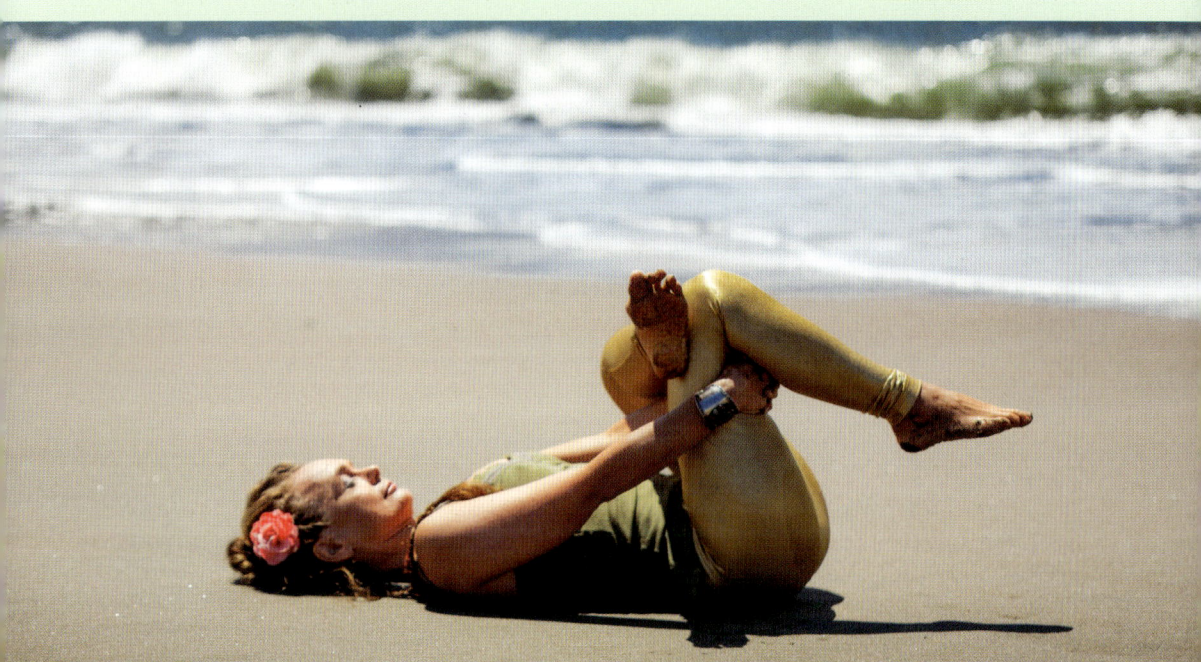

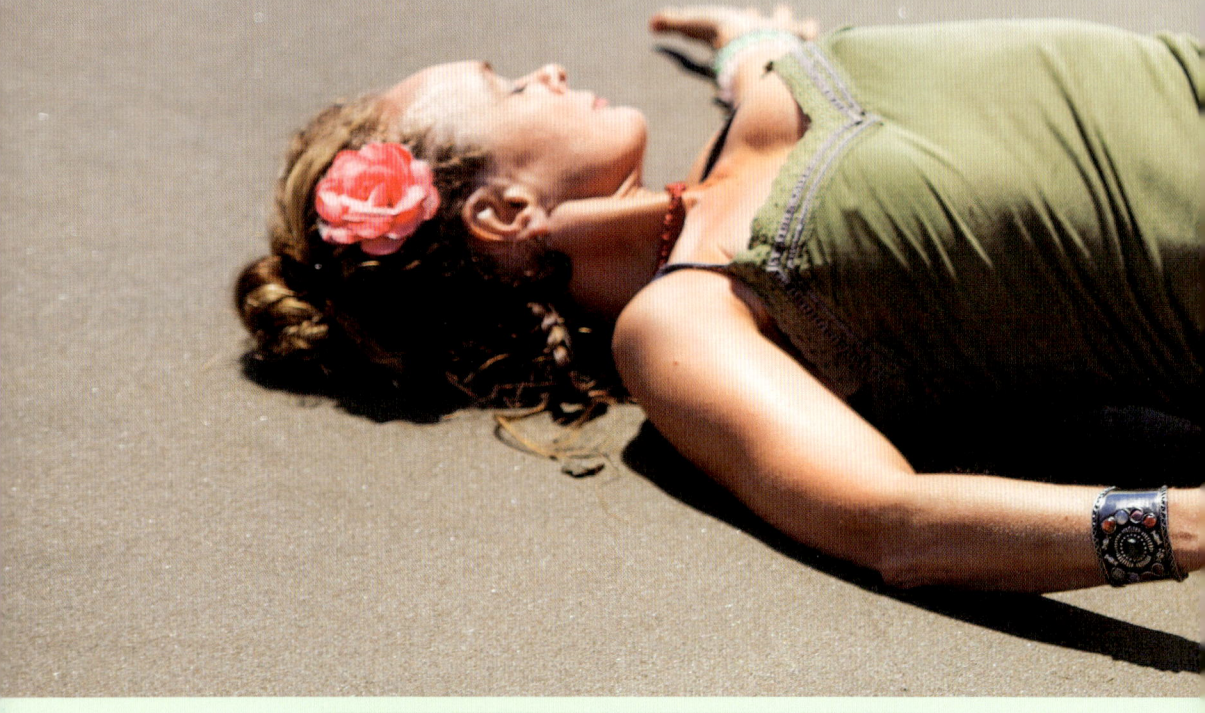

VERDREHTE WURZELN LINKS

Physische Wirkung
- Dehnt das sogenannte IT-Band, das an der Außenseite des Oberschenkels verläuft, noch intensiver. Das IT-Band entspringt seitlich des Hüftmuskels Tensor fasciae latae (lateinisch für Schenkelbindenspanner oder Oberschenkelbindenspanner) und verbindet das Darmbein mit dem Schienbein (unterhalb des Knies). Dort fühlst du die Dehnung.
- Das IT-Band ist außerdem mit dem großen Gesäßmuskel (Musculus glutaeus maximus) und einem Teil der Oberschenkelrückseitenmuskulatur verbunden. Das Bindegewebe verbindet alle diese Muskeln miteinander.

Energiebahnen
- Leber- und Gallenblasenmeridian
- Magen- und Milzmeridian
- Blasen- und Nierenmeridian

Die Übung
- Schiebe dein linkes Bein noch weiter über das rechte und lasse beide Beine zur rechten Seite sinken.
- So gelangst du in einen Twist.
- Strecke deine Arme seitlich aus. Die rechte Hand kannst du auf das linke Knie legen und den linken Arm noch weiter zur Seite strecken.
- Der Kopf bleibt entweder in einer neutralen Position oder du drehst ihn zur anderen Seite (nach links). So kommst du noch tiefer in den Twist.

Hinweise
- Sollte die Drehung des Kopfes zu Verkrampfungen führen, drehe den Kopf besser in die andere Richtung.
- Der gesamte Lendenwirbelbereich und das Iliosakralgelenk (ISG) sollten sich nicht unangenehm anfühlen. Sollte die Übung zu stark wehtun, überkreuze die Beine nicht und unterstütze die Knie (Kissen, Decke). Lege die Knie aufeinander. Wenn das unangenehm ist, kannst du dir ein kleines Kissen zwischen die Beine legen.
- Sollten die Arme schmerzen, lege sie etwas tiefer oder höher.
- Probiere aus, was für dich das Richtige ist.

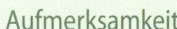

Aufmerksamkeit
- Lasse dich ganz in der Position aufgehen und atme alles ein, was gerade da ist.

Abschluss
- Drehe dich dann langsam wieder ganz auf den Rücken und spanne dabei die Bauchmuskeln an, um deinen Rücken zu unterstützen.

Weisheit
Ein kleiner Junge kam von der Schule nach Hause, aber es war niemand da, Vater und Mutter waren noch auf der Arbeit. Er wurde seinem Schicksal überlassen und musste oftmals für sich selbst sorgen. Das Haus war sehr groß, aber der Junge setzte sich lieber in den Garten.

Da sah er eine Schnecke mit Schneckenhaus. Er beobachtete, wie die Schnecke sich immer wieder in ihr Haus zurückzog, und er fragte sie, warum sie das tat. Die Schnecke antwortete, dass sich in ihrem Häuschen das Glück befände, weil sich die Außenwelt ständig verändere. Man wisse nie, was da alles passieren könne, und drinnen sei es sicher, und da fände man dann das Glück.

Der Junge musste kurz darüber nachdenken, aber nach einer kleinen Weile dämmerte ihm, was die Schnecke damit meinte. Er war zwar allein, aber wenn er sich nach innen wandte und selbst sein bester Freund wurde, brauchte er keine anderen Menschen. So konnte er das Glück in sich selbst finden.

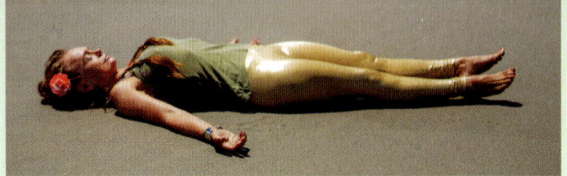

MINI-SAVASANA

Die Übung
- Bleibe in einer entspannten Rückenlage und spüre deinen Körper.
- Ziehe dann nacheinander die Knie zur Brust und lasse die Knie einige entspannte Runden kreisen, in beide Richtungen.
- Durch diese kleinen Drehbewegungen wird die Belastung verteilt und der Rücken massiert, das stimuliert die Nierenenergie.

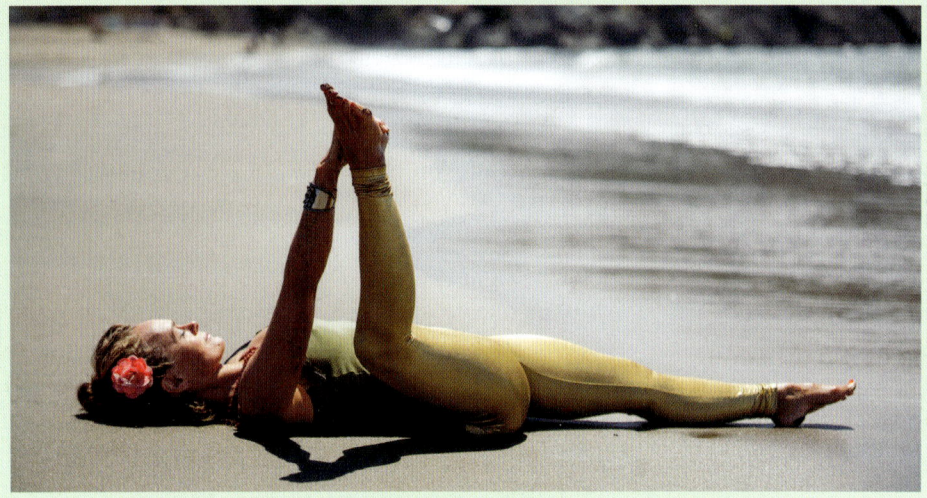

HALBES HAPPY BABY RECHTS

Physische Wirkung
- Bringt Flexibilität und Beweglichkeit ins rechte Hüftgelenk.
- Durch kräftiges Beugen der rechten Hüfte und Strecken der linken Hüfte entsteht eine Zugkraft (Traktion beziehungsweise Ziehen) im Iliosakralgelenk (ISG). Das Iliosakralgelenk (ISG) bildet den Übergang von den Beckenrändern, dem Darmbein (Os ilium) zum Sakrum, dem Kreuzbein; es bildet das Fundament des unteren Rückens.

Diese Übung ist besonders gut geeignet für diejenigen, die Beschwerden mit dem Iliosakralgelenk (ISG) haben. (Bei Iliosakralgelenkbeschwerden ist meistens nur eines der beiden symmetrischen Gelenke steif. Dies führt häufig dazu, dass das andere Iliosakralgelenk überbelastet wird. Darum ist es so wichtig, die andere, steife Seite mit Yin-Yoga wieder zu mobilisieren.) Indem du die linke Leiste streckst, wird die Hüftmuskulatur gedehnt: der Lenden-Darmbeinmuskel (Musculus iliopsoas) und der Quadrizeps im Oberschenkel (quadriceps femoris).
- Verkürzte Oberschenkelrückseitenmuskeln werden ebenfalls mittels der kräftigen Beugung (Flexion) der rechten Hüfte und des Anwinkelns des rechten Knies gedehnt.
- Die Übung bewirkt einen Druckpunkt auf die Beinschlagader in der rechten Leiste und stimuliert den Lymphfluss.

Energiebahnen
- Leber- und Gallenblasenmeridian
- Magen- und Milzmeridian
- Blasen- und Nierenmeridian

Die Übung
- Strecke das linke Bein auf der Matte aus und ziehe das rechte Bein zur Brust. Lasse das rechte Knie anschließend etwas nach außen fallen.
- Hebe den Kopf an und greife mit der linken Hand über die Beininnenseite zur rechten Ferse oder zum Fußgelenk. Das linke Bein bleibt gestreckt auf der Matte liegen. Wenn du die Ferse oder das Fußgelenk nicht erreichst, greife das Hosenbein oder lege einen Schal/ein Tuch als Verlängerung um das Fußgelenk.
- Halte die Ferse gerade, senkrecht nach oben zur Decke, in einer Linie mit dem Knie. Das linke Bein ist gestreckt und dabei entspannt. Wenn sich dein Knie etwas beugt oder besser gesagt nicht aktiv, sondern von selbst beugt, ist das völlig in Ordnung. Es sagt lediglich etwas über die Dehnung deines Quadrizeps und deines Lenden-Darmbein-Muskels (Musculus iliopsoas).
- Dein Arm muss arbeiten. Wo du deinen Fuß festhältst – entweder an der Ferse oder an den Zehen –, ist egal.

Hinweise
- Wenn du deinen Fuß oder dein Fußgelenk nicht zu fassen bekommst, kannst du auch einen Gürtel oder ein Tuch als Verlängerung deines Arms einsetzen.
- Wenn sich dein Nacken abgeknickt anfühlt, lege ein kleines Kissen oder eine aufgerollte Decke unter den Kopf.
- Vielleicht fühlt es sich für dich so an, als ob du nicht im Gleichgewicht liegen würdest; das ist nicht schlimm. Du kannst eventuell ein kleines Kissen unter das linke Knie oder deine linke Seite legen, damit du etwas stabiler liegst.
- Wenn dir das Knie wehtut, winkle es etwas stärker an, so – dass die Belastung ein wenig nachlässt.

Aufmerksamkeit
- Stelle dir dein Bindegewebe als eine großes Spinnennetz vor, in dem deine Organe, Nerven und Blutgefäße aufgehängt sind.
- Das Spinnennetz hängt in einem wunderschönen Wald, in dem gerade die ersten Sonnenstrahlen durch die Blätter der Bäume auf die Tautropfen im Netz fallen.
- Das Spinnennetz steht für das Bindegewebe, der Tau für die Hydration (die Wasserbahnen) und die Sonnenstrahlen für das Chi, das durch deinen Körper fließt.
- Atme die Sonnenstrahlen (Chi) ein und stelle dir vor, dass sie durch das Bindegewebe sickern wie durch ein Spinnennetz mit Tautropfen.

Abschluss
Du kannst jetzt in einer Bewegung weiter zur folgenden Position gehen: Nadelöhr rechts.

Weisheit
Der kleine Junge kommt wieder nach Hause und sieht eine schöne Taube fliegen. Als die Taube neben ihm landet, fragt der Junge sie, was für sie Glück ist. Die Taube antwortet, dass Freiheit für sie Glück bedeutet. „Wenn ich hoch oben in der Luft fliege und meine Flügel ausbreite, dann sehe ich nach unten und lasse alles, was mich beschäftigt, los. Dann spüre ich den Wind, bin eins mit den Elementen, dann bin ich am allerglücklichsten."
Der Junge denkt wieder kurz darüber nach, aber dann muss er der Taube recht geben. Einfach alles loslassen: wie schwer die Schule ist und dass seine Eltern nicht da sind. So kann er das genießen, was trotzdem schön ist.

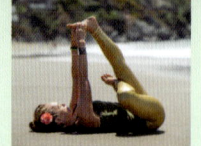

NADELÖHR RECHTS

Physische Wirkung
- Dehnt die Hüftbänder, die Hüftkapsel und die Hüftmuskulatur auf tiefer liegendem Niveau, indem du intensiver in die Drehung der Hüfte gehst.
- Dehnt den großen Gesäßmuskel, die große Sehnenplatte (Lumbalfaszie) und das Iliotibialband (Tractus iliotibialis), auch IT-Band genannt. Es verläuft an der Außenseite der Hüfte und des Oberschenkels.

Die wichtigsten Energiebahnen
- Gallenblasenmeridian
- Lebermeridian (indirekt)

Die Übung
- Setzte das linke Bein angewinkelt auf.
- Lege nun den rechten Fußknöchel vor das linke Knie.
- Greife mit deiner rechten Hand durch das „Nadelöhr", das sich zwischen deinen Beinen gebildet hat.
- Jetzt hältst du auch mit der linken Hand (von der Beinaußenseite kommend) deine Kniekehle fest, deine Hände können dabei ineinandergreifen. Hebe das linke Bein an.
- Wenn du gelenkig bist, kannst du das linke Bein strecken und den Fuß an den Zehenspitzen festhalten (auf dem kleinen Foto oben ist diese Variante der Übung zu sehen).
- Löse die Hände von den Zehen und umfasse deinen Fuß oder dein Fußgelenk.
- Lasse deinen unteren Rücken auf die Matte sinken.

Hinweise
- Achte darauf, dass du weder Schultern, Kopf noch Nacken verkrampfst. Falls nötig, kannst du ein kleines Kissen oder eine aufgerollte Decke unter den Kopf legen.
- Wenn die Übung zu intensiv ist, kannst du den linken Fuß auf einen Yogablock absetzen (das kann vor allem für ältere Menschen angenehm sein).
- Du kannst auch einen Gürtel oder ein Tuch zur Verlängerung um das angezogene Knie legen.

Aufmerksamkeit
- Richte deine Aufmerksamkeit auf das Gefühl, die Dehnung, die ganze Empfindung.
- Es kann hilfreich sein, das Dehnungsgefühl, das du wahrnimmst, mit etwas anderem zu vergleichen.
  - Welches Material könnte es sein (Holz, Eisen, elastisch, flüssig)?
  - Welche Form könnte es haben (spitz, gerade, rund)?
  - Welche Farbe könnte es haben (grün, rot, blau, gelb)?
  - Welche Struktur könnte es haben (rau wie Schleifpapier, glatt, uneben)?
  - Mit welcher Person könntest du es vergleichen (Filmstar, Comicfigur, jemand aus deiner Umgebung)? So wird der Dehnungsschmerz lebendig.
  - Du kannst diese Person dann fragen, was sie oder er braucht.
  - Gib dann aus vollem Herzen das, was die Person braucht (Liebe, Anerkennung et cetera), indem du bewusst atmest und deine Aufmerksamkeit zu dieser Stelle lenkst. So sendest du das, was gebraucht wird, zum Schmerz.
- Das Visualisieren ist ziemlich schwierig; indem du jedoch den Dehnungsschmerz vergleichst und bewusst fühlst, bleibst du mit deiner Aufmerksamkeit genau dort, das hilft dem Chi, zu der Stelle zu fließen. Dadurch, dass du dir vorstellst, was der Schmerz sein könnte, lässt er bereits nach.
- Und was für Schmerz gilt, gilt ebenso für Emotionen.

Abschluss
- Lasse dein linkes Bein nun ganz ruhig los und setze deinen linken Fuß wieder auf die Matte.

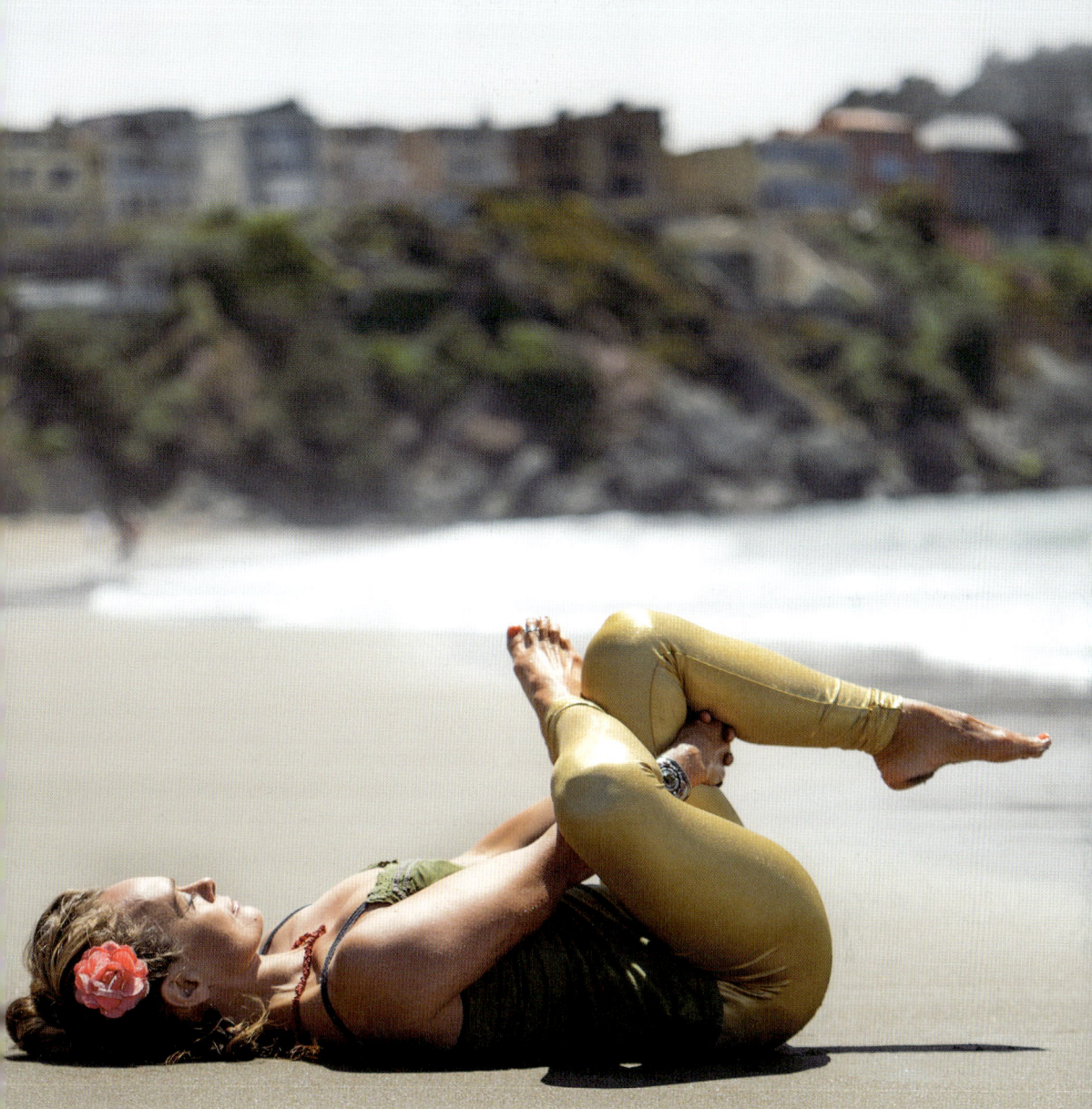

Weisheit

Der kleine Junge kommt wieder nach Hause, und schon wieder ist er ganz alleine, weil seine Eltern so viel arbeiten müssen. Er sitzt bei wundervollem Sonnenschein im Garten. Da fragt er die Sonne, wo sich ihr Glück befindet. Die Sonne antwortet: „Ich gehe tief in mein Innerstes, bis zu meinem Kern. Da fühle ich das Glück, die Wärme, die Strahlen von ganz innen, und all das schicke ich dann auf die Erde."
Der Junge denkt wieder darüber nach und fühlt auf einmal, dass er das auch kann. Wenn er in sein Innerstes geht und da sein Glück findet, dann kann er das Glück nach außen ausstrahlen.

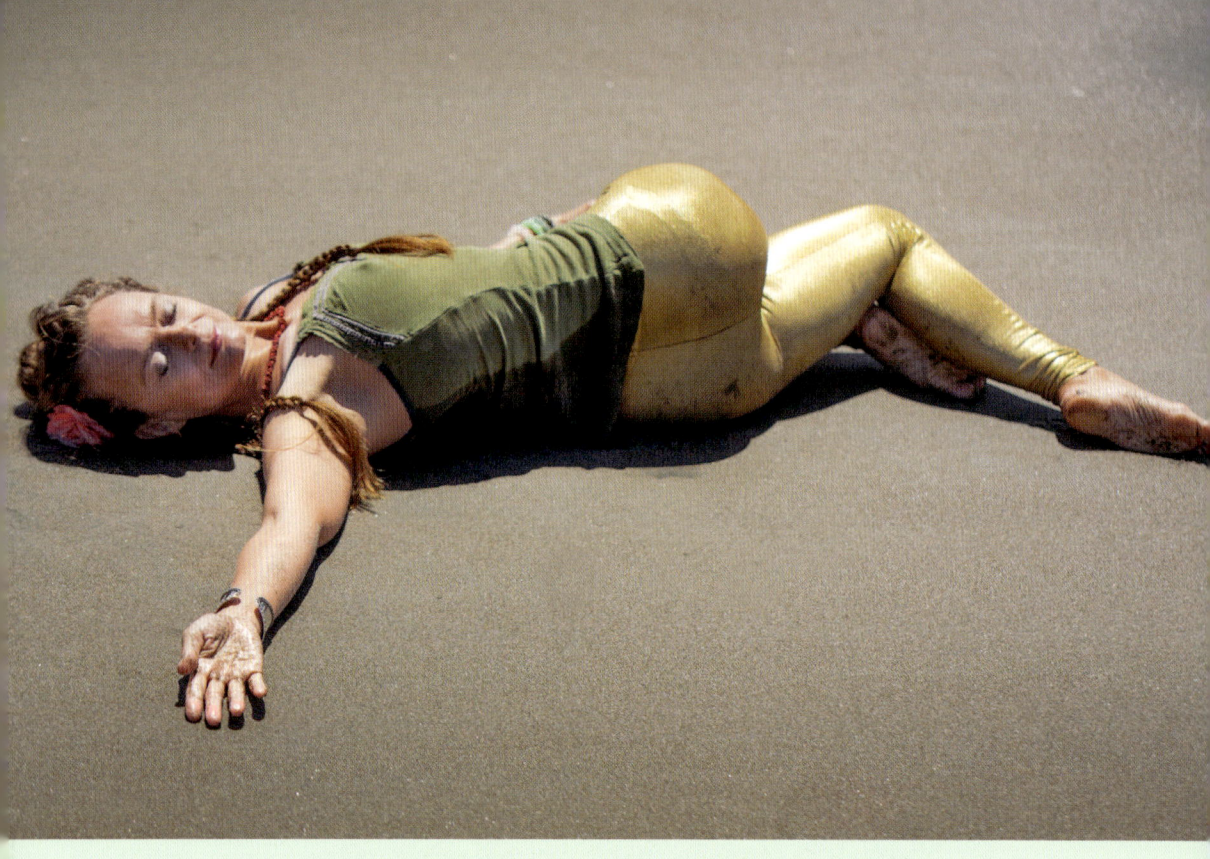

VERDREHTE WURZELN RECHTS

Physische Wirkung
- Dehnt das sogenannte IT-Band, das an der Außenseite des Oberschenkels verläuft, noch intensiver. Das IT-Band entspringt seitlich des Hüftmuskels Tensor fasciae latae (lateinisch für Schenkelbindenspanner oder Oberschenkelbindenspanner) und verbindet das Darmbein mit dem Schienbein (unterhalb des Knies). Dort fühlst du die Dehnung.
- Das IT-Band ist außerdem mit dem großen Gesäßmuskel (Musculus glutaeus maximus) und einem Teil der Oberschenkelrückseitenmuskulatur verbunden. Das Bindegewebe verbindet alle diese Muskeln miteinander.

Die wichtigsten Energiebahnen
- Leber- und Gallenblasenmeridian
- Magen- und Milzmeridian
- Blasen- und Nierenmeridian

Die Übung
- Schiebe dein rechtes Bein noch weiter über das linke und lasse beide Beine zur linken Seite sinken.
- Komme in einen Twist.
- Strecke deine Arme seitlich aus. Die linke Hand kannst du auf das rechte Knie legen und den rechten Arm noch weiter zur Seite strecken.
- Der Kopf bleibt entweder in einer neutralen Position oder du drehst ihn zur anderen Seite (nach rechts). So kommst du noch tiefer in den Twist.

Hinweise
- Sollte die Drehung des Kopfes zu Verkrampfungen führen, drehe den Kopf besser in die andere Richtung.
- Der gesamte Lendenwirbelbereich und das Iliosakralgelenk (ISG) sollten sich nicht unangenehm anfühlen. Sollte die Übung zu stark wehtun,

überkreuze die Beine nicht und unterstütze die Knie (Kissen, Decke). Lege die Knie aufeinander. Wenn das unangenehm ist, kannst du dir ein kleines Kissen zwischen die Beine legen.

- Sollten die Arme schmerzen, lege sie etwas tiefer oder höher.
- Probiere aus, was für dich das Richtige ist.

Aufmerksamkeit
- Vollständige Entspannung.

Abschluss
- Komme dann ruhig aus der Position zurück.

Weisheit

Ein fahrender Händler kommt in einen Wald, der voller Steine und Sand ist. Der Weg ist beschwerlich. Plötzlich sieht er einen anderen Händler, der mit seinem Karren vom Weg abgekommen ist, wodurch ein Rad beschädigt wurde. Er hilft dem Mann, das Rad zu reparieren. Als sie damit fertig sind, dankt der vom Pech heimgesuchte Händler ihm, indem er ihm eine Handvoll Zweige schenkt. Das findet der Händler doch etwas merkwürdig, denn was kann man schon mit ein paar Zweigen anfangen, die man auch selbst hätte aufsammeln können? Aber um nicht respektlos zu erscheinen, nimmt er die Zweige an, und sie verabschieden sich.

Nach einiger Zeit begegnen sich die beiden wieder. Der Händler bedankt sich noch einmal bei dem anderen für die Zweige und erzählt, dass er sie verbrannt habe. Die Kinder hätten mit der entstandenen Holzkohle wunderschöne Zeichnungen gemacht und somit viel Freude daran gehabt. Der andere Händler schaut ihn entsetzt an und fragt, ob er denn nicht gewusst habe, dass es sich bei den Zweigen um Sandelholz gehandelt habe, welches er für viel Geld auf dem Markt hätte verkaufen können ... Die Zweige seien sehr wertvoll gewesen.

Die Moral der Geschichte: Wer den Wert von etwas nicht kennt (zum Beispiel jemand, der bei Yin-Yoga zuschaut und es äußerst merkwürdig findet, dass du so seltsame Positionen einnimmst), der sollte nicht vorschnell urteilen. Man kann den Wert von etwas erst dann richtig einschätzen, wenn man es selbst kennt. Nicht urteilen, sondern fühlen, was die Intention ist.

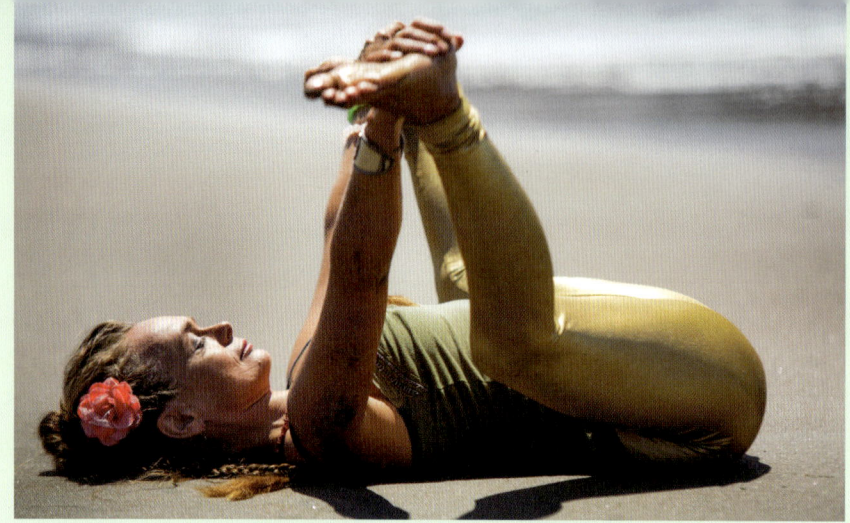

HAPPY BABY FLOW

Physische Wirkung
- Entspannt den Rücken.
- Massiert die Nieren (unterhalb der siebten Rippe).
- Dehnt die sogenannten Hamstrings (hintere Oberschenkelmuskeln), die bei den Sitzhöckern anschließen sowie den großen Gesäßmuskel und die kleinen Hüftmuskeln durch die starke Beugung der Hüfte.
- Lockert und öffnet das Hüftgelenk, schafft durch die kräftige Beugung Raum in den Hüftgelenken.

Die wichtigsten Energiebahnen
- Blasen- und Nierenmeridian
- Leber- und Gallenblasenmeridian
- Magen- und Milzmeridian (Druckpunkt)

Die Übung
- Lege dich auf den Rücken und ziehe die Knie zur Brust.
- Lasse die Knie dann etwas nach außen fallen, die Füße zeigen in Richtung Decke.
- Komme mit Kopf und Schultern etwas hoch und umfasse dann deine Fersen oder Fußgelenke.
- Wenn dir das nicht gelingt, greife deine Socken oder Hosenbeine.
- Wenn du deine Füße oder Fußgelenke nicht zu fassen bekommst, kannst du auch einen Gürtel oder ein Tuch als Verlängerung deiner Arme einsetzen (schlage Gürtel oder Tuch um den Fuß und halte die beiden Enden fest).
- Lege deinen Kopf wieder zurück auf die Matte.
- Indem du nun nach links und rechts rollst, massierst du die Nieren.
- Wenn deine Fußsohlen nach oben weisen, führst du die Übung richtig aus.
- Wenn das nicht geht, winkle die Knie etwas stärker an.
- Spüre aufmerksam dem nach, was du tust.
- Du kannst während der Übung auch ab und zu einfach still liegen.

Hinweise
- Dein Kopf und Nacken sollten sich nicht verkrampfen.
- Wenn dein Nacken abgeknickt liegt, lege ein kleines Kissen unter.
- Wenn du merkst, dass sich der Lendenwirbelbereich von der Matte löst, lege ein größeres oder zwei kleine Kissen unter deinen Kopf. Kippe nun den unteren Rücken etwas mehr, damit du wirklich gut über den Lendenwirbelbereich rollen kannst.
- Wenn es sich in den Schultern nicht gut anfühlt, benutze einen Gürtel oder einen Schal.

Aufmerksamkeit
- Konzentriere dich auf deine Hüften.
- Visualisiere beim Einatmen, dass deine Energie mit einem Prickeln in deinen Bauch strömt, und beim Ausatmen, dass die Energie mit einem Prickeln in deine Hüften strömt. Du atmest also ein in den Bauchraum und aus in Richtung der Hüften.
- Gib dem Ganzen deine Lieblingsfarbe.

Abschluss
- Komme ganz ruhig wieder in die Mitte und strecke deine Beine in die Luft.
- Schüttle die Beine kurz aus und begib dich anschließend in die Zwischenposition: Mini-Savasana.

Weisheit

Vor langer Zeit war in einem kleinen Dorf, wahrscheinlich in Indien, sieben Jahre lang kein Regen gefallen. Die Menschen wussten sich keinen Rat mehr. Sie hatten alles versucht, gebetet und Pujas (Opfer und Rituale für die Götter) durchgeführt. Am Ende riefen sie verzweifelt die Götter an, ihnen doch bitte endlich Regen zu schicken. Die Götter antworteten: „Also gut, ihr wollt Regen? Dann sollt ihr Regen bekommen."

Alle waren sehr glücklich, alles wuchs und gedieh wieder, und es gab genug Wasser. Von dem Getreide, das sie ernteten, buken sie leckere Brote. Aber alle, die davon aßen, starben. Nach kurzer Zeit waren fast alle Einwohner des Dorfes tot. Die Überlebenden liefen verzweifelt zu den Göttern und fragten sie, warum sie alle, die das Brot aßen, sterben ließen, wo sie doch schon so lange keinen Regen gehabt hatten. Die Götter antworteten, dass sie den Regen zurückgehalten hatten, da sie wussten, dass das Getreide von einem giftigen Schimmel befallen war, der alle töten würde.

Die Moral der Geschichte: Manchmal widerfährt dir viel Unglück, und im Nachhinein stellt sich dann heraus, dass es Gründe dafür gab, die du nicht direkt erkennen konntest.

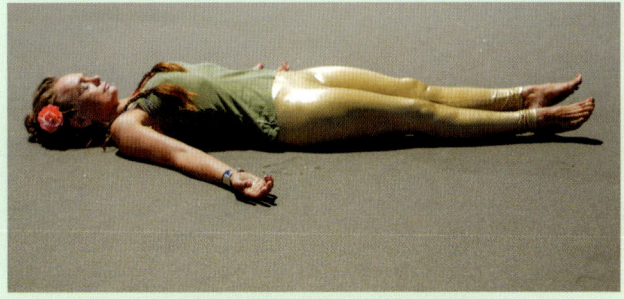

MINI-SAVASANA

Die Übung
- Bleibe in einer entspannten Rückenlage und spüre deinen Körper. Winkle dann deine Beine an, ziehe die Knie zur Brust und halte sie fest.
- Führe mit deinen Knien einige kleine entspannte, kreisförmige Bewegungen aus.
- Durch die kleinen Drehbewegungen wird die Belastung verteilt und der Rücken massiert, das stimuliert die Nierenenergie.
- Platziere deine Hände unter dem Becken, strecke die Beine in die Luft, hebe deinen Kopf an; lasse danach die Beine wieder sinken und rolle dich über die Seite in eine Sitzposition.

LIEGENDER SCHMETTERLING

Physische Wirkung
- Kräftigt den oberen Rückenbereich.
- Weitet den Brustraum, schafft Raum in Herz und Lunge.
- Dehnt die Muskulatur der Beininnenseiten (Adduktoren).

Die wichtigsten Energiebahnen
- Herz- und Dünndarmmeridian
- Lungen- und Dickdarmmeridian
- Lebermeridian

Die Übung
- Platziere eine aufgerollte Decke, ein dickes Handtuch oder einen Yogablock längs zwischen deinen Schulterblättern.
- Indem du dich aus der Sitzposition heraus mit dem Oberkörper behutsam zurücklehnst und dich auf deine aufgerollte Decke oder etwas Ähnliches legst, kannst du den Kopf ganz ruhig dahinter auf die Matte bringen.
- Die Arme legst du oberhalb deiner Schultern neben deinem Kopf ab.
- Mit den Beinen kommst du wieder in die Schmetterlingsposition, die Fußsohlen aneinander und die Knie zur Seite.

Hinweise
- Wenn dir der Nacken wehtut, legst du eine Decke oder ein gefaltetes Handtuch unter den Kopf.
- Sollten deine Beine zittern, oder die Knie wehtun, oder das Gefühl in den Hüften zu intensiv sein, lege ein kleines Kissen oder einen Yogablock unter die Knie.

Aufmerksamkeit
- Stelle dir ein kleines grünes

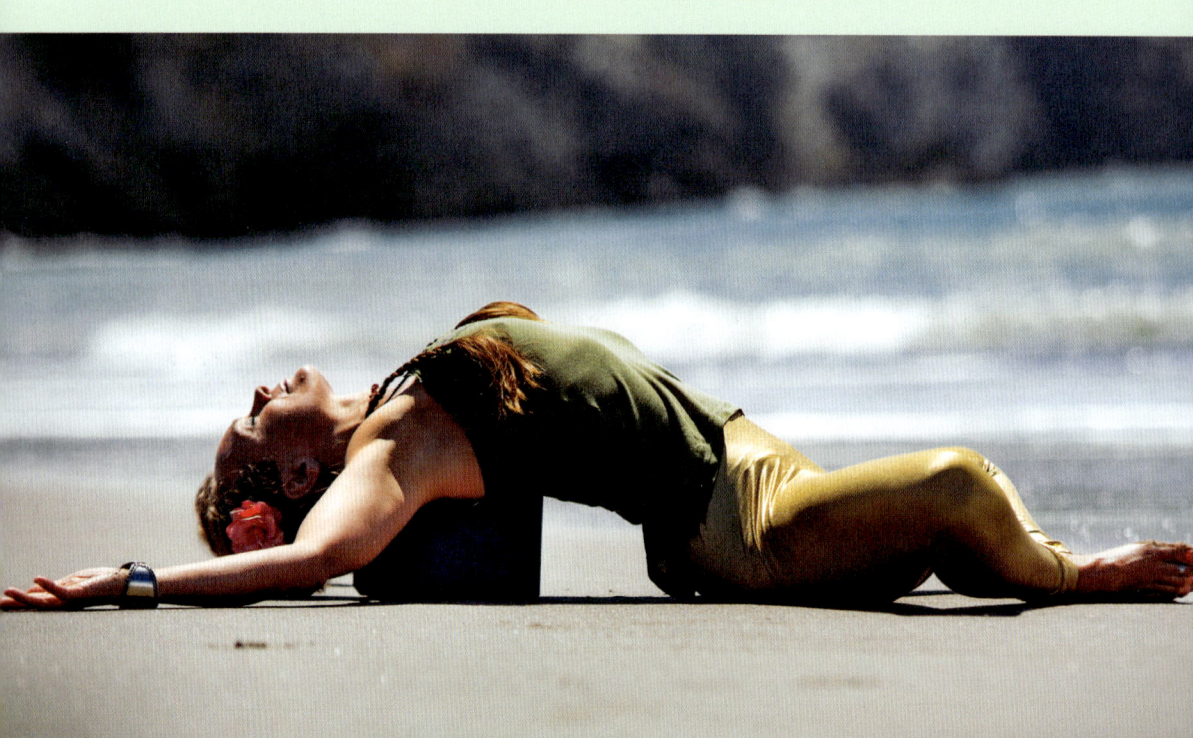

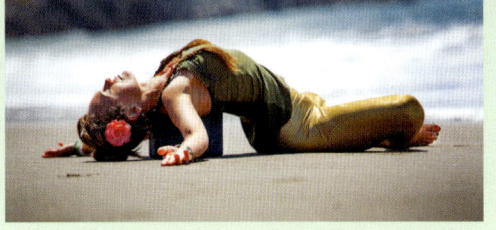

Kügelchen in deinem Herzen vor.
- Beim Einatmen gehst du in deiner Vorstellung nach innen, und beim Ausatmen vervielfacht sich das Kügelchen unendlich viele Male um dich herum.
- Du befindest dich inmitten unendlich viele kleiner grüner Kügelchen.
- Bei der nächsten Einatmung gehst du wieder nach innen, und dort ist nur das eine kleine grüne Kügelchen.
- Bei der nächsten Ausatmung stellst du dir wieder die grünen Kügelchen um dich herum vor.
- Versuche, bei jeder Einatmung bedingungslose Liebe für dich selbst und bei jeder Ausatmung bedingungslose Liebe für alles um dich herum zu empfinden.
- Atme auf diese Weise einige Male ein und aus.

Abschluss und Wechsel zur Zwischenposition
- Komme langsam hoch und drehe dich zur Seite und hole den Yogablock oder das Handtuch unter dir hervor.
- Lege dich ruhig auf den Rücken, strecke die Beine lang aus und lege die Arme locker neben dir ab.
- Ziehe deine Knie nacheinander zur Brust und halte sie fest. Massiere dann mit kleinen kreisförmigen Bewegungen der Knie deinen unteren Rücken.
- Nach einigen Runden streckst du die Beine wieder und legst sie auf dem Boden ab.

Weisheit
Behandle deinen Körper wie einen Tempel für das Göttliche, das in dir ist. Es ist überaus wichtig zu lernen, den eigenen Körper zu spüren und zu kennen, um Einsicht darüber zu erlangen, was du brauchst. Wenn du deinen Körper gut kennst und merkst, dass eine Erkältung im Anzug ist, kannst du entsprechende Schritte unternehmen, um eine Verschlimmerung zu verhindern – zum Beispiel indem du früher ins Bett gehst; ausreichend Schlaf ist unverzichtbar für Heilungsprozesse. Wenn du deinen Körper gut kennst, ist es auch für einen Arzt oder Spezialisten einfacher, eine Anamnese bei dir durchzuführen. Du kannst dann schließlich präzisere Antworten auf die Fragen geben, die dir gestellt werden. Das ermöglicht eine sicherere Diagnose und erleichtert das Aufstellen eines passenden Behandlungsplans.

SAVASANA (TOTENSTELLUNG)

Lege dich mit ausgestreckten Beinen entspannt auf den Rücken, die Arme liegen locker neben dir. Nimm wahr, was die Übungen dieser Sequenz mit dir machen. Nimm deinen Körper wahr, spüre ihn, spüre die Energie. Nimm das Prickeln des Chi-Flusses wahr, spüre es. Spüre auch deinen Herzschlag, die Durchblutung (du fühlst dann den Rhythmus deines Herzschlags sowie die Durchblutung als warmen Strom durch deinen Körper fließen), spüre deine Nerven und die Dehnung des Nervengewebes (ein stechenderes, schnelleres Prickeln; oft ist das auch ein Zeichen dafür, dass du etwas zu weit gegangen bist) sowie die Hydration (in der Regel etwas kühler, Yin-Chi), nimm all das wahr. Stelle dir einen plätschernden Bach oder eine frische Brise vor und versuche, dies auch zu fühlen.

Spüre das Wasser in deinem Körper. Unser Körper besteht zu ungefähr 70 bis 80 Prozent aus Wasser. Spüre das Fließen nach den Übungen. Die Übungen haben bewirkt, dass der Fluss kräftiger fließt. Es ist gut zu wissen, dass Wasser auf Gedanken und Emotionen reagiert. Der japanische Wissenschaftler Masaru Emoto hat Studien zu Wasser und der Bildung von Wasserkristallen gemacht. Er fand dabei heraus, dass Wasser auf die Stimmung oder Absicht (Intention), die man ihm gibt, reagiert, und sich dabei entsprechend der Intention unterschiedliche Kristalle bilden. Eine positive Intention bewirkte schöne Kristalle, eine negative führte zu unharmonischen, hässlichen Kristallen.

Abschluss
- Ziehe deine Knie langsam zur Brust, rolle dich zur Seite und setze dich wieder auf.

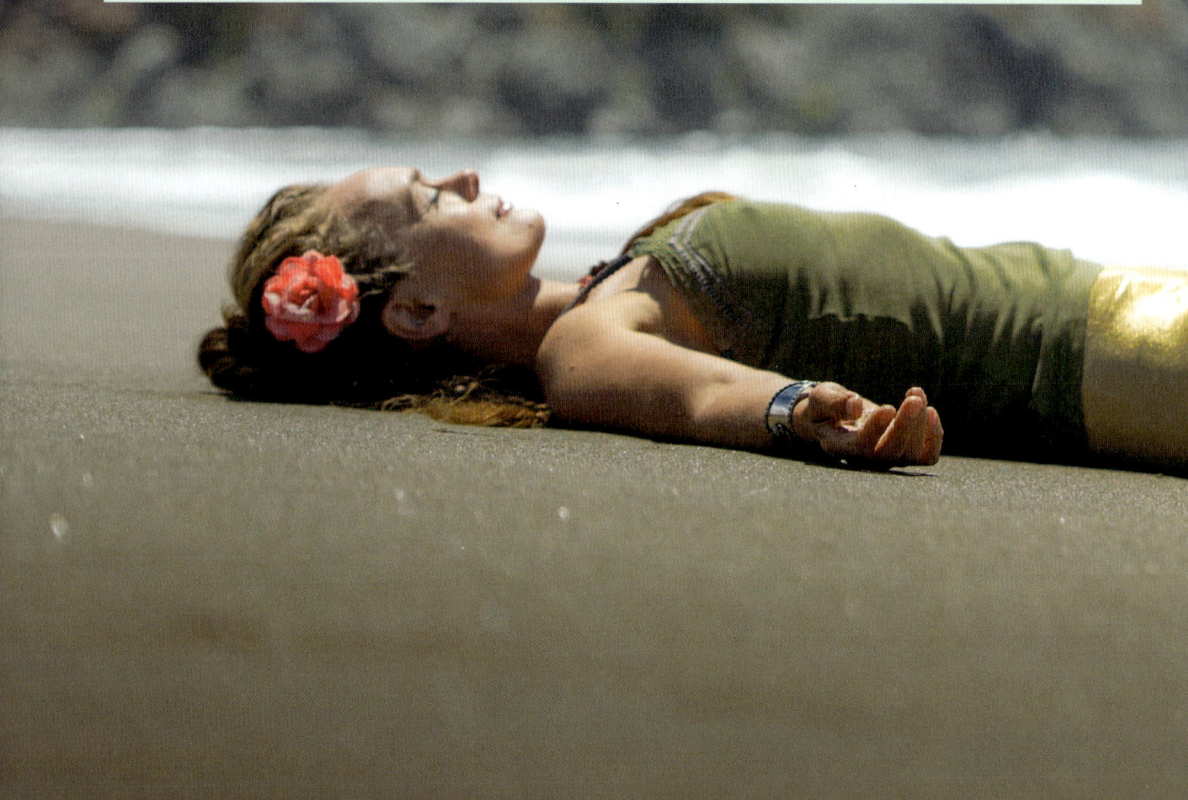

Weisheit
Lasse alle negativen Gedanken los. Verdränge oder verbanne sie nicht, sondern akzeptiere sie. Sei nicht wütend, urteile nicht über deine negativen Gedanken, sondern lasse sie einfach da sein.

Erzählung
Der japanische Wissenschaftler Masaru Emoto führte einst einen Versuch durch mit drei Tassen, die er jeweils mit Reis und Wasser füllte. Die erste Tasse behandelte er sehr freundlich. Die zweite Tasse behandelte er dagegen sehr grob. Die dritte Tasse ignorierte er einfach.
Einen Monat später schaute er sich die Tassen mit Reis und Wasser wieder an und er sah, dass die erste Tasse süßliches Wasser enthielt. Das Wasser in der zweiten Tasse war faulig, während der Reis und das Wasser in der dritten Tasse schwarz und schimmelig geworden waren.
Dieses Experiment zeigt, dass es am allerschlimmsten ist, wenn man etwas ignoriert. Negative Gefühle und negative Gedanken führen ebenso zu keinem guten Ergebnis, eine positive Herangehensweise liefert das beste Ergebnis. Also: Sei gut zu dir, verneine dich nicht, höre auf dich selbst, mache dich nicht klein. Finde heraus, was du brauchst, und sorge selber für dich, wenn das nötig ist. Sei dir selbst dein bester Freund.

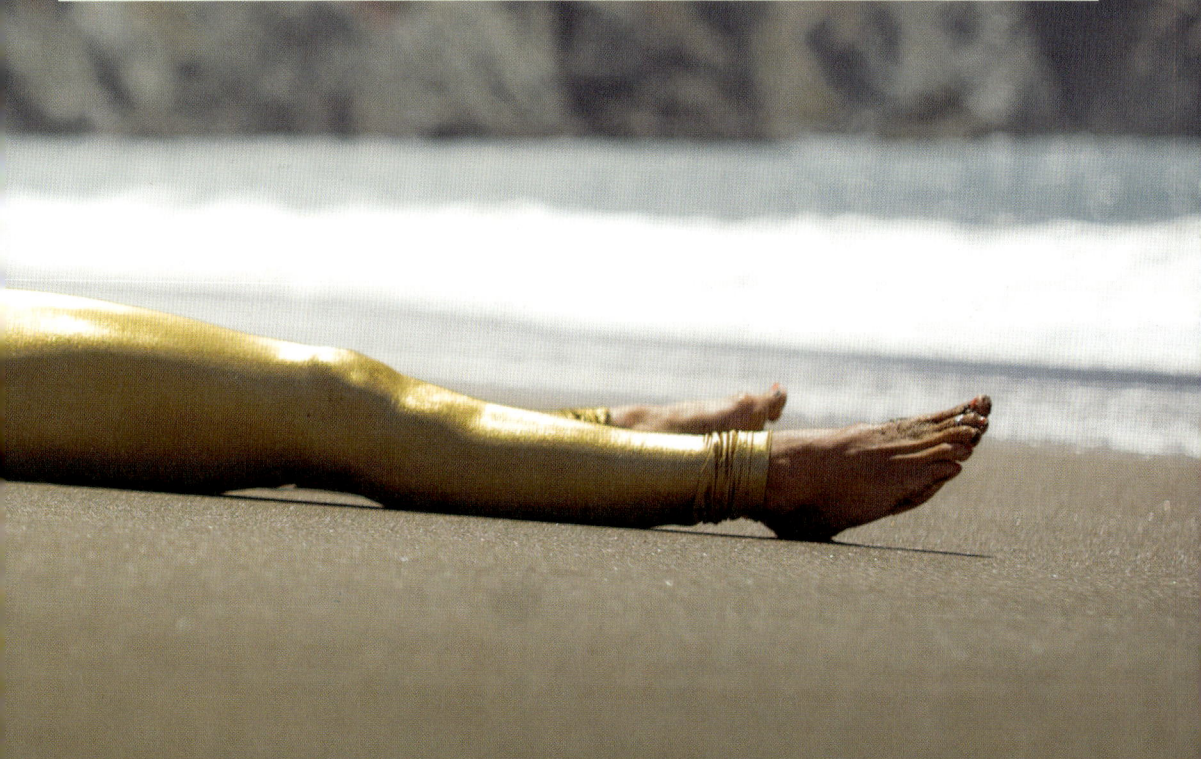

ABSCHLUSSÜBUNG

- Lege deine Hände aneinander und schließe die Augen.

- Reibe deine Hände schnell aneinander, von oben nach unten.

- Spüre die Wärme, die durch die Reibung entsteht, das Prickeln, das Chi. Durch die Reibung werden gleichzeitig Bakterien abgetötet, so desinfizierst du die Hände (dieses Wissen ist nützlich, wenn du mal schmutzige Hände hast, aber keine Gelegenheit, sie unmittelbar zu waschen).

- Lenke das Chi zu deinen Augen, so werden sie erfrischt. Deine Augen stehen nun in Verbindung zu deiner Lebensenergie.

- Massiere nun mit den Fingerspitzen den Bereich um deine Augen.

- So erfrischst du deine Augen und kannst munter nach draußen gehen und wieder am täglichen Leben teilnehmen.

- Massiere dann den Bereich um deine Ohren. Deine Ohren stehen in Verbindung zu den Nieren.

- Die Innenseiten der Ohrmuscheln kannst du am einfachsten mit den Daumen massieren. Die Ohrmuscheln steht in Verbindung zu allen Organen.

- Massiere anschließend die Ohrspitzen, dann entlang der Ränder der Ohrmuscheln nach unten bis zu den Ohrläppchen. Sie stehen in Verbindung zu deinen Gliedmaßen. Die Ränder der Ohrmuscheln korrespondieren von oben nach unten jeweils mit den Füßen, den Beinen, dem Rücken und den Schultern, den Armen, dem Nacken und dem Kopf.

- Anschließend massierst du dir den Nacken und die Schultern. So stimulierst du das parasympathische Nervensystem.

- Lege nun deine rechte Hand auf dein Herz und die linke Hand auf den Bauch.

- Lasse deine Gedanken in dein Herz sinken und lasse dein Herz wiederum in deinem Körper ruhen.

- Zum Abschluss legst du die Hände wieder aneinander und neigst dich mit Respekt für dich selbst nach vorne; dafür, dass du dir dies geschenkt hast.

Namasté.

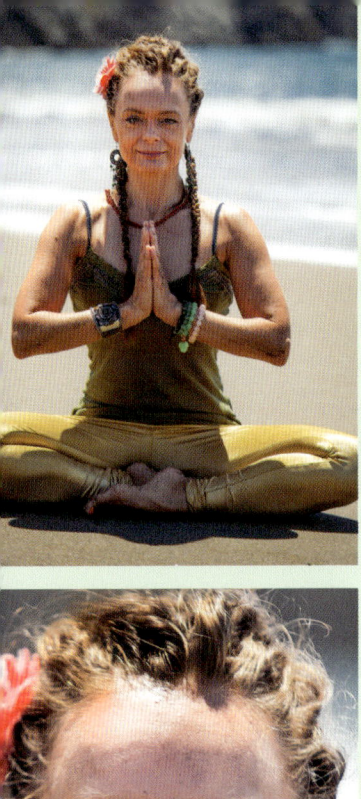
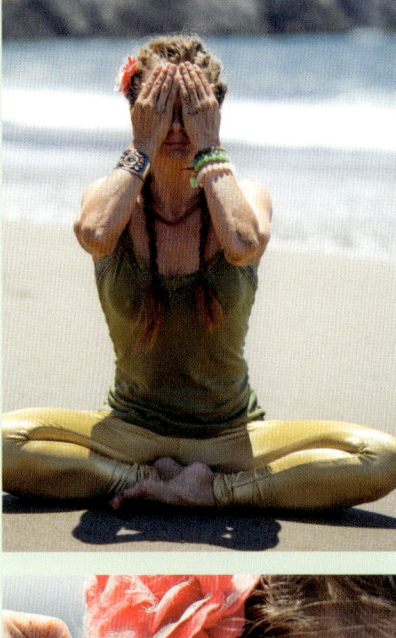
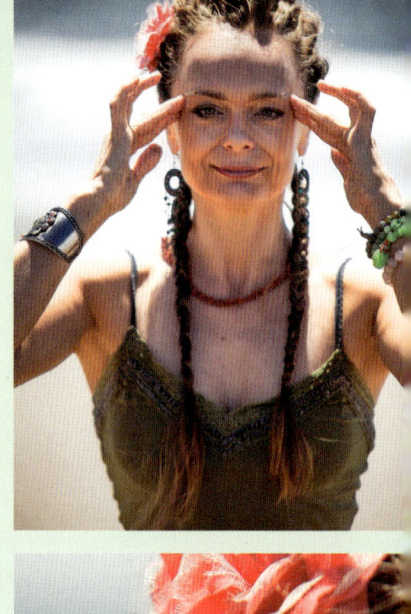
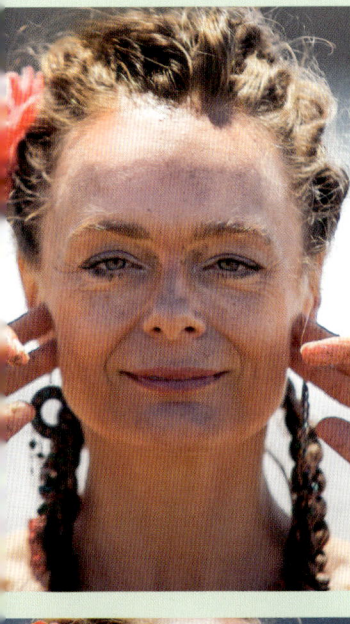
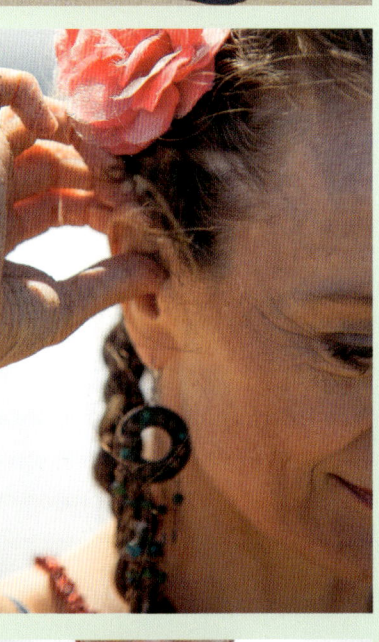
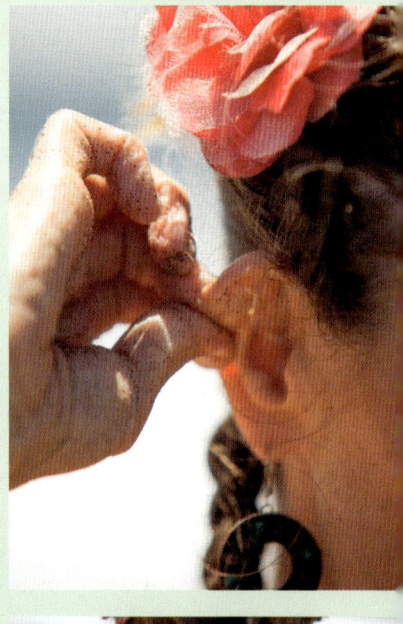
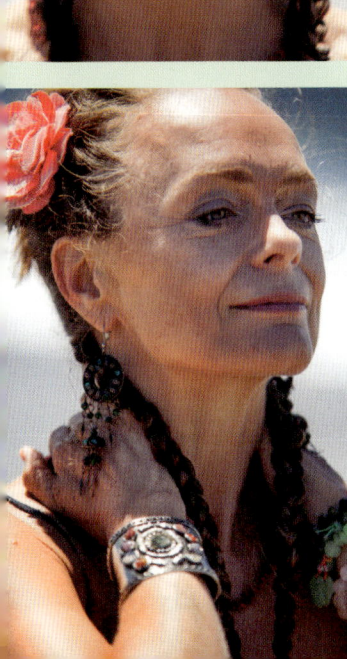
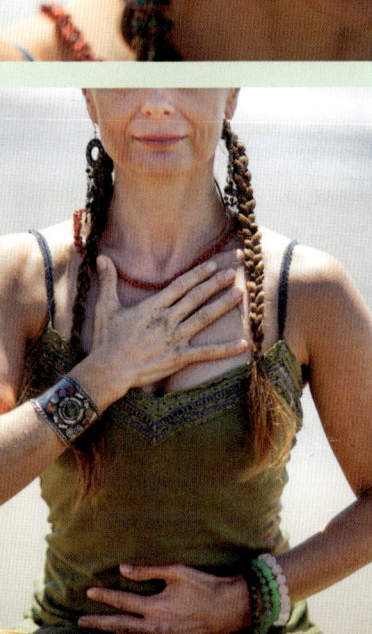
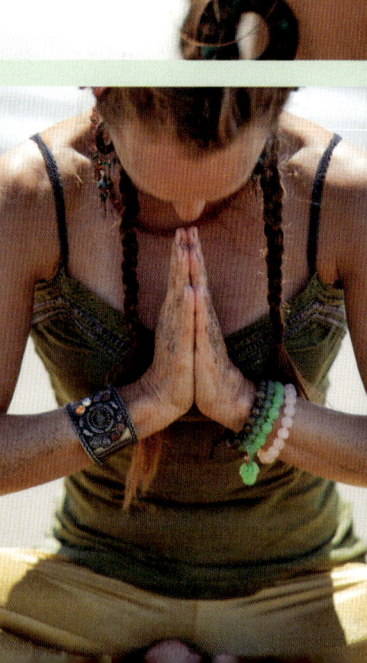

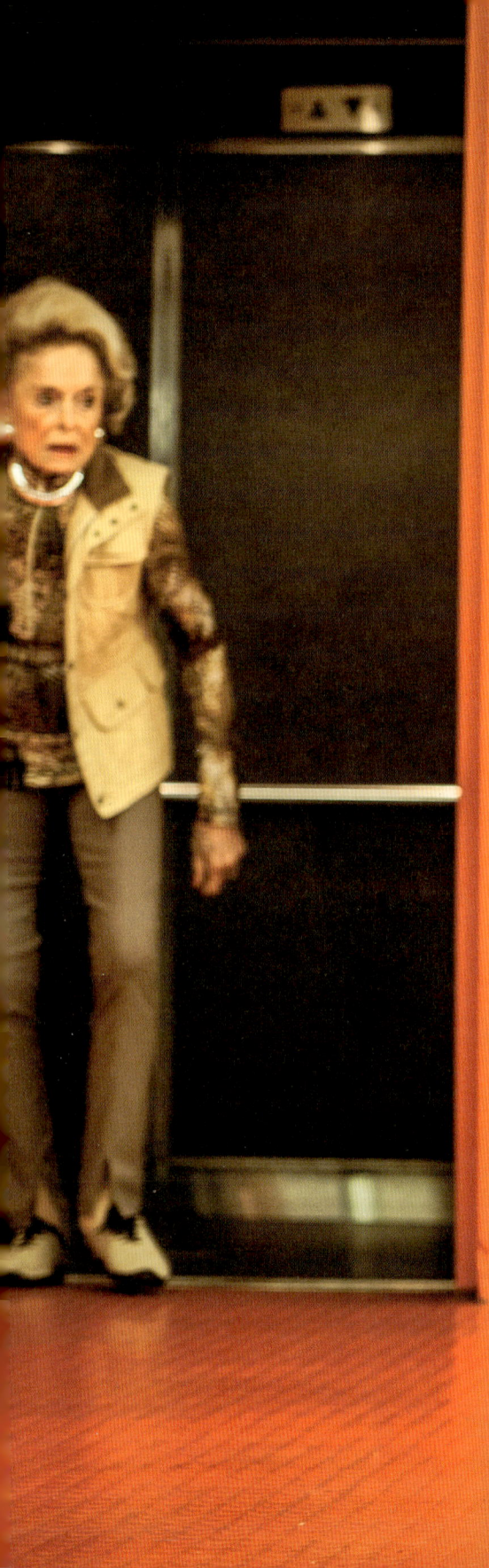

DANKSAGUNG

Ich möchte allen meinen Schülern, die ich unterrichten darf, dafür danken, dass sie treu meine Stunden besuchen. Aber auch all denjenigen, die sich mittels dieses Buches und Yin-Yoga auf den Weg machen, um näher zu sich selbst zu finden oder anderen dabei zu helfen.

Großer Dank geht an all meine Dozenten, von denen ich im Laufe meines Lebens lernen durfte. Die Weisheit und die Erfahrung, die sie mir mitgaben, sind von unschätzbarem Wert.

Einigen Menschen möchte ich ganz besonders danken:
Martine, die es ermöglichte, dass es das Buch überhaupt gibt.
Harold für die wundervollen Fotos.
Peter, der uns in San Francisco geduldig herumchauffierte.
Cuny, die mich bei der Textarbeit unterstützte während der vielen, vielen Stunden, die wir dafür zusammen verbracht haben.
Martien für die schöne Buchgestaltung.

Ich bedanke mich bei Lululemon, die mich mit der Kleidung, die auf den Fotos zu sehen ist, und den Yogablöcken ausgestattet haben. Last, but not least möchte ich auch meiner Familie und meinen Freunden danken.

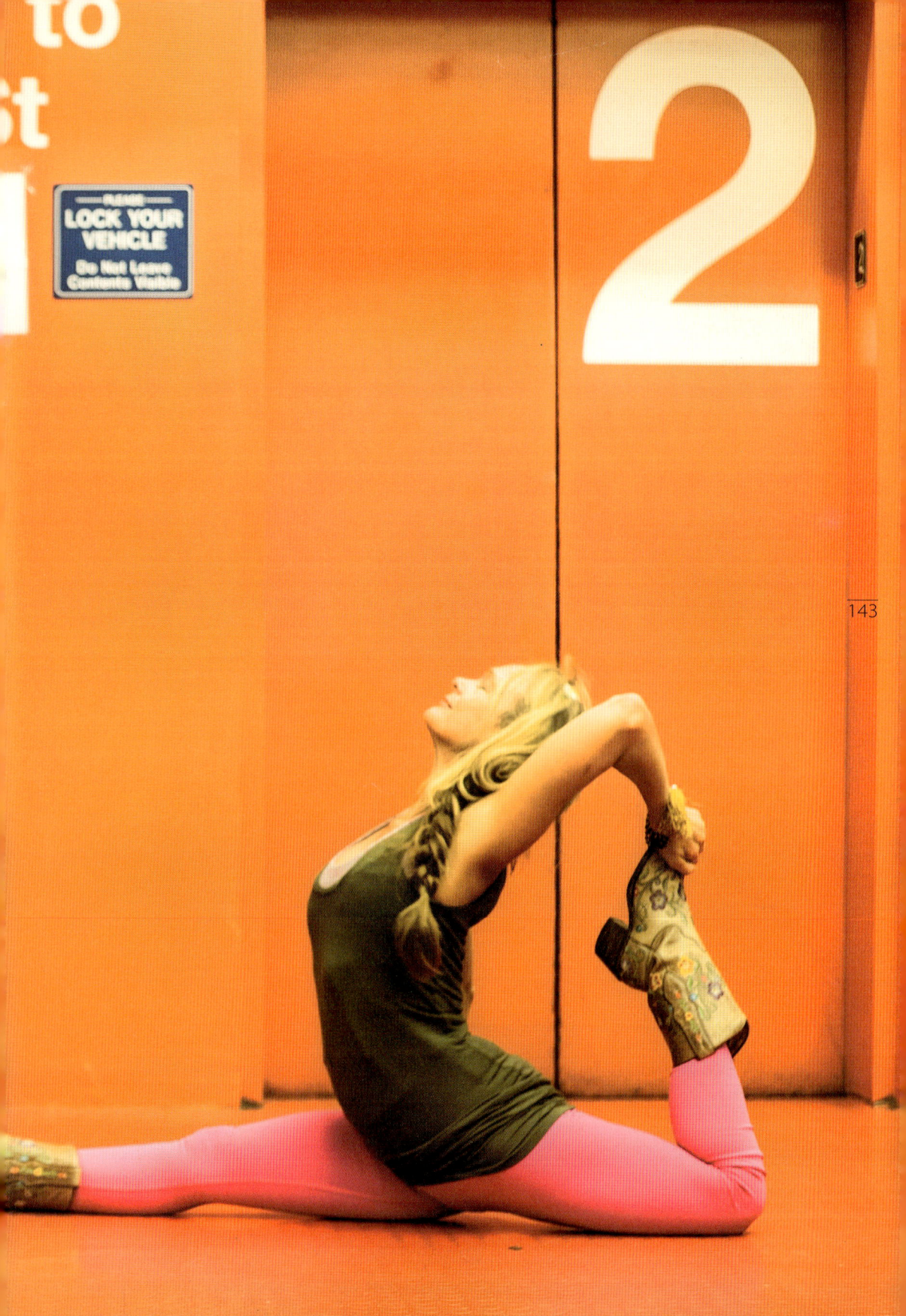

REGISTER

Asanas
Abschlussübungen _____ 90, 114, 140
Engelsflügel _____ 73
Gebetshaltung _____ 84ff.
Halbe Sphinx links _____ 102f.
Halbe Sphinx rechts _____ 106f.
Halbes Happy Baby links _____ 122f.
Halbes Happy Baby rechts _____ 128f.
Happy Baby Flow _____76f., 134f.
Herzöffner-Twist _____74f.
Herzöffnungs-Twist links und rechts ___ 82
Liegende Katze links _____ 110f.
Liegende Katze rechts _____98f.
Liegender Schmetterling _____ 136f.
Mini-Savasana _____ 128, 135
Nadelöhr _____ 124f., 130
90-Grad-Bauchlage links _____ 108f.
90-Grad-Bauchlage rechts _____ 100f.
Savasana _____88f., 112f., 138f.
Schmetterling _____70, 97f., 120
Sphinx _____ 104f.
Tara-Hocke links _____78f.
Tara-Hocke rechts _____ 81
Verdrehte Wurzeln _____126f., 132f.
Ashtanga Vinyasa Yoga _____ 8f., 19, 21, 24, 26, 29, 42
Ausführungshinweise _____62f.
Ayurveda _____32, 45f., 57
Typen _____48f.

Bindegewebe _____ 10, 27ff., 33, 37f., 41, 57, 62, 66, 69f., 92, 95f., 98ff., 116, 119f., 126, 129, 132

Chi _____19, 21, 25ff., 29ff., 33, 35, 38, 41f., 45, 58, 61, 63, 66, 80, 88, 90, 92, 103, 112, 114, 116, 123, 125, 129f., 138, 140
Clark, Bernie _____33, 40f.

Emotionen _____ 14, 34–38, 40ff., 45, 48f., 57, 60f., 63, 66, 69, 88f., 112, 119, 125, 130, 138
Enneagramm _____45f. 53
Typen _____50f.

Grilley, Paul _____ 5, 13, 25, 31f., 40ff., 103

Lebensenergie _____ 9, 19, 25ff., 31, 38, 42, 45, 61, 90, 114, 140

Mantra _____ 42, 56, 79, 103, 107
Mensendieck, Bess ___12–15, 17f., 21, 40, 42
Meridiane _____ 27, 31–38, 40, 42, 45
Motoyama, Hiroshi _____33, 40f.

Nervensystem 13, 58f., 90, 92, 100, 108, 114, 140

Powers, Sarah _____ 24, 30, 40ff.
Prana _____9, 26, 31, 43, 45
Pranayama _____9, 26

Sequenzen
Beginn/innere Haltung _____ 69, 95, 119
Herz-Sequenz _____ 66
Kopf-Sequenz _____ 92
Körper-Sequenz _____ 116

Yin und Yang _____24, 30f., 34, 85, 100, 108
Yin-Yoga, Definition _____26f.